医药卫生高等院校创新教材

供口腔医学技术、口腔修复工艺等专业使用

口腔固定修复工艺技术

（第 3 版）

主　　编　米新峰

副 主 编　甘梅香　王　琳　李少华

编　　委　（以姓氏汉语拼音为序）

甘梅香　江西卫生职业学院

李金媛　山东省青岛第二卫生学校

李少华　广州卫生职业技术学院

米新峰　开封大学医学部

史勇勇　广东省连州卫生学校

王　琳　甘肃卫生职业学院

王世祎　朝阳市卫生学校

王天雪　开封大学医学部

张朝标　深圳市康泰健牙科器材有限公司

钟妃列　深圳市康泰健牙科器材有限公司

编写秘书　左　蕾　开封大学医学部

科 学 出 版 社

北　京

内 容 简 介

本教材在上一版教材的基础上进行了修订和补充,扩展了相关专业内容和知识点。本教材共 16 章,每章都从教学内容、工艺技术彩图及相关知识链接、实训内容及课后自测题等方面编写,力求教材专业知识能与临床操作接轨。教材在"医者仁心"模块增加了思政内容,增强了可读性。

本教材可供口腔医学技术、口腔修复工艺等专业学生使用。

图书在版编目(CIP)数据

口腔固定修复工艺技术 / 米新峰主编 . —3 版 . —北京:科学出版社,2023.1

医药卫生高等院校创新教材

ISBN 978-7-03-073771-7

Ⅰ . ①口… Ⅱ . ①米… Ⅲ . ①口腔矫形学 – 医学院校 – 教材 Ⅳ . ① R783

中国版本图书馆 CIP 数据核字(2022)第 214307 号

责任编辑:丁海燕 / 责任校对:杨 赛
责任印制:霍 兵 / 封面设计:涿州锦晖

科学出版社 出版

北京东黄城根北街16号
邮政编码:100717
http://www.sciencep.com

北京汇瑞嘉合文化发展有限公司印刷
科学出版社发行 各地新华书店经销

*

2005年8月第 一 版 开本:850×1168 1/16
2023年1月第 三 版 印张:14 1/2
2024年11月第十九次印刷 字数:435 000
定价:84.80元
(如有印装质量问题,我社负责调换)

党的二十大报告指出："人民健康是民族昌盛和国家强盛的重要标志。把保障人民健康放在优先发展的战略位置，完善人民健康促进政策。"贯彻落实党的二十大决策部署，积极推动健康事业发展，离不开人才队伍建设。党的二十大报告指出："培养造就大批德才兼备的高素质人才，是国家和民族长远发展大计。" 教材是教学内容的重要载体，是教学的重要依据、培养人才的重要保障。本次教材修订旨在贯彻党的二十大报告精神和党的教育方针，落实立德树人根本任务，坚持为党育人、为国育才。

《口腔固定修复工艺技术》主要内容包括口腔固定修复体的设计和制作工艺技术。口腔固定修复工艺技术是研究牙体缺损与牙列缺损修复治疗的理论基础，是口腔修复工艺技术的一个重要分支，是口腔医学技术类专业人员需要具备的核心专业知识。

本教材在重视口腔固定修复的基本理论、基本知识和基本技能的前提下，在上一版教材的基础上，结合口腔临床修复的特点及需要，采用基本理论与实践相结合，力求做到图文并茂、可读性强，便于学生学习和掌握。本教材共 16 章，其中新增了"医者仁心"模块，在思政方面提高学生们对于医者的认知。此外，在部分章节中，对一些临床应用较成熟的专业技术操作内容进行了增补，如瓷嵌体、种植修复的理论概述以及种植修复体的数字化技术等。删除了临床应用较少的技术如锤造全冠。每章节都从教学内容、工艺技术彩图及相关知识链接、课后自测题等方面编写，力求教材专业知识能与临床操作接轨，语言通俗易懂，有利于学生理解和掌握。

本教材的编者均是多年从事本专业的医疗、教学及科研工作的一线专家，具有较丰富的教学和临床工作经验。由于学识水平及经验有限，可能出现差错，恳请同行予以批评指正。

米新峰

2023 年 8 月

配 套 资 源

欢迎登录"中科云教育"平台，**免费**数字化课程等你来！

"中科云教育"平台数字化课程登录路径

电脑端

➤ 第一步：打开网址 http://www.coursegate.cn/short/HRS9M.action

➤ 第二步：注册、登录

➤ 第三步：点击上方导航栏"课程"，在右侧搜索栏搜索对应课程，开始学习

手机端

➤ 第一步：打开微信"扫一扫"，扫描下方二维码

中科云教育

➤ 第二步：注册、登录

➤ 第三步：用微信扫描上方二维码，进入课程，开始学习

PPT 课件，请在数字化课程中各章节里下载！

目　录
Contents

第1章　口腔固定修复工艺技术概况 / 1
第1节　概述 / 1
第2节　口腔修复的起源及发展 / 1
第3节　口腔技师应具备的责任和基本素质 / 2

第2章　固定修复的口腔检查及修复前的准备 / 3
第1节　口腔检查 / 3
第2节　修复前的准备 / 5

第3章　固定修复体的类型、修复原则及固位 / 7
第1节　固定修复体的类型 / 7
第2节　固定义齿修复原则 / 9
第3节　修复体的固位 / 12

第4章　固定义齿修复的相关理论 / 15
第1节　𬌗学 / 15
第2节　生物力学基础 / 17
第3节　色彩学基础 / 18

第5章　印模技术与模型技术 / 24
第1节　印模技术 / 24
第2节　模型技术 / 31
第3节　暂时冠桥技术 / 40

第6章　熔模制取技术 / 44
第1节　制作熔模的材料 / 44
第2节　熔模的制作方法 / 45
第3节　熔模铸道的形成 / 51

第7章　包埋技术和铸造技术 / 56
第1节　概述 / 56
第2节　包埋技术 / 57
第3节　铸造技术 / 60
第4节　铸件的清理 / 64
第5节　铸造常见问题及原因分析 / 65

第8章　瓷修复技术 / 71
第1节　概述 / 71
第2节　烤瓷熔附金属修复工艺技术 / 71
第3节　烤瓷修复技术 / 91
第4节　铸造陶瓷修复工艺技术 / 93

第9章　打磨抛光技术 / 100
第1节　打磨抛光基本原理和原则 / 100
第2节　打磨抛光材料和工具 / 101
第3节　固定修复体的打磨抛光 / 104

第10章　焊接技术 / 109
第1节　焊料焊接技术 / 109
第2节　激光焊接技术 / 114

第11章　嵌体 / 117
第1节　概述 / 117
第2节　铸造金属嵌体 / 119
第3节　瓷嵌体 / 123
第4节　嵌体试戴及粘接 / 123

第12章　部分冠 / 126
第1节　瓷贴面 / 126
第2节　3/4冠 / 129

第13章　全冠 / 135
第1节　铸造金属全冠 / 135
第2节　烤瓷熔附金属全冠 / 140
第3节　瓷全冠 / 145
第4节　铸造陶瓷全冠 / 148
第5节　树脂全冠 / 149
第6节　CAD/CAM全冠 / 150

第14章　桩冠与桩核冠 / 154
第1节　概述 / 154
第2节　简易树脂桩冠 / 156
第3节　铸造基底桩冠 / 158
第4节　铸造桩核冠 / 158

第 5 节　多桩桩核冠　　　　　　　／ 161

第 15 章　固定桥　　　　　　　　　／ 163

第 1 节　概述　　　　　　　　　　／ 163

第 2 节　固定桥的组成及分类　　　／ 164

第 3 节　固定桥的适应证和禁忌证　／ 167

第 4 节　固定桥的力学分析　　　　／ 168

第 5 节　固定桥的固位与稳定　　　／ 170

第 6 节　固定桥的设计　　　　　　／ 173

第 7 节　固定桥的制作工艺　　　　／ 182

第 8 节　固定桥修复后可能出现的

　　　　　问题及处理　　　　　　／ 187

第 16 章　种植固定修复　　　　　　／ 190

第 1 节　牙列缺损种植固定修复　　／ 190

第 2 节　牙列缺失种植固定修复　　／ 202

实训　　　　　　　　　　　　　　　／ 208

实训 1　可卸式模型的制作　　　　／ 208

实训 2　后牙铸造金属全冠蜡型的制作／ 209

实训 3　包埋铸造技术　　　　　　／ 210

实训 4　前牙烤瓷熔附金属基底冠的

　　　　　制作　　　　　　　　　／ 212

实训 5　打磨抛光　　　　　　　　／ 213

实训 6　铸造金属嵌体的制作　　　／ 214

实训 7　前牙铸造 3/4 冠的制作　　／ 216

实训 8　前牙烤瓷熔附金属基底冠的

　　　　　制作　　　　　　　　　／ 218

实训 9　桩核冠的熔模制作　　　　／ 221

主要参考文献　　　　　　　　　　　／ 223

自测题选择题参考答案　　　　　　　／ 224

第1章
口腔固定修复工艺技术概况

第1节 概　述

口腔固定修复工艺技术是以口腔医学、物理、化学、生物力学、材料学、美学及材料成型技术等为基础的学科。本学科研究如何制作固定修复体，使患者最大限度地发挥咀嚼功能和发音功能，恢复和维持口颌系统的平衡与稳定，维持颜面部的美观。口腔固定修复工艺技术是研究各类口腔修复体设计、制作及修补的一门技术。

口腔固定修复工艺技术的工作内容包括口腔固定修复常用工艺技术、牙体缺损的修复治疗、牙列缺损的固定修复治疗。

口腔固定修复工艺技术是口腔医学技术专业的核心课程之一。口腔技师只有具备良好的人文基础知识，牢固地掌握有关口腔医学基础知识和相关的科学技术，具备熟练的实践操作技能，才能配合临床医生制作出符合生理要求的人工咀嚼器官——固定修复体，为患者提供最佳修复治疗，从而恢复患者对社会生活的自信心，顺利地融入社会，提高生活质量。

随着社会的进步及医学观念的转变，传统的机体健康观念已经转变为生物-心理-社会医学模式，这种变化也给口腔修复学注入了新的内涵。口腔修复体应与患者的口颌系统以及整个机体的生理环境、心理状态相适应，在口腔中存在着微生物、湿度、温度效应和机械应力等作用的特殊环境下，能长期为患者的身心健康提供服务。

第2节　口腔修复的起源及发展

人类修复牙齿的历史可以追溯到几千年前。考古学家们在世界各地古代墓穴中挖掘出来的颌骨上发现有用金属丝结扎在自然牙上的义齿，这些义齿有的是用竹签、木签、兽骨或象牙雕刻而成，有的是用自然牙结扎在缺牙区的邻牙上，甚至有经焊接后套在真牙上的金环，这些都证明人类祖先早就开始修复缺失牙。

我国是一个历史悠久的文明古国，在口腔修复方面也有卓越贡献。据陆游及楼钥的诗文记载，我国宋代已经有了专门从事以补堕牙为业、专门镶牙的从业人员。根据1877年Kerr与Rogers的报告，我国古人用象牙、兽骨雕刻牙齿，用铜丝或肠线结扎在真牙上修复缺牙，这种方法比欧洲早了几个世纪。马可·波罗（1254—1324）的游记中记载："这个省区的男人和女人，都有用金箔包牙的风俗，并且依照牙齿的形状包镶得十分巧妙。"这说明我国镶牙技术在当时已达到相当高的水平。

我国近代牙科起步较晚，并且经过了一个缓慢的发展过程。清朝光绪年间太医院开设牙科诊室，民间也开展了牙科医疗服务。1908年加拿大籍林则博士建立了成都仁济牙科诊所，1917年建立华西协合大学牙学院，是中国第一所高等口腔医学院校即四川大学华西口腔医学院前身。中华人民共和国成立后，我国口腔修复学获得了较快地发展，经过口腔修复工作者的努力，在基础理论、修复材料、义齿制作工艺及义齿设计的生物力学研究等方面都有了长足的发展。

口腔修复工艺技术的发展在很大程度上依赖于修复材料的开发，目前常用的口腔修复材料有金属、陶瓷和树脂三大类,早期的固定修复体因修复材料及工艺技术所限,修复效果不理想,预后也不佳。

现在口腔各类修复体中,固定修复体的占比迅速增加,瓷修复技术业已成为固定修复的主要形式。陶瓷从玻璃陶瓷、压铸陶瓷发展到切削陶瓷、纳米陶瓷,陶瓷的韧性及强度大大增加,推动了口腔固定修复的发展。粘接材料的研制和开发,为许多患牙残冠、残根的保留创造了条件。树脂型粘接剂的不断发展,使得全瓷修复体的应用得以推广。

口腔固定修复工艺技术的进展主要体现在两个方面:一方面是铸造、锻造、切削等传统加工方法向激光加工、放电加工等高能量、高密度加工方法转变;另一方面是传统手工操作向数字控制加工和计算机辅助设计(CAD)/计算机辅助制造(CAM)等数码加工转变。

随着时代的进步,各种新理论、新材料、新工艺层出不穷,新的高科技成果必定将工程技术与生命科学融为一体,口腔固定修复工艺技术这门学科决定了它必须将科学性与技术性完美地结合,既要掌握有关的基础理论,又要熟练地掌握各项操作技能,理论和技能均不可偏废,而且还要在继承现有理论与技术的基础上不断地丰富、完善和发展,并不断探索新的材料与工艺,使修复工艺技术达到更高的水平。

第3节 口腔技师应具备的责任和基本素质

牙体缺损、牙列缺损是人类的常见病和多发病,其主要病因是龋病、牙周病、外伤和先天畸形等。其中,龋病是危害人类健康的三大疾病之一,也是造成牙体缺损和牙列缺损的主要病因。我国1995年第二次全国口腔健康流行病学的调查资料统计结果显示:牙体缺损率35~44岁年龄组为10.47%、65~74岁年龄组为35.94%;牙列缺损率35~44岁年龄组为36.4%、65~74岁年龄组为77.89%。而且该调查显示我国老年人牙列缺损修复率为45.45%,其中不良修复体占5.4%~26.84%。

作为一名口腔技师,应该具备的能力与素质包括以下几方面:①掌握系统而全面的医学相关知识与口腔医学技术各专业基础知识;②具备一定的物理、化学、力学、材料学和工艺学等学科的知识;③熟练地掌握各项操作技能,具有较强的动手能力;④具备敏锐的观察能力和综合分析能力;⑤具有一定的绘画及雕刻基础;⑥具有较强的审美能力,并能应用美学原理来提高修复体美学效果;⑦具有高度的责任心和耐心;⑧具备吃苦耐劳、精益求精的精神;⑨具备与口腔修复科医师协同工作、默契配合的团队精神,医技双方应有良好与真诚合作的意识。具有着良好的协同关系能自始至终地同医师及患者保持联系,理解医师和患者的意图,按照医师的设计和患者的要求制作出医患双方都满意的修复体。

(米新峰)

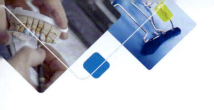

第2章
固定修复的口腔检查及修复前的准备

第1节 口腔检查

一、病史采集

通过采集病史了解患者就诊的主要原因及对修复的具体要求，获得患者的系统病史和口腔专科病史。完整的口腔专科病史资料包括牙周病史、修复治疗史、牙体牙髓治疗史、正畸治疗史、口腔外科治疗史及颞下颌关节病史。病史采集内容包括主诉、现病史、既往史、家族史等。

二、口腔外部检查

（一）颌面部检查

医生用眼睛直接观察或者借助某些工具对患者进行颌面部检查，检查要点包括：
1. 颌面部左右是否对称。
2. 颌面各部分之间的比例关系，面下1/3的高度是否协调。
3. 侧面轮廓外形，是直面形、凸面形或者是凹面形（图2-1）。

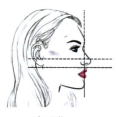
直面形

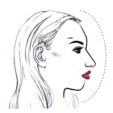
凸面形

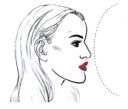
凹面形

图2-1 侧面轮廓外形

4. 皮肤的颜色和营养状态。
5. 口唇的外形，微笑曲线的高低，前牙与口唇、口角的关系。

（二）颞下颌关节区检查

嘱患者做下颌开闭口运动、前后运动和侧方运动，通过视诊、触诊和听诊来检查颞下颌关节。检查患者关节区及周围肌肉有无疼痛、弹响、开口度异常（过大或过小）及开口型异常（偏曲或歪曲），检查是否有𬌗因素引起的颞下颌关节功能紊乱。如果存在𬌗因素干扰，应先对其进行治疗，解除不良𬌗因素后，再进行修复治疗。

三、口腔内部检查

（一）修复区的检查

1. 检查牙齿缺损或缺失的部位及缺牙间隙的大小。

2. 检查缺牙区牙槽骨的愈合及吸收情况、上下牙槽嵴之间的距离、上下颌骨的位置关系。

3. 检查患牙及基牙的牙体牙髓情况、牙周情况及牙齿的松动度，检查是否存在不良修复体。

4. 检查对颌牙情况，对颌牙有无伸长、倾斜等情况，如果对颌牙有金属修复体，应注意避免使用异种材料的金属修复体。

（二）非修复区的检查

1. 余留牙的情况　牙齿数目和排列情况、牙体牙髓情况、牙周情况、余留牙的咬合情况及修复情况。

2. 口腔黏膜及软组织情况　检查口腔黏膜及软组织有无糜烂、溃疡等。

3. 口腔卫生情况。

（三）原有修复体的检查

如患者就诊时戴有修复体，应了解患者要求重做修复体的原因，检查原修复体与口腔组织密合情况、咬合关系情况、口腔功能恢复情况，以作为制作新修复体时的参考。

四、辅助检查

（一）X线检查

X线检查是一种常用的重要的检查方法，常用于检查牙体、牙髓、牙周、牙槽骨及颞下颌关节等情况。

（二）模型检查

模型检查可作为口腔检查的一个重要手段。通过模型检查可以检查到口腔内不易查到的部位，便于仔细观察牙的位置、大小、形态、𬌗曲线及咬合情况等，为治疗计划和修复设计提供理论依据。

（三）咀嚼功能检查及口颌系统的功能检查

牙体缺损或牙列缺损会不同程度地影响咀嚼功能，对口腔现有功能状况的检查有助于制订正确的治疗计划和修复设计方案。因此，在口腔修复前有必要进行咀嚼功能及口颌系统功能的检查。常用的检查方法有：①𬌗力检测；②咀嚼效能检测；③下颌运动轨迹检查；④咀嚼肌肌电图检查。

五、病历记录及信息传递

（一）病历记录

病历记录是对疾病进行检查、诊断和治疗的重要依据。病历记录要求完整、准确。病历记录包括主诉、现病史、既往史、家族史、检查、诊断、治疗计划和修复设计。

（二）信息传递

固定修复治疗是由临床医师和口腔技师协同完成。制作出成功的修复体在很大程度上依赖于医师、技师之间的交流与默契合作，因此，医师和技师之间的准确规范交流与默契配合是提高修复体质量的关键。临床医生需将患者的下列信息准确无误地传递给口腔技师。

1. 工作模型　要求清晰、准确、完整，符合制作修复体的要求。

2. 颌位记录　要求准确记录上下牙列及颌骨间的垂直关系及水平关系。

3. 患者的基本情况　主要是指SPA三要素，即性别（sex，S）、性格（personality，P）及年龄（age，A）。现代的修复理念是义齿修复要体现患者的个性，即修复体的形态，排列应体现出患者的性别、年龄及性格特点。

4. 颜面部形态　分为尖圆形、卵圆形和方圆形三种形态，上颌中切牙的形态与牙弓型、颜面形态基本一致，在修复上颌中切牙时要考虑到这一点。

5. 颜面侧面轮廓外形　人工牙的形状及排列应与颜面侧面轮廓外形一致（图2-1）。

6. 设计单　临床医师的设计方案要通过设计单充分表达出来，设计单要求准确标记出牙体缺损或缺失的部位、修复体的类型，选用的修复材料类别、色泽及制作要求，其中修复体的颜色选择包括色相、纯度和明度的选择。

7. 特殊要求　如果患者对修复体制作有特殊要求的应特别标明，必要时可采取修复前记存模型和拍摄患者照片作参照。

第2节　修复前的准备

修复前的准备是指对患者进行全面系统检查及正确诊断之后，按照拟定的修复设计方案对一些影响修复效果的情况做必要的准备工作，以确保修复体的长期良好的修复效果。

一、医患之间的沟通

随着生物-心理-社会医学模式的形成，在口腔修复治疗中，医患之间的沟通显得越来越重要，它是保证修复体成功的关键因素之一，也是避免医疗纠纷发生的关键所在。因此，在修复治疗前，患者有权利也有必要了解整个医疗过程，以便做好充分的心理准备。

1. 了解医疗过程　让患者了解整个医疗过程所需用的时间、所采用的修复治疗方法、治疗效果以及预后情况等。

2. 确定治疗方案及治疗费用　修复治疗不同于其他治疗。例如，同一种缺损情况可选择不同的修复治疗方法，修复治疗方法不同，所需的治疗费用也不尽相同，而某些修复治疗往往需要较高的医疗费用。因此修复治疗前有必要进行医患间的沟通与协商，根据患者的实际情况确定合理的治疗方案及预计治疗费用。

3. 明确治疗后果　为保证修复治疗效果，固定修复治疗需要磨除一定量的牙体组织，而磨除牙体组织却是一种侵入性的治疗行为，会给患者造成不可逆的损伤，因此治疗前必须让患者了解自己所接受的修复治疗可能带来的损伤及其程度，明确治疗后果是非常必要的。

二、患者告知书的内容

患者告知书的内容包括：①针对患者的病情、诊疗计划和方案；②与患者权益相关的医院规章制度；③患者应当履行的义务；④详细介绍药品及医疗器械的使用方法；⑤详细告知患者术后的注意事项及院外治疗的方法、复诊时间和需携带的资料；⑥诊疗措施和药物的毒副作用；⑦手术过程中可能出现的并发症和意外情况，可以采取的预防、避免和补救的措施，术后的并发症、后遗症及预防、避免和补救的方法；⑧实施新的实验性临床医疗方法时，应如实告知理论依据、成熟程度、风险概率、其他临床试验的结果等信息；⑨可供选择的治疗方式及各自的利弊，以及选择的理由。

三、修复前的口腔处理

修复治疗的目的是恢复缺损组织的形态及功能，为确保修复体的长期治疗效果，需要对一些影响修复效果的情况做必要的处理。①牙槽嵴修整：由于拔牙时处理不当或其他原因造成骨尖及骨突等影响修复者，在修复治疗前需要进行修整。②松动牙的处理：对于牙槽骨吸收达根 2/3 以上，牙齿松动达Ⅲ度者予以拔除。③牙周洁治：口腔卫生较差者，应进行彻底的洁治术与刮治术，保证良好的口腔卫生。④拆除不良修复体：对于设计不当、制作粗劣、质量较差的不良修复体，应予以拆除。⑤有牙体牙髓病及牙周病的患牙要及时进行必要的治疗。⑥对各种原因引起的牙错位（如扭转牙、低位牙及倾斜牙等）：用少量移动的矫正技术，将错位牙矫正到正常位置后进行修复，以扩大修复治疗的范围，改善修复效果。⑦重度伸长牙的处理：对于失牙时间过久，未及时修复而造成对颌牙过度伸长者，应进行适当调磨，必要时可在根管治疗后进行处理。⑧残根处理：残根的拔除或保留应根据牙根的缺损程度及破坏范围、根尖周组织的健康等情况综合考虑。如果残根破坏较大，可考虑拔牙；如果残根稳固，根尖周组织病变较小，应在完善根管治疗后再进行修复。

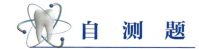

自 测 题

一、选择题

1. 常用的咀嚼功能及口颌系统的功能检查方法不包括下列哪项（　　）
   A. 𬌗力检测　　　　　　B. 咀嚼效能检测
   C. 下颌运动轨迹检查　　D. 颞下颌关节区检查
   E. 咀嚼肌肌电图检查
2. 对于扭转牙、低位牙及倾斜牙等错位牙，为扩大修复治疗的范围，改善修复效果，最佳处理方式是（　　）
   A. 拔除错位牙
   B. 磨改错位牙
   C. 调𬌗
   D. 采用少量移动的矫正技术，将错位牙矫正到正常位置
   E. 以上均可
3. 患者的三要素是指（　　）

A. 性别、性格及身高　　B. 年龄、性别及兴趣
C. 性别、性格及年龄　　D. 年龄、性格及肤色
E. 年龄、性别及面型

4. 修复前的口腔处理下列哪项不正确（　　）
   A. 骨尖、骨突的修整　　B. 拆除不良修复体
   C. 拔除松动的牙　　　　D. 调磨伸长的牙
   E. 对口腔卫生不良者进行牙周洁治
5. 病史采集的内容不包括以下哪项（　　）
   A. 主诉　　　B. 现病史　　　C. 既往史
   D. 婚姻史　　E. 家族史

二、简答题

1. 固定修复的口腔检查有哪些？
2. 修复前的准备包括哪些内容？
3. 口腔固定修复的辅助检查有哪些？

（米新峰）

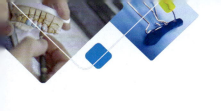

第3章

固定修复体的类型、修复原则及固位

第1节　固定修复体的类型

口腔固定修复一般可分为牙体缺损修复、牙列缺损的修复以及特殊修复。

一、牙体缺损修复

（一）嵌体

嵌体是一种嵌入牙体内部，用以恢复牙体缺损的形态和功能的修复体（图3-1、图3-2）。

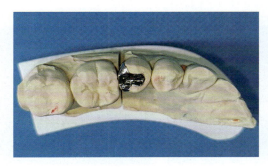

图3-1　合金嵌体

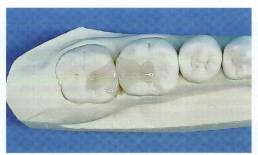

图3-2　瓷嵌体

（二）部分冠

部分冠是一种覆盖部分牙冠表面的修复体。

1. 前牙贴面　采用粘接技术，在保存活髓、少磨牙的情况下，用修复材料直接或间接粘接覆盖部分牙体的一种修复方法，有瓷贴面（图3-3）和树脂贴面两种。

2. 3/4冠　是覆盖牙体的邻、舌、切面的修复体。

3. 开面冠　是显露牙冠唇（颊）面的大部分牙面，而牙冠其他部分均予覆盖的金属部分冠。因美观原因，现已很少使用。

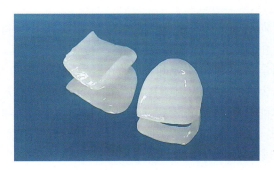

图3-3　瓷贴面

4. 半冠　又称导线冠，是指冠边缘止于牙冠导线处的修复体。因不够美观，现已少用。

（三）全冠

全冠是一种覆盖整个牙冠表面的修复体。根据材料及制作工艺不同可分为以下类型。

1. 金属全冠　分为铸造金属全冠和锤造金属全冠。

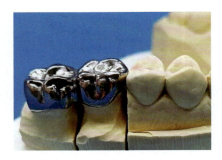

图3-4 铸造金属全冠

（1）铸造金属全冠（图3-4）　以铸造工艺过程制作的金属全冠修复体。

（2）锤造金属全冠　以冷加工方式如锻压、冲压或锤打制成的金属全冠修复体。

2. 非金属全冠

（1）瓷全冠（图3-5）　用陶瓷类材料制成的全冠修复体，又称全瓷牙。

（2）树脂全冠　俗称"牙套"，是戴在牙齿上的"帽"。因其覆盖整个牙冠表面，与牙体组织接触面积大，固位力强，对牙体保护作用较好。

3. 金属非金属联合全冠

（1）烤瓷熔附金属全冠（图3-6）　也称金属烤瓷全冠，它是用低熔瓷与金属底层材料联合制成的修复体，兼有金属的强度和瓷的美观，能较好地恢复牙体形态、功能的永久性修复体。

（2）金属烤塑全冠　是以铸造合金为基底，表面覆盖树脂的金属与非金属联合全冠。

（四）桩冠

桩冠是一种利用冠桩插入根管内获得固位的冠修复体（图3-7）。

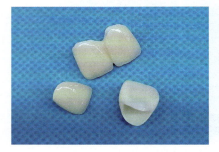

图3-5　瓷全冠

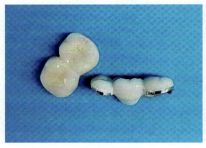

图3-6　烤瓷熔附金属全冠

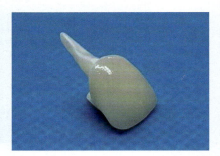

图3-7　桩冠

二、牙列缺损的修复

牙列缺损的修复方法有两种：固定桥和可摘局部义齿，本节仅介绍固定桥。

固定桥是利用缺牙间隙相邻的两侧或一侧的天然牙或牙根作为支持，通过其上的固位体将义齿粘接于天然牙上，患者不能自行取戴的一种义齿。根据固定桥支持形式不同可分为：①双端固定桥（图3-8）；②单端固定桥；③半固定桥；④复合固定桥。

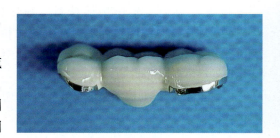

图3-8　双端固定桥

三、特殊修复

常用的特殊修复形式有种植义齿和颌面缺损的修复等，其中种植义齿的应用越来越广泛。种植义齿是将人工材料制成的种植体植入缺牙区颌骨内或骨膜下，并在穿过牙槽嵴黏膜的种植基桩上制作上部义齿的方法（图3-9、图3-10）。

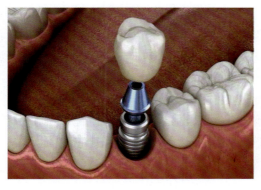

图 3-9　种植冠

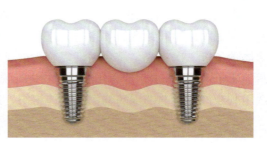

图 3-10　种植固定桥

第 2 节　固定义齿修复原则

一、生物学原则

（一）正确恢复形态和功能

1. 恢复与对颌牙的咬合接触关系，并且上下牙𬌗面形态协调一致，要求正中𬌗、前伸𬌗及侧向𬌗均无早接触，前牙侧重于增进美观、改善发音，后牙侧重于恢复咀嚼功能。

2. 尽量使咀嚼时咬合力传导方向接近于牙长轴方向，避免高尖陡坡，减小侧向力的产生。

3. 𬌗力大小应与牙周支持组织相适应，在牙周组织健康状况较差的情况下，可以适当减小修复体𬌗面的颊舌径、牙尖斜度。

4. 恢复正确的唇、颊舌面生理凸度。在咀嚼运动中，牙冠唇、颊舌面正常的生理凸度能使食物对牙龈组织产生适度的生理性按摩作用，从而促进牙龈组织的血液循环，有利于牙龈组织的健康。如凸度过小，牙龈组织受食物的猛烈冲击而损伤，可引起炎症或牙龈萎缩；如凸度过大，牙龈组织失去食物的按摩作用而产生失用性萎缩（图 3-11）。

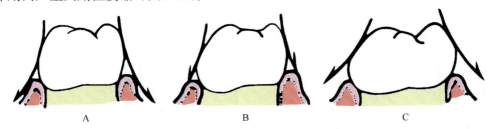

A   B   C

图 3-11　外形凸度的作用

A.外形凸度正常，牙龈组织可受到食物的按摩；B.外形凸度过小，食物直接损伤牙龈组织；C.外形凸度过大，牙龈组织得不到食物的按摩

5. 恢复正确的邻接关系及外展隙，这样既可维持牙弓的完整性和稳定性，又可防止食物嵌塞和滞留。

（二）尽量保存牙体硬组织

1. 去除病变组织，防止病变发展，并做适当的预防性扩展。
2. 正确选择修复体，尽量少磨牙体组织，如能选择做部分冠则不用全冠修复。
3. 倾斜牙可先行正畸矫正，避免为满足就位道要求而磨除过多的牙体组织。
4. 预备磨除的牙体组织量以能满足修复体所需的厚度为宜。

（三）尽量保存牙髓活力，减少对牙髓的刺激

1. 正确选择修复体，尽量少磨牙体组织，以减少对牙髓的刺激。

2. 牙体预备时车针切割牙体会产热，热量的多少与车针的种类、形状、磨耗情况、旋转速度及术者施压的大小等因素有关。所以在牙体预备时应采取措施以减少温度和机械刺激对牙髓的损伤，如注意轻压力、间歇性地切割，并注意喷水降温。窝洞较深者，在做修复体前应先垫底，以防金属导热而损伤牙髓。在对固位沟和针道做预备时，应降低手机的转速。

3. 牙体预备应一次完成，避免因反复刺激造成牙髓的损伤，增加患者的痛苦。

4. 活髓牙牙体预备完成后应采用脱敏药物进行脱敏，并立即戴用临时冠，以隔绝外界对牙髓的刺激。

5. 选用刺激性较小的消毒药物消毒牙体组织，选用刺激性较小的粘接剂粘接修复体。

（四）保护牙周组织

1. 牙体制备时，要注意对牙龈组织的保护，特别是在制备边缘形态时，避免损伤牙龈。

2. 使用排龈线时，排龈的时间不宜过长。

3. 恢复正确的唇、颊舌面生理凸度。

4. 恢复正确的邻接关系。邻接关系恢复不正确，如接触点过松、过紧或接触位置不当，均可使牙周组织发生创伤。

5. 修复体边缘应与牙体密合，无悬突或台阶且高度磨光，以免积存食物刺激口腔组织。

6. 修复体表面要高度磨光。

7. 注意牙周膜的保护，牙周膜对与牙长轴方向一致的外力有强大的耐受性，但侧向外力或扭转外力会对牙周膜造成损伤。因此在修复时，牙尖斜度不可恢复过大，以减少患牙承受的侧向外力，颊舌径应适当减窄，达到正中𬌗与非正中𬌗的咬合平衡。

（五）修复体龈边缘外形的选择应用

在选择各种龈边缘形态时，应从以下三方面考虑：

1. 边缘形态是否容易制备。

2. 边缘形态是否能清晰地反映在印模和代型上，并能准确地做出相应的蜡型。

3. 边缘应有一定的厚度，以保证取出蜡型时不变形。

修复体常用边缘形态（图3-12）的优缺点见表3-1。

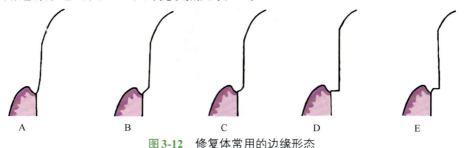

图3-12 修复体常用的边缘形态
A.刃状边缘；B.斜面边缘；C.凹槽边缘；D.肩台边缘；E.带斜坡肩台边缘

表3-1 修复体常用边缘形态的优缺点和应用

边缘形态	优点	缺点	应用
刃状边缘	保存牙体组织较多	边缘位置难确定	偶尔用于倾斜牙
斜面边缘	防止产生无基釉	限于金属材料	上颌部分冠的唇颊面
凹槽边缘	边缘清晰、厚度合适、容易控制掌握	可能形成无基釉边缘	铸造金属修复体、金瓷冠舌腭面
肩台边缘	边缘强度好	磨除牙体组织多	金瓷冠唇颊面、全瓷冠
带斜坡肩台边缘	有足够的厚度并可消除无基釉	磨除牙体组织多且向根端延伸	后牙金瓷冠颊面

二、机械力学原则

（一）建立良好的抗力形

1. 去除预备牙体的薄弱边缘及无基釉。
2. 嵌体预备时要求制备洞斜面，防止牙釉质折断。
3. 均匀分散𬌗力。
4. 开辟修复体所占空间，保证修复体有足够的厚度。

（二）建立良好的固位形

1. 预备体各轴壁互相平行，或𬌗向聚合度以2°～5°为宜。
2. 尽量增加修复体与预备牙体之间的接触面积及密合度。
3. 可适当增加辅助固位形，如增加针道、轴沟和箱状固位。
4. 预备体各线角要圆钝，避免应力集中。
5. 代型表面的间隙剂不宜涂得过厚。
6. 选用性能良好的粘接剂。

（三）保证良好的机械强度

1. 修复体应具备足够的机械强度，耐受一定的咬合压力。
2. 修复体材料应具备与天然牙相近的硬度。在一定限度内，材料的硬度越大越好，但修复体材料的硬度大于天然牙，有可能导致天然牙的过度磨耗。
3. 修复体材料应具有与牙体组织相近的热膨胀系数。口腔在摄取食物过程中，温度的变化较大，如果修复体材料的热膨胀系数与牙体组织差异较大，就有可能使修复体和牙体组织之间产生间隙，影响密合，成为修复体脱落及继发龋的病因。
4. 牙体制备时要磨除足够的牙体组织，以保证修复体有足够的厚度。

三、化 学 原 则

（一）生物相容性

良好的生物相容性修复体是在患者戴入口腔内行使功能的，因此，要求制作修复体的材料具有良好的生物相容性，对人体不能造成任何伤害。

（二）良好的化学稳定性

1. 良好的耐腐蚀性　口腔中存在着一定数量的微生物，由于口腔摄取酸性、碱性食物，以及食物残渣发酵产酸等原因，在口腔内的修复体会受到不同程度的腐蚀。因此，制作口腔修复体的材料应具有较好的耐腐蚀性，如使用金合金和陶瓷材料等。

2. 良好的色泽稳定性　修复体使用一段时间之后，会出现不同程度的变色。造成修复体变色的原因除口腔的酸碱环境、微电流作用外，还可能是材料本身的问题，如材料的吸水性较高，两种材料的热膨胀率差异较大等。陶瓷的色泽、稳定性较好，是一种较理想的修复材料。

四、美 观 原 则

随着时代的发展，人们对修复体美观性要求也越来越高，口腔修复工作者也应该更多地掌握美学知识，以提高修复体的美学效果。

（一）修复材料的选择

目前制作修复体的材料可大致分为树脂、陶瓷和金属三大类。金属材料由于美观的原因多用于后牙的修复，树脂类材料颜色虽然与天然牙接近，但由于耐磨性差、易老化、易变色等原因，目前多用于临时性修复。陶瓷类材料具有色泽稳定、硬度高、耐磨损及化学性能稳定等优点，是目前应用最为广泛的一种材料。

（二）修复体形态

1. 修复体应再现原天然牙的形态，注意与牙弓型、面型相一致，必要时可参考患者修复前的照片或牙体预备前的研究模型。
2. 修复体形态应与邻牙、同名牙协调一致。
3. 修复体的颈缘形态应与邻牙协调一致（图3-13）。
4. 根据患者的性别、性格和年龄特点再现患者的个性特征，即SPA三要素。

（三）修复体色泽

修复体应再现天然牙的自然色调，同一患者口腔内不同的牙齿颜色不一致；同一牙齿的不同部位颜色也有所不同。另外，色调的再现要体现年龄的特征，一般情况下，年龄越小，牙齿越白，反之，随着年龄的增长，牙齿的颜色逐渐变暗。

（四）修复体排列

1. **前牙排列**　应参照患者颜面部的侧面轮廓外形，调整牙齿长轴方向与颜面形态协调一致。
2. **与口唇的位置关系**　上颌前牙的切缘连线通常与下唇的微笑线相一致，形成向下突的圆弧（图3-14）。
3. 保持正常的覆𬌗、覆盖关系，维持颜面部外形。

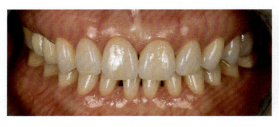 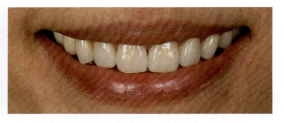

图3-13　修复体颈缘与邻牙颈缘的关系　　　　图3-14　上颌前牙的切缘连线与下唇的微笑线相一致
（李格医生提供）　　　　　　　　　　　　　　（李格医生提供）

第3节　修复体的固位

理想的固定修复体应当与基牙成为一体，利于咀嚼功能的发挥。固位力不佳的修复体会导致义齿脱落和继发龋的产生，最终导致修复失败。

一、固位原理

固定修复体的固位力与下列因素有关：

1. **摩擦力**　是指两个相互接触且相对运动的物体间所产生的作用力。摩擦力大小与两物体间的接触面积、密合程度及表面粗糙度有关。欲获得较大的摩擦力，在修复体制作过程中必须做到以下4点。

（1）修复体与预备后的患牙接触面要非常吻合。

（2）修复体与预备后的患牙接触面应适当粗糙。

（3）牙体各轴面相互平行，𬌗向聚合度不超过5°。

（4）窝洞的深度及冠的高度要足够。

2. **约束力和反约束力**　物体位移时受到一定条件限制的现象称为约束。约束加给被约束物体的力称为约束力或反约束力。约束力是通过约束与被约束物体之间的相互接触而产生的，各种固位形就是约束，而修复体就是被约束物体。为了增加修复体的固位力，常将患牙预备成一定的几何形状，限制修复体的运动方向，如设计沟、洞等辅助固位形。

3. **粘接力**　是指粘接剂与被粘接物体界面上分子间的结合力。粘接力大小与粘接材料的性能、粘接面积、粘接面的表面状况及粘接操作技术有关。要获得较大的粘接力必须做到以下7点。

（1）粘接剂的性能良好。

（2）粘接面积要大。

（3）粘接面要尽量密合，且表面应有适当的粗糙度。

（4）粘接剂的稀稠度要适当。

（5）粘接面要清洁干燥。

（6）熟悉粘接剂的种类。

（7）熟悉被粘接修复材料种类及特性。

二、临床上常用的固位形

临床上常用的固位形有以下几种（图3-15）。

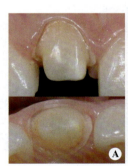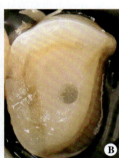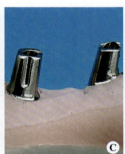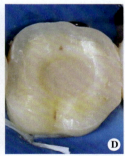

图3-15　常用固位形（李格医生提供）
A. 环抱固位形；B. 钉洞固位形；C. 沟固位形；D. 洞固位形

1. **环抱固位形**　是最基本的固位形，磨削牙体组织较浅，对牙髓的影响较小，每个修复体都应尽量利用。其固位力大小与基牙的𬌗龈高度、各轴壁的平行度及修复体和基牙的密合度有关。为保证修复体的固位力，各轴壁的𬌗向聚合度不超过5°。

2. **钉洞固位形**　是一种较好的固位形，牙体组织磨除较少，与钉之间可获得较大的固位力。利用钉洞固位时要注意钉洞的深度、直径、方向及位置。如设置多个钉洞，要求彼此平行，而且越分散越好。

3. **沟固位形**　是凹入牙体表面的半圆形固位沟，3/4冠即利用邻轴沟固位。

4. **洞固位形**　是利用凹入牙体表面外形规则的洞辅助修复体固位。固位力大小与洞的形状、深度及轴壁的平行度有关。

医者仁心

横跨怒江的索道医生

　　"689009"单独看是一串普通得不能再普通的数字，但在云南省怒江傈僳自治州拉马底村却是家喻户晓，在村民们看来这就是"120"，因为它是乡村医生邓前堆的电话短号。拉马底村被怒江一分为二，一条一百多米的溜索是两岸村民来往的交通工具，邓前堆同志为给群众看病，29年如一日依靠这条溜索横跨怒江，冒着生命危险来往于索道两岸的村寨，在崎岖艰险的山路上来回奔波，守护拉马底村民的健康，村民亲切地称他为"索道医生"。

自　测　题

一、选择题

1. 用以恢复牙体缺损形态和功能的修复体是（　　）
   A. 嵌体　　　　B. 部分冠　　　　C. 全冠
   D. 桩冠　　　　E. 半冠
2. 固定桥的支持形式不包括（　　）
   A. 双端固定桥　B. 单端固定桥　　C. 种植固定桥
   D. 半固定桥　　E. 复合固定桥
3. 以下关于固定义齿修复原则中生物学原则的说法正确的是（　　）
   A. 正确恢复形态和功能
   B. 尽量保存牙体硬组织
   C. 尽可能保存牙髓活力，不应轻易将牙髓失活
   D. 保护牙周组织
   E. 以上都对
4. 固定修复体固位的主要固位力是（　　）
   A. 摩擦力　　　　　　B. 约束力
   C. 约束力与粘接力　　D. 摩擦力与粘接力
   E. 粘接力
5. 正确恢复牙冠生理凸度的意义是（　　）
   A. 对牙龈组织起生理性按摩作用
   B. 防止食物嵌塞
   C. 提高咀嚼效率
   D. 稳定牙弓
   E. 以上都是
6. 3/4冠常用的固位方式是（　　）
   A. 沟固位形　　　　　B. 环抱固位形
   C. 洞固位形　　　　　D. 钉洞固位形

E. 鸠尾固位形
7. 影响粘接力的因素下列错误的是（　　）
   A. 粘接面积越大，粘接力越大
   B. 粘接剂越厚，粘接力越大
   C. 粘接剂越黏稠，粘接力越大
   D. 修复体与牙体越密合，粘接力越大
   E. 修复体与牙体越干净，粘接力越大
8. 在选择各种龈边缘形态时，以下说法错误的是（　　）
   A. 边缘形态是否容易制备
   B. 边缘形态是否能清晰地反映在印模和代型上
   C. 边缘厚度越厚越好
   D. 能准确地做出相应的蜡型
   E. 保证取出蜡型时不变形
9. 为建立良好的固位形，预备体各轴壁互相平行，聚合度应在（　　）
   A. 2°～3°　　　B. 2°～5°　　　C. 3°～5°
   D. 3°～6°　　　E. 3°～8°
10. 以下不属于制作修复体材料的化学性原则的是（　　）
    A. 良好的生物相容性　　B. 微电流作用
    C. 良好的耐腐蚀性　　　D. 良好的色泽稳定性
    E. 良好的机械强度

二、简答题

1. 正确恢复牙体轴面形态及外展隙的意义是什么？
2. 固定修复体的原则有哪些？
3. 牙体缺损的修复种类包括哪些？
4. 临床上常用的固位形有哪些？
5. 固定修复体的固位原理是什么？

（甘梅香）

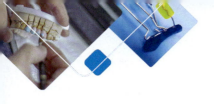

第**4**章
固定义齿修复的相关理论

第1节 殆 学

在口腔的各种功能运动中，上下颌牙发生接触的现象称为殆或咬合，习惯上把这种接触关系称为殆关系或咬合关系。

一、牙 弓

（一）牙弓形状

正常人的牙弓外形呈现比较规则的弧形，两侧对称，并与面型、牙型一致，有利于保持牙在颌骨上的稳固性及发挥最大的咀嚼功能，保持颜面外形丰满、美观。

人类的牙弓型包括三种基本类型：方圆型、卵圆型和尖圆型，此三种类型的混合型较多见。一般认为面型、牙弓型、牙型倒置（上颌中切牙）三者之间存在协调一致性。在义齿修复时，应综合考虑牙型、牙弓型与面型之间的协调关系，达到颜面自然美观的效果（图4-1）。

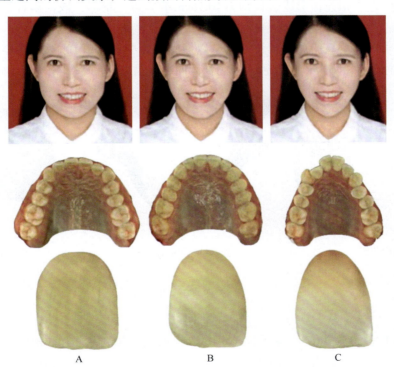

A B C

图4-1 面型、牙弓型与牙型倒置之间的协调关系
A.方圆型；B.卵圆型；C.尖圆型

（二）殆平面

殆平面通常是指从上颌中切牙的近中邻接点到双侧第一磨牙近中颊尖顶所构成的假想平面，该殆

平面与耳屏鼻翼连线平行，基本上平分颌间距离，并与上唇缘位置相关，常作为制作全口义齿殆堤和排列人工牙的依据。

（三）殆曲线

牙弓殆面是由牙弓内所有牙齿的切缘与殆面连续而形成的一个曲面，从牙弓的侧面观察，牙弓呈现纵殆曲线，从前方观察，牙弓呈现横殆曲线。

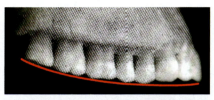
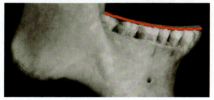

图4-2　纵殆曲线

1. 纵殆曲线　上颌牙弓的纵殆曲线为连接上颌切牙的切缘、尖牙牙尖、前磨牙颊尖及磨牙的近远中颊尖的连线，该连线从前向后是一条凸向下的曲线。前段平直，由第一磨牙的近颊尖以后段逐渐弯曲向上，形成凸向下的曲线，称为上颌的补偿曲线；下颌牙弓的纵殆曲线为连接下颌切牙切缘、尖牙牙尖、前磨牙颊尖以及磨牙近远中颊尖的曲线。切牙段较平直，自尖牙牙尖向后到第一磨牙的远颊尖逐渐降低，再向后经过第二、三磨牙颊尖渐行上升至髁突前缘，构成一条连续的凹向上的纵殆曲线，又称为施佩（Spee）曲线（图4-2）。

2. 横殆曲线　从冠状面观察，为连接两侧同名磨牙的颊尖、舌尖形成一条凸向下的横殆曲线，又称为威尔逊（Wilson）曲线（图4-3）。

上下颌牙列的殆曲线，无论是纵殆曲线还是横殆曲线，都彼此相互吻合，使得上下颌牙在咀嚼运动过程中，能够保持密切的接触关系，并与下颌运动的方式相协调。

3. 邦威尔（Bonwill）三角　邦威尔认为下颌骨与下颌牙弓符合等边三角形，即以下颌中切牙近中接触点和双侧髁突中心点相连，形成边长约为10.16cm的等边三角形。该三角着重强调颌骨的对称性（图4-4）。

4. 蒙森殆球面学说　蒙森殆球面学说提出，以眉间点为中心、以10.16cm为半径所画出的球面的一部分，与下颌牙列殆面相吻合，且上颌牙列的补偿曲线也是球面的一部分（图4-5）。

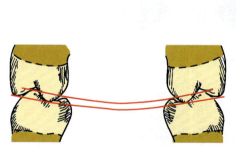

图4-3　横殆曲线

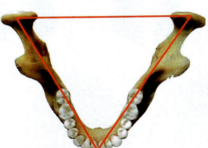

图4-4　邦威尔三角

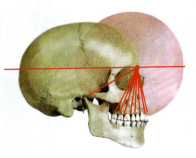

图4-5　蒙森殆球面

二、殆与殆关系

殆关系随着下颌位置的不同可产生多种状态，其中最稳定最常用的有牙尖交错殆、前伸殆、侧方殆。

1. 牙尖交错殆（ICO）　是指上下颌牙牙尖交错，达到最广泛、最紧密接触时的一种咬合关系，能最大限度地发挥咀嚼功能，其解剖特点如下。

（1）上下颌牙为尖窝交错的咬合关系。

（2）上下颌牙弓存在着正常的覆盖与覆殆关系。

2. 前伸咬合及前伸殆　下颌在保持上下牙接触的同时向前运动，整个运动过程称为前伸殆。下颌骨向前方移动，使上下颌前牙的切缘相对，形成对刃𬌗关系，是前牙咬切食物时的一个功能性𬌗。按后牙的接触情况，前伸𬌗可分为三点接触、多点接触与完全接触。

3.侧向咬合及侧方𬌗　在咀嚼运动中，下颌从正中向左右移动，又恢复到正中，在此运动中，上下牙的咬合接触称为侧向咬合关系。下颌偏向咀嚼食物的一侧叫工作侧，另一侧叫平衡侧。工作侧上下牙列的关系是同名牙尖相接触，平衡侧则是异名牙尖相接触。

三、颌　　位

颌位是指下颌骨对上颌骨的位置关系。

1.牙尖交错位（ICP）　是指上下牙弓𬌗面接触最广泛，牙尖相互交错时下颌骨的位置。牙尖交错位是以牙定位的，随牙尖交错𬌗的变化而变化，因此又称为牙位。

2.下颌后退接触位（RCP）　是指下颌不偏左、不偏右，适居正中，髁突处于关节窝的生理性后位，附着于下颌骨的肌肉、韧带都处于自然状态，在适当的垂直距离时，下颌骨对上颌骨的位置关系，这是一个稳定而重复的位置，在此位置，下颌只能做铰链运动，又称铰链位。大多数人从后退接触位向前上移动约1mm即达到牙尖交错位，牙尖交错位与下颌后退接触位是同一位者的占比为8%。

3.下颌姿势位（MPP）　是指个体端坐，头直立，口腔无功能活动时，升降下颌诸肌肉的张力平衡所产生的位置，即肌肉在最小的收缩状态以克服重力所保持的位置。这一位置不依赖于牙齿的有无，而在于肌肉张力的平衡，上下牙列自然分开，保持一个前大后小的楔形间隙，称为息止颌间隙。

四、面部的协调关系

正常人的面部分为三部分：发际到眉间点为面上1/3，眉间点到鼻底点为面中1/3，鼻底点到颏点为面下1/3，这三部分的距离是协调而相近的（图4-6）。

1.垂直距离与颌间隙　垂直距离是指下颌处于下颌姿势位时面下1/3的高度，临床上以鼻底点到颏点的距离表示。垂直距离恢复正确，颜面外观表情自然，且由于颌面部诸肌的张力适度，能发挥最大的咀嚼功能。反之，如果垂直距离恢复不当，会直接影响面容、咀嚼发音等功能，引起颞下颌关节功能紊乱。

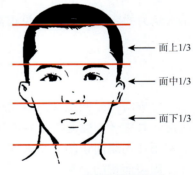

图4-6　面部的协调关系

2.面部左右对称　以眉间点、鼻尖及颏点的连线作为中线，面部左右是对称的。

3.唇齿关系　当下颌处于姿势位时，上颌切牙切缘在上唇下缘约1mm，下颌前牙与下唇上缘平齐，唇部丰满适度、自然美观，唇能自然闭合，口角对着上颌尖牙的远中部分或第一前磨牙的近中部分。

4.牙型、牙弓型与面型的关系　牙型、牙弓型与面型三者的相互关系，在个体中通常是协调一致的。一般来说，面部发育较宽者，颌骨亦可能较宽，牙弓亦可能相应较宽，呈方圆形或卵圆形；面部发育较窄者，颌骨亦可能较窄，牙弓亦相应较窄，呈尖圆形。

第2节　生物力学基础

一、生物力学概念

生物力学是一门由生物学、医学、工程力学、数学、物理学相结合的前沿科学，口腔生物力学就是应用力学的方法和理论，研究口腔中细胞、组织器官和整体的力学性质与力学行为，分析口腔功能过程中的各种力学现象与力学过程，以达到进一步揭示生命活动过程的特点和本质，为防治口腔疾病、保健与修复等提供新的理论和方法。

二、咀嚼运动中的生物力

1. **咀嚼力** 提颌肌收缩时所能发挥的最大力称咀嚼力，也称咀嚼肌力。力的大小，视参与咀嚼的肌纤维的数量而定，一般可通过计算参加咀嚼运动的肌横断面积的总和求得。成年人颞肌、咬肌、翼内肌的横断面积分别为 $8cm^2$、$7.5cm^2$、$4cm^2$。一般认为每平方厘米肌纤维收缩可产生 10kg 的力量，所以成年人的咀嚼力总和约为 195kg。

2. **𬌗力** 是指上下牙咬合时，牙周组织所承受的压力。咀嚼时，咀嚼肌仅发挥部分力量，一般不发挥其全力而留有余力，故牙齿实际所承受的咀嚼力量，称为咀嚼压力或𬌗力。

𬌗力的大小因人而异，即使同一人，也依其年龄、健康状况及牙周的耐受力等有所不同。在生长发育过程中，𬌗力可随着年龄的增长而加大直到青春期。性别也是影响𬌗力的一个重要因素，一般男性𬌗力较女性大。另外，张口距离、𬌗力方向、咀嚼习惯等皆可影响𬌗力。牙齿承受轴向𬌗力较侧向𬌗力为大，上下牙相距 18～20mm 处产生的𬌗力最大，习惯于咀嚼坚硬食物者𬌗力较大。𬌗力的情况是反映咀嚼系统健康状况的一个重要标志，通过𬌗力的测定可对咀嚼系统某些疾病的诊断、治疗和矫治有所帮助。

3. **最大𬌗力** 是牙周膜的最大耐受力，平均值为 22.4～68.3kg。测定最大𬌗力最简单的方法是用𬌗力仪。全口牙齿的最大𬌗力大小顺序为：第一磨牙＞第二磨牙＞第三磨牙＞第二前磨牙＞第一前磨牙＞尖牙＞中切牙＞侧切牙全口牙齿最大𬌗力顺序不受性别、年龄的影响。

4. **牙周潜力** 日常咀嚼食物所需𬌗力只是咀嚼力的一部分，并非用其全部，仅为 10～23kg（约为最大𬌗力的一半），由此可见正常牙周组织尚储备一定的承受力，此力量称为牙周潜力或称牙周储备力。

三、固定义齿修复的生物力

牙周潜力是固定义齿修复的支持基础。基牙的牙周潜力主要由基牙的牙周组织和颌骨的健康状况决定，其中牙周膜起着重要的作用。牙周膜面积越大，牙周储备力越大，基牙的支持力就越强。临床上常用牙周膜面积的大小来评价基牙的支持力。固定桥修复时基牙牙周面积的总和应等于或大于缺失牙牙周膜面积的总和。成年人上下颌第一磨牙牙周膜面积最大，其次是第二磨牙，尖牙次之，上颌侧切牙和下颌中切牙牙周膜面积最小。单根牙以牙颈部区域牙周膜面积最大；多根牙在根分叉处的牙周膜面积最大，颈部次之，向根尖逐渐减小。故牙周膜面积最大处一旦发生牙槽骨吸收，牙周膜面积整体受损较大，牙周潜力也受影响。

第 3 节 色彩学基础

在口腔修复治疗中，修复医师和患者都非常重视修复体颜色与口腔内自然牙颜色的协调与匹配，口腔材料的研制也离不开颜色，因此，掌握一些基本的色彩学基础知识是必要的。

一、色彩的基本概念

1. **色彩的本质** 色彩是一个光的现象和视觉的概念，用以区分不同的物体。光在不同的波长下表现出不同的颜色。

2. **人眼的视觉与色彩的关系** 在人类的视网膜上存在着感觉光和色彩的两种细胞。一种是感觉光线明暗的柱状细胞，另一种是感觉色彩的锥状细胞。其中锥状细胞包含了三种不同种类的感色细胞，分别为感受红色光的锥状细胞（长波长）、感受绿色光的锥状细胞（中波长）和感受蓝色光的锥状细胞（短波长），所以锥状细胞可以分辨色彩。由于人眼具有三种不同的锥状细胞，所以在色彩视觉理论上便出现了视觉色彩三原色说。

3. **颜色与光谱** 光谱由红、橙、黄、绿、青、蓝、紫七种原色光构成。其中光谱中的任何两种色光都能混合出不同颜色的邻近色光，这种混合过程为加色混合法。红色、黄色、蓝色三种原色颜料能混合出任何颜色，颜色混合越多，色彩就越混浊，画面就越灰暗，这种混合过程为减色混合法。

以上两种颜色混合法的原理，都可以在金属烤瓷牙的多色构筑、内部着色及表面染色过程中灵活应用，可再现天然牙表面色泽及细微构造，达到自然美。

4. **影响人眼色觉的主要因素**

（1）年龄 随着年龄的增长，晶状体发生改变，人眼对蓝色的感受性降低。因此，年龄越大，人越难分辨出白色与黄色之间的差异。

（2）色觉缺陷 常见的色觉缺陷为色弱和色盲，有色觉缺陷的人员不适合从事口腔医学相关行业工作。

（3）视觉疲劳 在同时或连续观看多种色调、在过亮或过暗处观看或观看高明度物体时，眼睛的疲劳可导致识别色调能力和对彩色感觉能力下降。

（4）颜色感觉的个体差异 尽管同一物体发射的光线具有相同的光谱分布，个人感受到的颜色却有所不同，这就是颜色感觉的个体差异。

（5）颜色对比 在视场中，相邻区域不同颜色的相互影响称作颜色对比。它包括明度对比、色相对比和纯度对比。

（6）颜色适应 人眼在颜色刺激作用下，所造成的颜色视觉变化称为颜色适应。在颜色适应过程中引起的色觉变化是心理因素。

（7）面积对比 颜色相同的物体面积大的显得明亮鲜艳，面积小的显得暗淡。

（8）颜色的前进后退感和膨胀收缩感 大小相同、排列一致的物体，当色调和明度不同时，会产生前进后退感和膨胀收缩感，这种感觉是由晶状体中彩色色差造成的。

5. **表示色彩的指标** 根据近代色彩学的研究，表达色彩学的指标有三个，即色相、纯度和明度。用这三个指标可以描述任何一种颜色在色空间所处的位置，是构成色彩的最基本要素。

（1）色相 又称色调，是指一个物体的真实颜色，或者是物体的固有色。表示彩色光基本上属于哪一类，即属于红（图4-7）、橙、黄、草绿、绿（图4-8）、青、蓝（图4-9）、紫、紫红中的哪一类，或接近于哪一类。

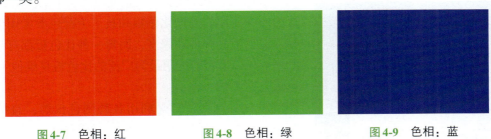

图4-7 色相：红　　　　图4-8 色相：绿　　　　图4-9 色相：蓝

（2）纯度 又称饱和度或彩度，是指色彩最大的饱和程度。它表示彩色光中彩色的浓淡（深浅）程度，如蓝色光有淡蓝、浅蓝、深蓝等多种蓝色（图4-10），这些蓝色的色相相同，纯度不同。

（3）明度 即色彩的明暗程度，表示彩色光能量密度大小的程度。明度高则色彩明亮，而明度低则色彩灰暗。同一色调会因明度不同而产生色彩变化。如黑色因明度不同可有深黑、暗黑、深灰等不同颜色的变化（图4-11）。

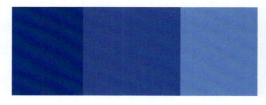

图4-10 不同彩度的蓝

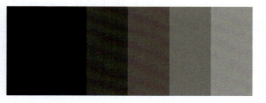

图4-11 不同明度的黑

二、牙冠颜色的测定

在自然光的照明下，真牙牙冠的颜色是由冠部的牙本质及覆盖其表面的牙釉质成分及结构决定的。

（一）牙颜色变化的规律

1. 部位差别　同一牙齿的各部分颜色是不同的，切端和颈部颜色受周围影响较大，因此牙中部的颜色最具有代表性；就明度而言，牙中部最大，龈端与切端相近；就纯度而言，切端因半透明性增加，纯度最低，颈部纯度最大。牙体切端与中部色相偏黄色，颈部偏红黄色。天然牙釉质由于无机结晶的散乱光和微量有机成分的反射，近似无色透明。黄色的牙本质是牙冠的基本色，因而造成切端、中央部和牙颈部色泽的不同。

2. 牙位不同　上前牙中，中切牙明度最大，其次是侧切牙，再次是尖牙；就纯度而言，尖牙最大，侧切牙与中切牙彩度相近；中切牙的色相比侧切牙和尖牙更偏黄。

3. 年龄差别　随着年龄的增长，牙齿的颜色有所变化，牙的明度变低，纯度加大，颜色变得深红。

4. 性别差别　女性牙齿的明度大于男性，纯度稍低于男性；女性牙齿的色相更偏黄一些。

5. 活髓牙与死髓牙的差别　活髓牙明度高于死髓牙，半透明性也更大，死髓牙纯度大，明度低，色彩灰暗，色相偏红黄。

（二）天然牙颜色的测定方法

测定牙齿的颜色主要有两种方法：视觉测色法和仪器测色法。

1. 视觉测色法　是根据芒塞尔颜色系统的顺序，制作出若干具有不同色相、明度和纯度等级的色卡，通过目测与牙齿进行比色，从而确定每颗牙齿的色相、明度和纯度。这种方法简单易掌握，但由于各测试者的辨色能力有一定差异，具有一定的主观性。

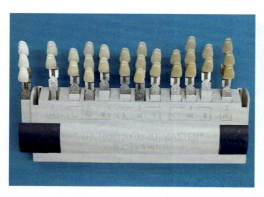

图4-12 VITA比色板

采用比色板比色在烤瓷修复中应用最为广泛，一般可分为医师使用的临床比色板和技工为配色参考用的技工比色板。比色板品牌种类繁多，而每一种比色板都有与之相适应的烤瓷粉。但目前应用最为广泛的比色板是维他（VITA）比色板（图4-12）。

2. 仪器测色法　是利用各种测色仪器，直接测试牙的颜色。但由于牙唇面是凸面，面积较小，且龈端、中部、切端各部位颜色不一，因而给测试者带来一定困难。测色仪器有三刺激值测色仪和分光光度测色仪两种，其中分光光度测色仪应用较多。

三、牙齿的比色与选色

（一）辨色能力

人对物体颜色的感觉首先依赖于正常的视觉生理功能和正常的视觉心理。10岁左右的儿童视觉细胞尚未发育成熟，40岁以上者辨色的精确度开始下降，最佳辨色阶段是15～29岁，男女之间无明显差异。另外，还要求医师正确表达所感受到的颜色。人对颜色的感受能力有较大的个体差异，但人对颜色的辨别、感受和表达能力都可以通过训练而得以加强。重复使用标准颜色的实验可以训练观察者的辨色能力。因此，有人建议在选色比色时，可以通过注视一下中性色（如灰色）或牙颜色的补色（如蓝色）来消除观察者的眼睛疲劳，使其能更准确地判断颜色。

（二）比色板及其使用

比色板是用于修复体颜色选择的一个参考物，它应具备两个基本要求：
1. 它的颜色排列应是在颜色空间内的有序排列。
2. 它的颜色分布应是在颜色空间内的合理分布。

一个基于芒塞尔颜色系统的比色板，可以满足以上两点要求。现在临床上应用最广泛的比色板是 VITA 3D-MASTER 选色板。

（三）比色的条件

颜色的变化总是基于光的变化。在比色选色时，照明条件及环境因素对准确的比色与选色影响非常大。光源、光的摄入量、诊室墙壁的颜色、患者衣服的颜色，甚至患者面部化妆及比色的观察角度都会影响比色选色的效果。

1. 比色光源　太阳光是最理想的比色光源。比色时，光的方向应来自医师背后，正射口腔。在不能利用太阳光进行比色时，可使用人造光源，尽可能采用全光谱光源。

2. 比色时间　比色最佳时间是上午9：00～11：00，下午1：00～4：00，尽量选择自然光线充足的时间。

3. 比色环境　良好的中性环境，可以减少和排除比色环境中其他物体的光反射对比色造成的影响。美国材料与试验协会和色彩协会推荐的中性色为灰色。诊室比色环境以低光泽的中性色最佳，四周不宜有反光物或五颜六色的物品。

4. 患者着装或面部化妆　患者着装颜色或面部化妆色彩对比色也会造成一定的影响。如果服装颜色艳丽，可以应用中性色布覆盖；面部不宜化浓妆，口红也应在比色时全部擦去。另外，影响比色的饰物如特别反光的耳环、眼镜都应去除。

5. 患者体位与比色者视角　患者口腔应与比色者视线处于同一高度，比色者用中心视线观察比色板与牙冠，比色者位于患者与光源之间。

（四）其他要求

1. 比色者（医师或技师）　应具备相关色彩学方面的知识，最好由2～3人共同选色。比色过程中，医师、技师与患者之间应对选色意见做充分的交流，这项工作有助于技师制作的修复体达到医患双方都非常满意的效果。

2. 清洁牙齿　被比色的牙齿应当清洁，必须去除表面的软垢、牙石和色素。

3. 比色时机　比色应在牙体预备前，以更好地再现天然牙的色彩。

4. 快速　比色者在精神饱满、视觉敏锐时，快速做比色板与牙冠的扫视，不宜凝视，比色时间控制不宜超过5秒，每次比色之间，凝视一会儿蓝色物体，这样可增加对黄色的敏感度。

5. **正确选择比色板** 不同的金-瓷系列产品配有各自专用的比色板，比色时注意正确选择比色板，防止同色异谱现象。

（五）选色的具体步骤

1. **确定色相** 使用按色相和彩度排列的VITA比色板。它有A、B、C、D共4种色相。可以从中取出A4、B4、C4、D4这4个色片，它们是这4种色相中纯度最大的，这样可以更有效地辨别出色相之间的差异。将这4个色片分别贴近比色的牙，选出相匹配或接近的，并注意颈部的颜色（彩度最高），如果有尖牙存在，可以根据尖牙来确定色相。

2. **确定纯度** 一旦选好了色相，如为A组，即用A组中的4个色片来确定纯度，注意比较真牙和比色板色片的中部。

3. **确定明度** 明度的选择比色调的选择更为重要。通过斜视或半闭眼方式确定明度，斜视或半闭眼方式可减少进入眼睛的光线，活跃对明度较敏感的视杆细胞发挥作用。关键的一步是用所选的明度来确定不透明瓷。如果明度选择有误，在金属烤瓷冠较薄的颈部效果会不太理想。

4. **选定切端牙釉质透明度** 切端牙釉质的半透明状是天然牙的重要标志，要注意比较和记录半透明区的分布、半透明度的形态与程度。

5. **确定个性特征** 由于患者年龄、职业、习惯、健康状况及性别等多方面的原因，个体之间牙的颜色是有所不同的，单个牙的颜色也不是单一的，牙颈部、中部、切端的颜色有明显差别，这就需要对牙进行分部位比色。

（六）VITA 3D-MASTER比色板

VITA 3D-MASTER比色板可以精确系统地确定所有自然牙色。它是目前市面上唯一一种根据色彩空间排序理论而设计的比色系统。以明度、纯度和色相确定牙齿的颜色。M列是中间色，L列偏黄，R列偏红。

（1）**比较明度** 使用比色板最上面的一排牙色片（1M1、2M1、3M1、4M1、5M1）来选择明度，只需利用这几个色片，根据相对应的牙色进行简单选择即可。在1、2、3、4、5这5个组里由深到浅找出明度最接近的一组。

（2）**比较纯度** 使用原则同第一步，利用色片进行快速的比较和选择牙色的纯度，找出纯度最接近的一个。

（3）**比较色相** 确定天然牙的牙色与标准色片相比较是较为偏黄（L）还是偏红（R），确定最终色。

（七）电子计算机在口腔色彩学中的应用

1. **色彩的电子计算机检索（CCS）原理** 电子计算机检索是指把所使用的全部美容材料进行预先测色，将测定的各种数据及应用时的背景色等同时输入电子计算机中，根据色差进行色彩检索，从而选定最接近于患牙的颜色。

2. **色彩的电子计算机匹配** 利用测试剂，经过计算，算出配色所需数据的技术称为色彩电子计算机匹配。在烤瓷学界，利用色彩矩阵（color correction matrix，CCM）方法推算并确定所需烤瓷材料的颜料比率，并据此进行配色，焙烧制作美容修复材料，也有已经制作完成了使用CCM法的各种器材。

3. **Shade Bye电子计算机选牙色器** Shade Bye电子计算机选牙色器是由光源器释放出光线后，测量从牙齿表面反射的光线，该仪器在选色时不会受外在环境影响，其选牙色结果以数字方式表示，并可将正确的牙齿颜色传达给口腔技师。同时Shade Bye电子计算机选牙色器还能够提供Vintage Halo瓷粉配方制作瓷牙，用明确的数字取代传统的视觉直观选牙色方式。该仪器已广泛应用于口腔修复领域中，其性能优良与选牙色效果好。

医者仁心

医道存真

　　叶桂，清代温学四大家之一。少承家学，祖父叶紫帆，医德高尚；父亲叶阳生，医术更精。叶桂12岁随父亲学医，父亲去世后便开始行医应诊，同时拜父亲的门人朱先生为师，继续学习。他聪颖过人，"闻言即解"、一点就通，加上勤奋好学、虚心求教，见解往往超过教他的朱先生。叶桂从小熟读《黄帝内经》《难经》等古籍，对历代名家之书也旁搜博采。不仅孜孜不倦，而且谦逊向贤；不仅博览群书，而且虚怀若谷、善学他人长处。

　　叶桂信守"三人行，必有我师焉"的古训，只要比自己高明的医师，他都愿意执弟子礼拜之为师；一听到某位医师有专长，就欣然而往，必待学成后始归。从12岁到18岁，他先后拜过师的名医包括周扬俊、王子接等著名医家共17人，无怪后人称其"师门深广"。叶桂取各家学说为己用，终成一代名医。

自 测 题

一、选择题

1. 以下关于𬌗曲线的说法，错误的是（　　）
   A. 上颌牙弓的纵𬌗曲线为连接上颌切牙切缘、尖牙牙尖、前磨牙颊尖及磨牙近远中颊尖的曲线
   B. 横𬌗曲线又称为施佩曲线
   C. 下颌的纵𬌗曲线是一条凹向上的曲线
   D. 邦威尔三角是边长为10.16cm的等边三角形
   E. 蒙森𬌗球面学说是以邦威尔三角为基础

2. 随牙尖交错𬌗的变化而变化的颌位是（　　）
   A. 下颌后退接触位　　B. 下颌姿势位
   C. 牙尖交错位　　D. 前伸颌位
   E. 侧方颌位

3. 垂直距离是指下颌处于下颌姿势位时面下（　　）的高度
   A. 1/3　　B. 1/2　　C. 2/3
   D. 1/4　　E. 3/4

4. 构成色彩的基本要素是（　　）
   A. 色相和纯度　　B. 色相和明度
   C. 纯度和明度　　D. 色相、纯度和明度
   E. 以上都不对

5. 人类牙弓形态包括哪种基本类型（　　）
   A. 尖圆形和卵圆形　　B. 尖圆形和方圆形
   C. 卵圆形和方圆形　　D. 尖圆形、卵圆形和方圆形
   E. 以上都对

6. 牙列做侧方𬌗运动时，平衡侧是指（　　）
   A. 异名牙尖相接触的一侧
   B. 同名牙尖相接触的一侧
   C. 前牙相互接触的一侧
   D. 咀嚼食物的一侧
   E. 后牙有接触的一侧

7. 息止颌间隙是由于（　　）存在
   A. 下颌姿势位　　B. 下颌后退接触位
   C. 牙尖交错位　　D. 前伸颌位
   E. 侧方颌位

8. 色相指（　　）
   A. 色彩的饱和度　　B. 物体的固有颜色
   C. 色彩的明暗程度　　D. 又称彩度
   E. 颜色的三原色

9. 以下关于比色条件，说法正确的是（　　）
   A. 灯光比太阳光更具备比色性
   B. 患者的着装与面部化妆对比色没有影响
   C. 患者口腔应与医师视线平行
   D. 周围物体的颜色不影响比色
   E. 比色最佳时间是上午8:00～9:00

10. 以明度、饱和度和色相确定牙齿颜色的色板是（　　）
    A. Vita比色板　B. Vita Lumin Vacuum
    C. 简易比色板　　D. Vita 3D-Master比色板
    E. Classical比色板

二、简答题

1. 纵𬌗曲线的定义是什么？
2. 颌位是指哪些，有何特点？
3. 色彩三要素包括哪几个？
4. 简述牙齿比色的基本要求。
5. 简述选色的具体步骤。

（甘梅香）

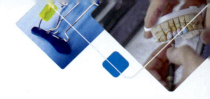

第5章
印模技术与模型技术

第1节 印模技术

印模是物体的阴模。口腔印模是一种用可塑性材料制取的，与口腔以及颌面部某些组织或器官的解剖形态相应的阴模，简称为印模。用于制取印模的材料称为印模材料。口腔印模技术是通过印模材料和印模托盘来制取口腔有关组织的阴模。它能正确地反映与口腔修复有关的口腔软组织，硬组织的情况。制取口腔印模的临床过程称为取印模或取模。

一、口腔印模的基本知识

（一）口腔印模的用途

1. 用于制取与口腔、颌面部的软硬组织相应的模型。
2. 用于检查上下颌牙的咬合接触情况。
3. 作为上下牙列间的中介物，用于固定上下颌模型间的对位关系。
4. 观察修复体的组织面与口腔组织是否密合。

（二）口腔印模的分类

1. 根据印模的精确程度分类

（1）概形印模　又称初印模，可直接用作个别托盘，或灌制出用于制作个别托盘的模型。

（2）一般印模　用较为合适的成品托盘和藻酸盐类印模材料所取得的印模，其精确程度优于概形印模，而劣于精密印模。由一般印模灌制出的模型可用于制作普通的可摘局部义齿。

（3）精密印模　也称终印模。在个别托盘或合适的成品托盘上涂以流动性好、弹性大、精密度高的印模材料所取得的印模。由精密印模灌制出的模型主要用于制作各类义齿和精密铸造修复体，如人造冠、固定义齿及精密附着体等。

2. 根据印模的材料分类

（1）弹性印模

1）藻酸盐印模：用藻酸盐（如海藻酸盐）印模材料取得的印模。

2）橡胶印模：用橡胶类（如硅橡胶）印模材料制取的印模。

3）琼脂印模：用琼脂制取的印模。

4）复合印模：用两种或两种以上印模材料制取的印模。它综合了两种材料的优点，提高了印模的准确性，是一类较理想的印模。

（2）非弹性印模

1）印模膏印模：用印模膏（打样膏）制取的印模。该印模一般被当作概形印模。

2）石膏印模：用印模石膏制取的印模。该印模可当作无牙颌、颌面部缺损的精密印模。

3. 根据印模对口腔软组织加压程度分类

（1）非压力印模　也称无压力性印模或解剖式印模。印模区的组织在没有压力或均匀地受到极其微小压力条件下所制取的印模。由此种印模灌制出的模型能较准确地反映口腔软、硬组织之间的解剖位置关系。此种印模适合于人造冠、固定桥以及非游离端可摘局部义齿修复的病例。

（2）压力性印模　也称功能性印模，即印模区的组织在一定的压力条件下所制取的印模。此压力可来自患者自身的咬合压力，也可来自取印模过程中术者施加的压力。压力性印模主要用于游离端缺失的可摘局部义齿修复。

（3）选择性压力印模　取印模时在义齿主要支持区施加一定的压力，而在非支持区和缓冲区不施加压力。

4. 根据取印模的次数分类

（1）一次印模法　是指用成品托盘和相应的印模材料一次完成工作印模的方法。一次印模法在临床上多用于可摘局部义齿和固定义齿的修复。所选用的印模材料多为藻酸盐印模材料。其优点是一次完成工作印模，节省时间，操作简便。缺点是当成品托盘不合适时，印模取得不完整，影响印模质量。因此，一次印模法要求成品托盘一定要合适，必要时可以用蜡等材料修改托盘。

（2）二次印模法　又称联合印模法，是指通过取两次印模完成工作印模的方法。二次印模法分为两种：一种是用印模材料和成品托盘取初印模，然后灌注成初模型，在初模型上制作个别托盘，再用个别托盘取第二次印模即得到终印模。另一种是先用一种流动性差的印模材料取初印模，然后将初印模工作面均匀刮除0.5～1.0mm，这个初印模就相当于个别托盘，再用流动性能好的印模材料取终印模。如先用印模膏取初印模，再用藻酸盐类印模材料取终印模等。其优点是印模准确，质量高。缺点是操作较烦琐，费工费时。二次印模法多用于全口义齿印模及游离端缺失的可摘局部义齿印模。

5. 根据制取印模时是否进行肌能修整分类

（1）解剖式印模　取印模时不进行肌能修整，一般对颌印模多采用解剖式印模。

（2）功能性印模　取印模时进行软组织功能性修整，可以部分或较完全地反映软组织在功能活动时的情况。制作修复体的工作印模都要进行肌能修整。

6. 特殊印模　
口腔数字化印模是指应用口腔内扫描仪在患者口腔内无须直接接触即可获取组织图像或视频，并合成三维牙列影像的印模技术，其避免了传统印模过程中由于印模材料及石膏变形所产生的误差，以及咽反射、印模材料气味等给患者带来的不适感。

（三）口腔印模的基本要求

1. 准确地反映印模对象的形态。
2. 印模清晰完整、无缺损、无气泡。
3. 印模范围合适，印模区的范围视印模的目的、修复体的种类而定。

（四）口腔印模的制取步骤

口腔印模（以制取口腔精密印模为例）需按以下步骤制取。

1. 检查印模对象物的预备情况。
2. 清洁拟取印模的区域及排龈处理。
3. 选择较为合适的成品托盘。
4. 选择普通印模材料制取概形印模。
5. 修整、清洁概形印模。
6. 灌注出用于制作个别托盘的模型。
7. 制作个别托盘。
8. 选择高精度印模材料制取精密印模。
9. 修整、清洁精密印模，待灌注。

二、取印模前的排龈处理

（一）排龈的定义及作用机制

排龈是指将龈缘向周围推开。其主要的作用机制是排龈线吸水后，体积膨大将牙龈推开，扩大龈沟，为龈沟内安全地进行牙体预备提供空间，也有利于取模时印模材料进入龈沟，以取得清晰准确的颈部边界。

（二）排龈的方法

临床上常用的排龈方法一般有机械法、化学机械法和高频电刀排龈法。

1. 机械法　通常是用纯棉线、个别筒圈、树脂冠等进行排龈，但对龈缘有渗出或出血的病例效果不佳。

2. 化学机械法　是选用浸泡有止血收敛药物的牙龈收缩线进行排龈，既可收缩牙龈、扩大龈沟，又能防止牙龈出血、吸收龈沟内的渗出物，此方法临床一般多采用。

3. 高频电刀排龈法　是利用极微细的高频电刀头去除部分沟内上皮，使游离龈与预备体边缘之间出现微小间隙，从而利于印模材料的进入。

（三）排龈线放置的位置

在临床操作中，应注意排龈线放置的位置，它通常在游离龈与牙冠颈部肩台下方约0.5mm（图5-1）。排龈线的位置既不能过浅，也不宜过深，因为过浅龈缘线显示不清，过深则会损伤牙龈。

（四）排龈线放置的方法

放置排龈线前，首先，清洗预备牙面，并隔湿、吹干预备牙颈缘。然后，取一段排龈线，用压线器将排龈线绕预备牙的牙颈部1周，压入龈沟内，重叠部分放置在预备牙的邻面龈沟内（图5-2）。数分钟后，用金刚砂石钻针对颈缘肩台进行修整，然后用镊子夹住排龈线一端，从龈沟内轻柔取出。切记放置排龈线时，动作要轻，不能使用暴力，以免损伤预备牙的牙龈。

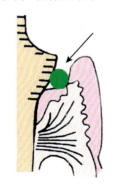
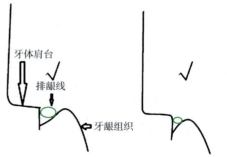
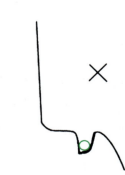

图 5-1　排龈线放置的正确位置（箭头所指为排龈线的位置）　　　图 5-2　排龈线放置的方法

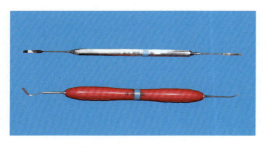

图 5-3　专用压线工具

（五）排龈的注意事项

1. 排龈线所含的药物不应对牙龈组织有任何损害。

2. 尽量选用专用的末端为圆钝状压线工具（图5-3），以免损伤牙龈。

3. 压线力量要适宜，排龈线采用旋转的方法进入龈沟内，以免造成附着龈的撕裂。

4. 排龈时，根据龈沟的深度及松紧程度，选择使用单线或双线，并配以弹性胶套加压完成。

5. 根据排龈线说明书选择排龈时间，一般不能超过10分钟。

三、口腔印模的制取

（一）口腔印模用托盘

1. **口腔印模用托盘的作用**　①承载印模材料；②支撑印模，减少印模变形；③方便操作。

2. **口腔印模用托盘的要求**

（1）托盘的大小宜全面覆盖印模对象物，上颌托盘后缘应盖过上颌结节和颤动线，下颌托盘后缘应盖过磨牙后垫区。

（2）托盘形状与牙弓协调一致，托盘与牙弓内外侧之间有3～4mm的间隙，以容纳印模材料。

（3）托盘边缘止于距黏膜皱襞2mm处，在唇、颊、舌系带部位应有相应切迹，不妨碍口腔软组织（如唇系带、颊系带、舌系带等）的正常功能运动。

（4）具有防止印模与托盘分离的固位装置。

（5）具有便于印模操作的把柄。

3. **口腔印模用托盘的种类**　由于每位患者的口腔情况不同，要制取一个理想的、符合患者口腔情况的印模，选取一个合适的托盘非常重要。目前，临床上制取印模多应用成品托盘（图5-4），只有将托盘的型号、类型准备齐全，才能根据患者具体情况选择相对合适的托盘。

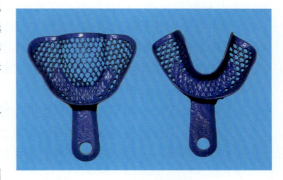

图5-4　成品托盘

（1）按制作托盘的材料分类　可分为金属托盘、塑料托盘和金属-塑料联合托盘。

1）金属托盘

①铝金属成品托盘：临床上常用，托盘由铝合金压制而成，形态稳定性较好，质轻价廉，因铝质材料较软，当个别部位不合适时，医师者可用工具调改外形。

②不锈钢成品托盘：临床较常用。钢材质硬，变形性小，但如果外形不合适，调改困难，且由于表面光滑，取印模时易脱模。

金属托盘可以进行高温消毒，反复使用，寿命长，是目前临床上普遍使用的托盘。此外，金属托盘还分为有孔型和无孔型两种。

2）塑料托盘　由塑料模压成型，近年来，作为一次性托盘使用较为普遍。它的优点是使用方便、价格便宜、可防止交叉感染。缺点是材质软，当托盘外形不合适时，不容易修改。

3）金属-塑料联合托盘　这种托盘是先制作一个金属网状托盘，在其表面喷涂塑料而成，美观舒适、外形尺寸稳定性好、不易脱模。但其价格较高、消毒较困难，当托盘外形不合适时，不容易进行修改。

（2）按托盘的结构和应用范围分类　可分为部分牙列托盘、全牙列托盘、无牙颌托盘。

（3）个别托盘　它是因患者口腔情况不同而需要专门制作的一类特殊托盘，用于制作精密印模。

4. **选择托盘**

（1）选择托盘的基本要求　托盘是否适合患者的牙列及牙槽突形状等，对能否制取一个高质量的印模非常重要。选择托盘的依据如下。

1）牙弓大小和形态：托盘大小、形态必须与牙弓大小、形态相一致，托盘略大于牙弓，托盘与牙弓内外侧之间有3～4mm间隙，以容纳印模材料。

2）牙弓高低：托盘边缘距黏膜皱襞2mm，且不能妨碍系带、唇、舌及口底软组织的功能活动。

3）缺牙数目与部位：托盘必须完全覆盖与修复有关的所有组织。

固定修复印模范围应包括基牙、邻牙、缺牙区牙槽突及相关软组织。可选择部分牙列托盘，也可选择全牙列托盘。

（2）成品托盘常用的修改方法　当所选择的托盘某些部位不合适时，可用工具或蜡等对托盘外形、伸展度进行修改，以使成品托盘更适合患者的口腔情况。

1）用技工钳或技工剪修改：本法适用于铝合金成品托盘，但修改是有限度的，超过一定限度则效果不佳。

2）加蜡修改：当成品托盘边缘长度不够时，可以用加热烤软的蜡片加长托盘边缘，放入口腔内试合后取出，用冷水冲洗定形，达到加长托盘边缘的目的。

5.个别托盘的制作方法　由于每位患者的口腔情况不同，若采用成品托盘，在某些情况下，很难选出一个完全符合某一特定患者情况的托盘。这时就需要根据患者的口腔情况和修复方法的要求制作个别托盘。

（1）个别托盘的优点

1）因个别托盘是根据每位患者口腔内不同的解剖特点制作的，如余留牙的多少和部位、系带附着的位置及黏膜情况等，因此制取的印模较精确。

2）由于个别托盘与患者的口腔相吻合，减少了制取印模时患者的不舒适感。

3）用个别托盘制取印模，托盘内各部分印模材料的厚度基本相同，从而使印模变形程度降到最低。

4）便于进行肌能修整，正确记录在口腔功能状态下修复体边缘的伸展范围。

（2）个别托盘的制作

1）修整初模型，如填补气泡和修去边缘多余材料等。

2）确定个别托盘的边缘线。根据义齿边缘伸展范围要求，用笔在初模型上画出边缘线。

3）根据需要，可借助观测仪确定托盘取出方向，并将部分过大倒凹区用蜡填塞。

4）在初模型表面铺一层约1.0mm厚的基托蜡片，以便在制取终印模时为印模材料提供空间。

5）调拌制作个别托盘的材料，在已处理好的初模型上按压成型。

6）制作个别托盘手柄。在个别托盘的前牙区制作手柄，以容易取出、操作简便为准。

7）待材料硬固后，分离托盘，磨改边缘形态。

8）将制好的个别托盘放入患者口腔内试合，检查边缘是否合适，若不合适可以进一步修改，直至合适，然后制取终印模。

制作个别托盘的材料，一般选用普通自凝基托树脂材料。如果用藻酸盐类印模材料取终印模，需在个别托盘上做出固位孔，每个固位孔之间的间距为4～5mm，固位孔可以防止从口腔取出印模时印模与托盘分离（即脱模），还可以使多余的印模材料从孔中溢出。

（二）口腔印模材料的选择

1.常用的印模材料及其应用

（1）藻酸盐印模材料　是一种以海藻酸钠或海藻酸钾为主要成分的不可逆性水胶体弹性印模材料。藻酸盐类印模材料有较好的精密度，适合于概形印模和一般印模。其临床操作步骤如下。

1）按照厂家说明书提供的粉液调和比例混合藻酸盐水胶体印模材料，以便获得理想的稠度。

2）藻酸盐印模材料在取印模前应该调拌均匀，并要求排出气泡。

3）常规型藻酸盐水胶体印模材料的调和时间为1分钟，快速凝固型藻酸盐水胶体印模材料的调和时间为45秒。

4）藻酸盐水胶体印模材料由溶胶变为凝胶的过程中，其流动性逐渐降低而其弹性逐渐增加，因此调拌均匀的印模材料应尽快盛入托盘，送入患者口腔内。其工作时间为 2.0～3.5 分钟，凝固时间为 1～5 分钟。

5）变色藻酸盐水胶体印模材料工作时间内的指示颜色为粉红色，凝固时间内的指示颜色为白色。变色机制与色素的 pH 有关。

6）为了获得较小的永久性变形，从口腔中取出印模时应迅速，灌注石膏模型前，应使印模恢复 8 分钟。

7）印模必须用冷水冲洗，去除表面的唾液和血液。

8）灌注石膏模型前，应去除印模表面的水分，因为水分易使石膏模型产生软和粉化的表面。当印模表面由反光变为不反光时，表明印模表面的水分已去除。

9）为了获得良好的精确性，应尽快灌制石膏模型，藻酸盐印模在空气中放置时间较长会出现失水收缩，若在水中浸泡时间较长则会吸水膨胀，为保证模型的准确性，取出的印模应该及时灌注石膏。否则应将印模保存在 100% 相对湿度的环境下。

（2）橡胶类印模材料　目前，常用的橡胶类印模材料主要有硅橡胶和聚醚橡胶。其取印模的方法主要是根据橡胶类印模材料的流动性不同，分为一步法取印模和两步法取印模。

1）一步法取印模：将混合好的油泥型硅橡胶或将低流动性硅橡胶注入或放入托盘，同时在预备过的患牙及周围注射高流动性硅橡胶印模材料，然后将托盘就位一次制取印模。也可将中流动性橡胶材料（如聚醚橡胶）注入托盘，同时可在患牙及周围组织注射中流动性橡胶材料，然后将托盘就位一次取出印模。前者因含两种流动性的组分又被称为双组分印模，后者因含有一种流动性的组分被称为单一组分印模。一步法的优点在于简便易行、节约时间，获得印模准确，但对操作者的技术要求较高。

2）两步法取印模：首先，先混合油泥型硅橡胶放入托盘并制取初印模，待初印模凝固后取出，用刀修去印模中患牙周边 1～2mm 范围的印模材料以及阻碍印模二次复位的部分，并形成排溢沟。然后，添加适量高流动性精细硅橡胶印模材料到修剪过的印模区，同时在预备的患牙及周围注射高流动性的硅橡胶印模材料，再将托盘重新在牙列上就位，印模材料凝固后取出，即可获得更精细的终印模。两步法印模均为双组分印模。该方法的优点是利于多个牙位修复体印模的制取，便于获得龈缘印模；缺点是取两次印模耗费时间，初印模二次就位时易影响准确性。

（3）印模膏　是一种非弹性可逆性印模材料，加热后软化，冷却后变硬，一般软化温度为 70℃ 左右。由于该材料导热性能较差，加热时不易软化均匀，影响印模质量。临床上常用方法是将印模膏放入热水中浸泡变软，取出用手整塑均匀后再放入托盘中取印模，托盘如果是金属的也同时放入热水中，以利于印模膏与托盘之间的结合。

印模膏不能精确制取口腔组织的印模，临床上仅用于二次印模的初印模或制作个别托盘。

（4）两种或两种以上材料的联合印模　从物理性能看，印模材料分弹性和非弹性两大类型，同一类型的印模材料还有精密度高低之分，为了充分发挥各种印模材料的长处，避免其短处，临床上可采用两种或两种以上的印模材料进行联合印模。常见的联合印模如下。

1）印模膏与藻酸盐联合印模：先用印模膏制取概形印模或制作个别托盘，然后用其他印模材料衬垫，制取较精密的印模。常用的衬垫印模材料有印模石膏、藻酸盐印模材料、橡胶类印模材料。该方法主要用于制取无牙殆、颌面部缺损组织的精密印模。

2）藻酸盐与琼脂联合印模：根据患者牙弓、颌弓的大小选择藻酸盐印模用托盘；调拌藻酸盐印模材料，放置于托盘上；与此同时，术者使用针管样注射器将溶胶状琼脂印模材料挤压涂布于预备后的患牙窝洞、龈缘和牙冠的表面（注意用气枪通过气流的压力排出牙体表面的气泡）；将盛有印模材料的托盘送入患者口腔内并在牙列上就位；待藻酸盐印模材料完全凝固后，迅速取出印模。

🔗 **链 接** 琼脂印模材料

琼脂印模材料是一种弹性可逆水胶体印模材料,主要成分为琼脂,是从海藻中提取出的一种多聚糖,琼脂在加热熔化后变成溶胶状态,冷却凝固后又变回凝胶状态。

琼脂印模材料可用于口腔所有印模的制取,但是需要专用的加热设备和托盘,使用不方便,目前临床上使用的主要是3型低稠度琼脂,并与藻酸盐印模材料联合使用,用于制取冠、桥、嵌体、可摘局部义齿等修复体精细部位的印模,尤其适用于根桩、嵌体和烤瓷的高精密度联合印模,可部分代替橡胶印模材料,降低成本。

2. 口腔印模的制取步骤和注意事项

(1)体位调节。调整患者体位,取上颌印模时头稍前倾,上颌𬌗平面与地面平行,取下颌印模时头稍后仰,使下颌𬌗平面与地面平行。

(2)选择托盘。

(3)根据临床要求,选择合适的印模材料并按要求调拌。

(4)取印模。将调好的印模材料放入选好的托盘内,医师用左手持口镜牵拉患者口角,右手将托盘轻轻旋转式放入患者口腔内,托盘对准牙列就位时,要以颤动方式将托盘向组织方向推进,直至托盘至口腔内最佳位置即托盘边缘距黏膜皱襞2mm左右,托盘柄对准面部中线。

托盘就位时要先使后部就位,再使前部就位,这样有利于多余印模材料由前部排出。在印模材料固化前,进行适当的肌能修整,然后用手固定托盘于稳定状态,直至印模材料完全固化后方可取出印模。

(5)固定修复制取印模的注意事项

1)预备牙龈边缘区无血液和唾液。

2)预备牙区印模材料注入宜从龈端开始,防止形成气泡。

3)印模材料的量要合适。

4)自口腔内取出印模时,动作要轻巧。

3. 印模的消毒 随着人们认识的不断提高,人们越来越注重口腔修复治疗过程的消毒问题。由于近几年乙肝、艾滋病的患病率逐年提高,印模的消毒也正在受到广大医师和患者的重视,它已成为修复治疗过程中预防交叉感染、保护医护人员的重要措施之一。

(1)印模常用消毒法 由于印模不能耐受高温高压的处理,早期人们只用自来水冲洗的方法来除去印模上的血液和唾液,现在国内外常采用化学消毒法,其中主要包括浸泡消毒法、喷雾消毒法、臭氧消毒法等。

1)浸泡消毒法:是指印模从患者口中取出后立即在流水下冲洗10秒左右,然后完全浸没在新鲜的消毒剂中一段时间,取出后再用流水冲洗,除去残余的消毒剂和水分,再灌制石膏模型。

2)喷雾消毒法:是指印模从患者口中取出后立即在流水下冲洗10秒左右,然后将其表面均匀喷涂上消毒剂,再用流水冲洗,再喷雾,最后,用喷有消毒剂的湿巾包裹密闭一段时间,取出后再用流水冲洗,除去残余的消毒剂和水分,再灌制石膏模型。

3)臭氧消毒法:臭氧(O_3)是一种光谱杀菌剂,可以杀灭细菌芽孢、繁殖体、病毒和真菌等。目前,临床应用的臭氧消毒杀菌机运用电晕放电法,以空气为原料,制备臭氧。采用臭氧对印模消毒必须有足够的时间,在有效的杀菌时间内,对印模的精密度不会产生明显影响。

(2)印模常用的消毒剂 目前用于印模消毒的消毒剂主要有戊二醛、次氯酸钠、碘伏等。其中戊二醛使用得较多,但有文献报道认为不应使用中性戊二醛,因其可以与印模材料本身发生反应而影响印模的表面质量。此外,戊二醛不应使用喷雾法,因为烟雾可以迅速达到致死量,烟雾还可以引起过敏症状以及其他不良反应。另外,表面镀镍的口腔托盘会被戊二醛腐蚀,铝质的托盘会被次氯酸钠腐蚀。戊二醛、次氯酸钠可以杀死乙型肝炎病毒（HBV），但不能杀死人类免疫缺陷病毒（HIV）。

总之，应在口腔修复临床操作的全过程中强调交叉感染的控制，其中印模消毒是重要的环节之一。因此，制订临床上相应的操作规范，在口腔临床操作中控制感染是十分必要的。

第 2 节　模型技术

口腔模型是指将调拌好的模型材料灌注到印模中，待模型材料凝固脱模后形成的阳模。目前，在修复体制作方法中除了采用在口腔内直接法修复、计算机辅助设计与制造和预成修复体以外，其他类型修复体的制作都要在工作模型上完成。

一、模型的类型

口腔模型的类型较多，常用的分类方法是根据口腔模型的用途及模型材料的种类而进行分类的。

（一）按用途分类

1. 工作模型　直接用于制作修复体的模型称为工作模型。由于在工作模型上要进行模型处理、修复体的设计及制作等重要工序，因此，对其精密度、强度等性能的要求亦特别高。临床上常用硬质石膏或超硬石膏来制作工作模型。

2. 对颌模型　又称非工作模型，是指工作模型的对颌模型。它用于上下颌位关系的确定，并在正确的咬合关系下进行修复体制作。

3. 研究模型　为了研究设计口腔修复或正畸治疗方案，以及检查、保存治疗效果而制取的口腔模型称为研究模型。对于较复杂的修复及正畸治疗的患者，常规要制取研究模型，这样便于治疗前的设计及观察疗效。

（二）按模型材料的种类分类

1. 石膏模型　指用石膏作为模型材料的口腔模型。常用的石膏目前主要有三种，即普通石膏、硬质石膏及超硬石膏。

（1）超硬石膏　又称超硬人造石，其特点是纯度高，凝固时模型体积变化小，尺寸稳定，且硬度和强度最大，价格高。一般用于精密铸造模型，如嵌体、瓷全冠、部分冠、烤瓷熔附金属冠桥、附着体义齿修复及金属支架等。

（2）硬质石膏　又称人造石，其强度介于普通石膏和超硬石膏之间。可用于金属支架可摘局部义齿和某些固定修复。

（3）普通石膏　普通石膏调拌时水粉比最大，强度较低。它主要用于树脂基托可摘局部义齿制作的模型。

2. 耐火材料模型　就是指用耐高温材料制作的口腔模型。常用的材料是磷酸盐高温包埋材料，主要用于带模铸造。

3. 树脂模型　是用树脂材料制作的口腔模型。树脂模型不易损伤，便于保存，主要用于教学、实验研究及个别情况下的代型。

二、口腔模型的基本要求

1. 模型要能准确反映口腔组织解剖的精细结构，即要求尺寸稳定、精确度高、模型清晰、表面无缺陷，如没有气泡、石膏瘤等。

2. 模型要有一定的形状和厚度，以保证修复体的制作。

（1）模型的最薄厚度应在10mm以上。

（2）模型的基底面要磨改成与𬌗平面相平行。

（3）模型的后面及各侧面要与基底面垂直。

（4）模型的边缘宽度以3～5mm为宜。

3. 模型表面光滑，易脱模，硬度高，能经受修复体制作时的磨损。

三、模型灌注的方法及操作要点

（一）印模灌注前的检查和处理

印模灌注前必须对制取的印模仔细检查，首先将印模内的唾液、血迹冲洗干净。然后检查印模是否完整、范围是否合适，是否与托盘分离、预备区是否清晰、有无气泡。固定桥修复集合模内的冠不得遗失或移位。印模上较薄的边缘，可调拌少许印模材料予以加固，以免印模变形。不符合印模要求的应重新取模。水胶体弹性印模要及时灌注，以免印模材料在空气中失去水分而体积收缩。以印模石膏制取的印模表面要涂分离剂，然后再灌注。为防止石膏牙折断，对孤立牙、牙颈部较细的牙，必要时可用火柴棍加固，然后再灌注石膏。

（二）模型材料的调拌

调拌时先将水放入干净的橡皮碗内，然后按规定的比例逐渐放入石膏粉。临床操作比例是以观察石膏粉浸入水中后，表面没有过多的水为准。随即用石膏调拌刀迅速而均匀地调拌约60秒。调拌过程中，橡皮碗内壁常黏附较干的石膏，可用调拌刀紧贴橡皮碗内壁环刮一周，将较干的石膏刮到橡皮碗中间，使之调拌均匀。

（三）灌注方法

1. 一般灌注法　指预备印模后不做处理直接灌注模型。将模型材料按要求的水粉比混合调拌均匀后，灌注于印模内。灌注时一般要求将印模置于专用振荡器上，并用手固定。使用振荡器可以减少灌注模型时气泡的形成，也有助于模型材料均匀流入印模的各个部位。如果不使用振荡器，也可以手持印模，用手轻轻振荡并同时灌注模型，但如果经验不足者用手操作，可能造成模型灌注不全或形成气泡，影响模型质量。

2. 分段灌注法　是指在灌注模型时在印模组织面灌注硬质石膏或超硬石膏，其他部分用普通石膏。这种方法既可以保证模型工作面的强度和硬度，防止模型在义齿制作当中发生磨损或损坏，又可节省材料，降低成本。操作中要注意，需在超硬石膏未完全凝固前灌注普通石膏，以免两种模型材料分离。

（四）模型加底座

临床通常用硬质石膏或超硬石膏灌注牙齿及牙槽嵴部分，而底座部分用普通石膏灌注。加普通石膏底座的方法：先用硬质石膏或超硬石膏灌注，随即调拌普通石膏并加在硬质石膏或超硬石膏上，然后将模型翻转放在玻璃板、橡皮垫或专用橡皮成型座上，去除多余石膏。注意模型远中部分石膏量一定要加够，下颌模型舌侧抹平，要求模型的边缘以宽出3～5mm为宜，模型最薄处应不少于10mm；对于全口义齿模型，其上颌后缘应在腭凹之后不少于2mm，下颌模型包住磨牙后垫区，自其前缘起不少于10mm。

（五）灌注模型时的注意事项

1. 调拌模型材料要严格按产品说明中水粉比和调和时间进行操作，否则可使模型质量下降。一般普通石膏按40～50ml∶100g的水粉比例；硬质石膏按25～35ml∶100g的水粉比例；超硬石膏按20～25ml∶100g的水粉比例。在调和材料过程中若发现水粉比不合适，不应中途再加入粉或水继续搅拌，此时应将已调拌的材料弃之，然后重新取材进行调和。因此时再加入石膏粉或水可在模型内形成不规则块状物，使凝固时间不同步，致使模型强度下降。调拌时间过长可使模型材料结晶中心增多，凝固速度加快，导致材料膨胀率变大，强度下降，调拌时间过短，致使石膏调拌不匀。通常情况下，普通石膏调拌时间一般为1分钟，硬质石膏及超硬石膏为50秒。

2. 调和时搅拌速度不能过快，搅拌快不但造成气泡增多，还会引起结晶中心形成过多，导致石膏膨胀，降低模型强度。

3. 灌注模型时应将模型材料从印模的高点处开始灌注，并逐渐从高处流向四周，这种方法可使模型灌注完全，减少气泡形成，使模型材料充满印模的每个细微部分。也可以采用从一侧向另一侧灌注的方法。

4. 不同的模型材料灌注模型后所要求的模型分离时间是不同的。过早地从印模中分离模型可致模型的薄弱部位折断，一般而言，普通石膏应在灌模后0.5小时分离模型。硬质石膏和超硬石膏分离模型时间应更长一些，灌模1小时后再分离模型。

四、脱　　模

灌注模型达到所要求的模型分离时间后，即可脱模。脱模时，应先用工作刀修去托盘周围的石膏，使托盘边缘不被石膏包埋，然后，根据不同的印模材料采取相应的脱模方法。弹性印模材料脱模比较简单，一手拿住模型底座，一手持托盘，顺着牙长轴方向，轻轻用力，使印模和模型分离；如遇有牙齿倾斜、缺牙造成的牙间隙较大或有孤立牙等情况，脱模时先去掉托盘，将弹性印模材料破成碎块，取出模型。印模石膏脱模时，先放入热水中浸泡，使印模石膏中的淀粉溶胀后再脱模。印模膏脱模时，先去掉托盘，放入55～60℃的热水中浸泡，待印模膏受热软化后再脱模。

五、口腔模型的处理

（一）口腔模型的修整方法

模型脱模后，必须进行修整。模型修整的目的是使其整齐、美观、利于义齿制作，并便于观察保存。模型修整常规是利用石膏模型修整机进行（图5-5）。首先，应修整模型底面使其与𬌗平面平行（图5-6），并且模型底座的厚度不应薄于10mm。其次，再修整模型的后壁、侧壁及后侧壁，使模型的后壁与底面及牙弓中线垂直，使两边的侧壁与前磨牙、磨牙颊尖的连线平行，后壁与侧壁所形成的夹角磨去一段形成后侧壁，并使其与原夹角的平分线垂直。然后，再修整模型的前壁，使上颌模型的前壁成等腰三角形，其顶角正对中线；下颌模型的前壁修成弧形，约与牙弓前部形态一致；修去黏膜反折处的边缘，使下颌舌侧平展，以利于修复体的制作。最后，用工作刀修去模型𬌗面的石膏瘤，恢复正常的咬合关系。

（二）工作模型的类型

制作形态复杂又符合修复要求的固定修复体，无法直接在口腔内完成，需要在能正确表现基牙、牙列、缺隙及其口腔内状态的工作模型上制作。根据修复体制作方法的不同，常用的工作模型有固定式模型、副模型式模型和可卸式模型。

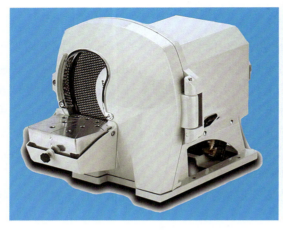

图 5-5　石膏模型修整机

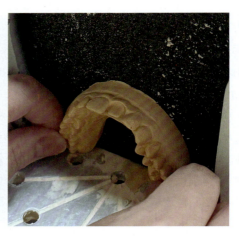

图 5-6　修整石膏模型底面

1. **固定式模型**　制取印模后，用模型材料直接灌注成模型，制备牙模型与牙列模型固定成整体，不能拆卸下来。这类模型邻面及龈缘视野不清楚，制作准确的蜡型有一定难度，一般只用于制作锤造冠、桥。

2. **副模型式模型**　先制取牙列印模，灌注牙列模型，再制取牙局部印模，灌注制备牙个别模型。或利用硅橡胶印模材料的稳定性，在一个印模上连续灌注两个模型，先灌注牙列模型，待石膏凝固脱模后，再灌注制备牙的个别模型。个别模型石膏凝固后脱模，修整成代型，即为副模型。制作蜡型时，先在代型上初步形成外形，然后将蜡型转移到工作模型上，调整邻接关系和咬合关系，最后再放回代型上修整完成。

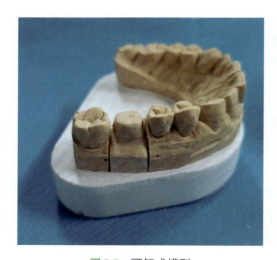

图 5-7　可卸式模型

副模型式模型制作方便、简单，修复体能够达到正确的位置关系，但代型与工作模型上制备牙两者之间必须形态保持一致，无变形。

3. **可卸式模型**（图 5-7）　是指将需要制作熔模的预备牙模型能从整体的牙列模型上分离取下的模型。利用可卸式模型制作熔模具有视野清楚、操作方便的特点，能较好地恢复邻接关系及龈缘密合度；同时避免了由同一印模在两次灌注时的变形，或从不同印模灌注的工作模型上制备牙的模型和代型的大小不一致。

制作可卸式模型的方法有多种，例如工作模型打孔加钉技术、分段牙列模型技术、灌注工作模型直接加钉技术、Di-Lok 牙托技术等。现常用的方法是工作模型打孔加钉技术。工作模型打孔加钉技术操作流程如图 5-8。

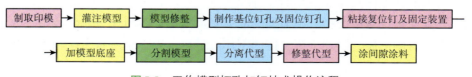

图 5-8　工作模型打孔加钉技术操作流程

（1）制取印模　制取印模前，对预备牙进行排龈处理，以便清晰地反映预备牙颈缘的形态。最好选用硅橡胶印模材料制取工作印模及对颌印模，保证修复体龈缘位置准确。为保持上下模型之间正确的咬合关系，最好制取全牙列印模。

（2）灌注模型　按水粉比例调拌硬质石膏，在振荡器的振荡下，将石膏糊注入印模内并超过牙颈缘10～12mm。

（3）模型修整　石膏凝固脱模后，用模型修整机修整模型的四周和底部，使工作模型底部到预备牙颈缘的厚度为7～8mm，并使其成平面，以保证复位钉孔的平行。依照牙列形态用石膏锯粗略锯除内侧的多余部分，再用模型舌侧修整机（图5-9）或砂石精修，使其形成马蹄形（图5-10）。

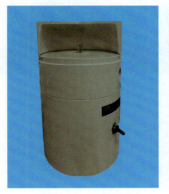 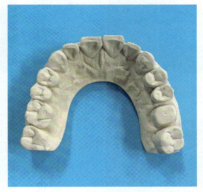

图5-9　舌侧修整机　　　　　图5-10　修整模型成马蹄形

（4）制作基位钉孔及固位钉孔　用铅笔在修整好的模型上标记制作可卸部分的预备牙及邻牙的颊、舌面各画出一条牙体长轴线，延伸到模型基底面，确定两条线的中点部位，该部位为安放复位钉的位置。然后，在直机头上安装500号裂钻（或球钻）分别打孔，注意方向应与牙体长轴一致，深度为5mm，不可过深，以免造成模型牙冠穿孔。

如采用激光打孔机打孔（图5-11、图5-12），则打开电源开关，将工作模型置于打孔机的平台上，将复位钉所在的位置对准定位灯，两手握紧工作模型，将工作平台向下按，模型在随工作台面下按时，接触快速转动的打孔钻，形成所需的孔。要求孔位于基牙近远中径和颊舌径的中心点，孔壁与模型底面垂直。按上述方法形成其他预备牙及需要固定部位的复位钉孔。

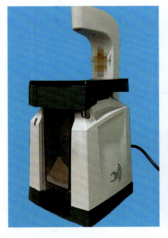 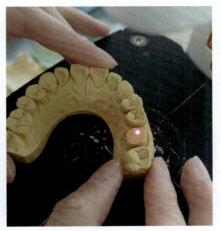

图5-11　激光打孔机　　　　　图5-12　激光打孔机打孔

复位钉的种类、型号较多，选用双复位钉和附有外套管的单复位钉固位效果较好。若采用双复位钉形式，则需颊、舌侧平行钻孔；采用常规型单复位钉形式时，为防止可卸式模型移动或转动，需在模型底面以复位钉孔为中心四周做"+"形辅助沟槽，同时在钉孔颊、唇、舌侧的模型底面上用球钻磨出复位标志，其他余留牙底面做固位沟槽（图5-13）。

（5）粘接复位钉及固定装置　所有孔打好后，用气枪吹净孔内的粉末，用502胶加硬质石膏粉将复位钉（成品金属钉）及固定装置粘接于孔内（图5-14）。

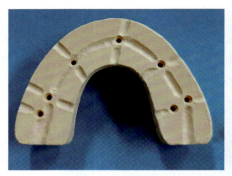

图5-13 复位钉孔的位置及辅助固位沟槽

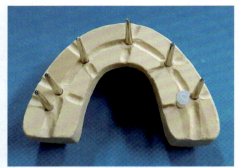

图5-14 粘接复位钉

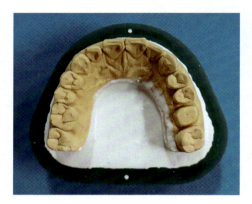

图5-15 加模型底座

（6）加模型底座 待粘接复位钉及固定装置的502胶完全凝固后，在模型底面涂抹少量分离剂或将模型浸入肥皂水中3～5分钟，以便于分离。

根据工作模型基底面的大小选择成品橡皮底座。将调拌好的适量硬质石膏，在振荡器振荡下注入模型底座成型器中，再取少许石膏糊剂，加到需形成可卸部分的底部，确保可卸部分的底部与后加入的石膏糊之间无间隙或气泡存在，使可卸部分有一个良好的基底部分（图5-15）。然后将工作模型压入模型底座成型器中，使复位钉接触最底部。也可采用围蜡法，即用红蜡片将工作模型的基底面四周围上，并用蜡刀烫粘牢固，深度与金属复位钉末端相平，取调拌好的硬质石膏注入红蜡片围成的底座内，注满即可。

（7）分割模型 待模型底座石膏完全凝固后，从模型底座成型器中脱出模型，用0.2mm厚的"U"形石膏分离锯分别沿预备牙近远中邻面向龈方以与预备牙牙体平行的方向向下锯开，直到锯透工作模型为止。但底座部分不锯开时应注意要将模型充分干燥，以免粘锯，锯缝要窄，两边的锯开线应互相平行，避免伤及预备牙及邻牙（图5-16）。

（8）分离代型 先用蜡刀去除模型底部复位钉上附着的石膏模型材料，使复位钉末端暴露清晰，再用器械柄施力于复位钉末端，直至将分段部分连同复位钉与底座完全分开，便可将代型取出（图5-17）。

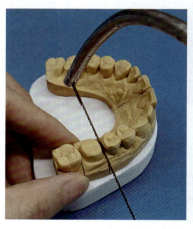

图5-16 分割模型

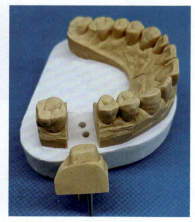

图5-17 分离代型

（9）修整代型　用气枪吹净代型及工作模型上附着的石膏粉，填补倒凹区及代型的缺损部位。先用削尖的红色铅笔画出颈缘线（图5-18），不宜使用黑色铅笔，因为在使用蓝色或绿色嵌体蜡时颈缘线会显得不清晰，不利于雕刻出蜡型颈缘。然后在离颈缘线0.5mm以下、宽为3mm的范围内，用技工打磨机夹持大球钻进行修整，修磨成凹面。再用尖锐的器械将预备牙游离龈部位的石膏修去，暴露龈沟底，形成清晰的牙颈缘，便于制作熔模的颈缘形态（图5-19、图5-20）。

根据颈缘肩台的形状及铸造条件要求不同，有时需对代型的颈缘作适当的延长，以补偿铸造合金的收缩。

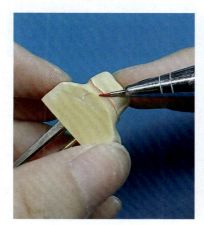
图5-18　标出颈缘线

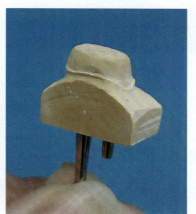
图5-19　修整后的代型

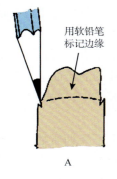
用软铅笔标记边缘

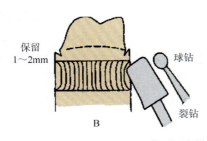
保留1～2mm
球钻
裂钻

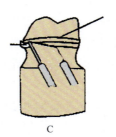

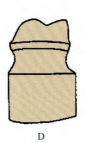

A　　　　　　B　　　　　　C　　　　　　D

图5-20　代型颈部修整

A. 标记颈缘线；B. 将颈部用裂钻、球钻修整成凹面；C. 修去颈部多余石膏；D. 修整完成

（10）涂间隙涂料　在代型表面涂一层间隙涂料的目的是补偿铸造合金的凝固收缩，利于修复体完成后能顺利就位，同时给粘接剂预留一定间隙，使修复体粘接后不至于升高咬合。

涂布方法：涂布前先将涂料瓶摇匀，然后用小毛笔蘸取少量涂料，从距代型颈缘线0.5～1.0mm处开始向𬌗面方向均匀涂布，四面涂布完成后，𬌗面再按一个方向涂布，使得整个牙冠表面涂上一层光滑、均匀、完整的间隙涂料（图5-21）。

涂布要求：涂布过程中，切忌反复涂擦，以免间隙厚薄不均匀或留下明显的刷印，影响修复体的就位。理想厚度为20～30μm，一般涂布2次即可获得，如果涂料较黏稠，也可只涂一次。为保证固定修复体边缘的密合，在代型颈缘线0.5～1.0mm以内不涂布间隙涂料。待间隙涂料干燥后，即可将可卸式模型准确复位（图5-22）。

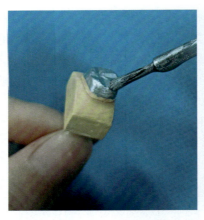

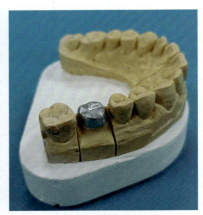

图 5-21　涂布间隙涂料　　　　　　图 5-22　代型复位

六、确定模型颌位关系和上𬌗架

（一）颌位关系的确定方法

恢复正确的颌位关系是修复体行使正常功能的基本条件。要在模型上制作出符合要求的修复体，必须在模型和𬌗架上准确地反映出上下颌牙列之间的咬合关系。由于缺牙部位和数量的不同，确定颌位关系的难易程度和操作方法亦不同。

1. 利用余留牙记录　如果口腔内缺牙不多，上下颌垂直距离正常，且余留牙的颌位关系也正常者，可在模型上利用余留牙确定上下颌牙的颌位关系。即将上下颌模型相互对合，便可找出上下颌牙的正确位置关系。用有色铅笔在模型的颊面画对位线，便于制作过程中对位时作参考。

2. 利用蜡𬌗记录口腔内缺牙　虽然不多，但在模型上较难确定准确的颌位关系者，可以采用蜡𬌗记录确定。即将蜡片烤软，叠成两层宽约 10mm 的蜡条，置于患者口腔内下颌牙列的𬌗面上，嘱患者作正中咬合，反复数次校正无误，待蜡硬后由口腔内取出。根据咬合痕迹放回模型上，对好上下颌模型，即可获得正确的颌位关系。

3. 利用𬌗堤记录𬌗单侧或双侧游离缺失　每侧连续缺失两个牙以上，或者上下牙列所缺失牙齿无对颌牙者，但余留牙仍能保持上下颌的垂直距离时，可以在模型上缺牙区制作蜡基托和𬌗堤，放在患者口腔内让其做正中咬合以确定颌位关系。方法：在缺牙间隙的牙槽嵴上做蜡基托，将软化的蜡堤固定其上，趁蜡堤尚软时，放在口腔内缺牙区，嘱患者做正中咬合，反复几次，以校正颌位关系的准确性。待准确无误后，从口腔内取出，冷水冲洗硬固，放回模型上，依照𬌗堤上的咬合痕迹确定颌位关系。

（二）上𬌗架技术

𬌗架也称咬合架，是一种用于固定上下颌模型颌位关系的器械。临床常采用的𬌗架分为两种：一种为可调式𬌗架，它能模拟颌体的前伸、侧向及开闭口运动；另一种为简单𬌗架，只能做开闭口运动。固定修复体制作一般多用简单𬌗架。

1. 简单𬌗架的结构　简单𬌗架由上颌体、下颌体、固定上颌体的调节螺丝、连接上下颌体的穿钉螺丝及调节上下颌体间距的升降螺丝等构成（图 5-23）。

2. 上𬌗架方法

（1）颌位记录完成后，将模型放在水中浸湿。

（2）调节𬌗架上的螺丝，使上下颌体只能做开闭口运动，不应有左右摆动，并根据上下颌模型咬合高度调整上下颌体间的升降螺丝并固定紧。

（3）调拌适量石膏，将上下颌模型按颌位记录位置分别固定于𬌗架的上下颌体之间。

3. 固定模型时注意事项

（1）首先固定下颌模型，使下颌𬌗平面与地面平行。

（2）𬌗托应接触良好，无移动。

（3）模型应位于𬌗架中心，𬌗托的中线应对准𬌗架的中线，𬌗平面应尽量平分𬌗架的上下臂。

（4）可卸式模型上𬌗架前底部复位钉孔部位需先遮住（用胶布或硬纸板），以免模型底部复位钉孔灌进石膏，致使可卸式模型难以取下。模型固定后，修去多余石膏，表面修整光滑，以便进行下一步操作。

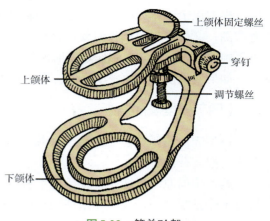

上颌体固定螺丝
穿钉
调节螺丝
上颌体
下颌体

图 5-23　简单𬌗架

七、制取模型易出现的问题及处理方法

（一）模型内气泡形成

模型内气泡形成通常是模型灌注过程中材料内空气未充分排出造成的。产生的原因：①不恰当的水粉比例；②模型材料未充分搅拌均匀；③灌注前印模内的唾液等污染物未冲洗或冲洗不净；④灌注时方法不当，如灌注初始直接把模型材料置于印模低凹处；⑤振动强度过小等。

模型出现气泡的处理：①非工作区的气泡不影响咬合关系的，可以通过填补加以消除或不处理；②工作区个别小气泡如填补后不影响义齿制作质量，可不必重新取模；③工作区如出现大气泡破坏牙体或周围组织解剖形态及影响咬合关系的，必须重新制取印模，灌注模型。

（二）模型变形

在制取模型和处理模型过程中，如果操作不当可能会引起模型变形。

1. 印模材料与托盘分离　主要是从口腔内取出印模时方法不恰当所致。印模材料在口腔内凝固后与口腔黏膜有较强的吸附力，如果强行取出，很容易出现印模与托盘分离的现象。此外，如托盘固位孔太少太小、托盘表面光滑、印模材料太少、未包住托盘边缘等也会导致印模与托盘分离。印模与托盘分离后重新拼合再灌制的模型就会产生模型变形。

2. 印模收缩　水胶体弹性印模材料若不及时灌注，易在空气中失去水分而引起体积收缩，从而导致模型变形。因此，在印模取出后应及时灌注模型，以防印模收缩。

3. 模型灌注方法不当　灌注模型时如过度振动盛有印模的托盘，会发生印模与托盘不同程度的分离，从而导致模型变形。因此，在灌注模型时要掌握好振动频率及强度。

4. 脱模时间过早　模型材料尚未完全凝固便脱模则可引起模型变形。不同的模型材料有不同的凝固时间，因此，为防止模型变形要掌握好脱模的时机。

在具体操作中要避免发生模型变形，模型变形原则上必须重新取模，灌注模型。

（三）模型表面硬度低

模型表面硬度低主要表现为用蜡刀轻轻地划刻模型表面，即有模型材料脱落。在表面硬度低的模型上制作蜡型，将直接影响修复体制作的精确度。

其产生的原因可能为：①模型材料本身硬度较低或模型材料受潮；②调拌模型材料时水的比例过大；③在调拌模型材料时，中途加水；④模型灌注后长期置于潮湿环境中，导致其表面潮解。

根据以上这些原因，可采取的预防措施有：①选用质量合格的高硬度的模型材料且保存过程中注意防潮；②模型材料调拌时要严格控制水粉比例；③调拌模型材料时，中途不可加水；④模型不能在空气中放置过久；⑤在制作熔模前模型表面涂硬化剂。

如果发现模型表面硬度降低，应重新制取印模，灌注模型。

（四）模型表面清晰度差

模型表面清晰度差主要表现为模型表面不光滑、粗糙，患牙（或基牙）颈缘及解剖形态不清楚，有小气泡、石膏瘤等。

其产生的原因可能是：①印模不清晰：印模材料放入口腔内过迟，印模材料流动性差；②制取印模时未作排龈处理；③印模未冲洗干净，印模表面残留水分过多；④模型材料质量不合格或保管不当受潮；⑤模型材料调拌时水粉比例不当，水量过少致模型表面粗糙。

根据以上可能的原因，采取的预防措施有：①选用质量合格的印模及模型材料；②冠、桥修复应在取模前对患牙（或基牙）进行排龈处理，使颈缘形态暴露清晰；③模型材料调拌时严格控制水粉比例；④按操作要求制取印模和模型。

模型表面清晰度差，必须重新取模，灌注模型。

（五）模型损伤

模型损伤多是人为因素造成的，可表现为以下几个方面：①脱模过早或动作粗暴；②模型修整时不慎损伤患牙（或基牙），影响正常组织解剖形态；③可卸式模型制作时不慎使模型受损；④制作蜡型时损伤模型。

模型人为损伤一般是可以避免的，根据以上几个方面的原因分析，应注意以下几点：①对不同的印模材料采取不同的脱模方法，有阻力时不能强行脱模。②有孤立基牙存在时，在灌注模型前应用木签等物加固。③用修整机修整模型时注意用力要得当。④采用工作模型打孔加钉技术制作可卸式模型时，应注意打孔的位置、方向及力度；分离代型时，石膏分离锯应从患牙近远中胎龈方向平行锯下，用力不能过大，同时注意不能伤及患牙和邻牙。⑤制作蜡型时应注意蜡刀的力度，防止蜡刀损伤模型表面。若模型损伤影响了义齿的制作，必须重新取模，灌注模型。

第 3 节　暂时冠桥技术

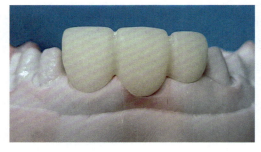

图 5-24　暂时冠桥

暂时冠桥又称临时冠桥，是指在固定修复治疗过程中，牙体预备后至最终修复体完成前制作的部分冠、全冠、固定桥等临时性过渡修复体（图 5-24）。

一、暂时冠桥的作用

1.保护牙髓　牙体预备后，活髓牙的牙髓处于激惹状态，容易引起牙本质过敏症状或牙髓炎症，暂时性冠桥可以隔离口腔环境对牙髓的刺激。

2.保护牙体　若牙齿为死髓牙，暂时冠桥可避免咀嚼力过大而造成的部分牙体或充填物折裂。

3.保护牙周组织健康　暂时冠桥可避免预备体与邻牙之间的食物嵌塞、残渣滞留，维持牙周组织的健康。但其边缘不能压迫牙龈，否则会引起牙龈出血、萎缩或增生。

4. 维持咬合状态 暂时冠桥可保持预备间隙，防止邻牙移位及对颌牙伸长。

5. 恢复咀嚼功能 多个后牙缺失时，可暂时性恢复咀嚼功能，防止颞下颌关节及神经肌肉功能紊乱。

6. 保持美观 恢复预备牙的牙冠外形以及保持患者在治疗等待期的美观。

7. 提供诊断信息 暂时冠桥可为医生提供一系列诊断信息，如帮助医生观察基牙对𬌗力产生的反应，预估基牙牙周组织的预后。

二、暂时冠桥的要求

1. 有效保护牙髓 要求暂时冠桥有良好的边缘封闭性，不产生微渗漏，隔绝唾液及口腔内各种液体的化学及微生物刺激。

2. 足够的强度 暂时冠桥能承受一定的咬合力而不发生破损。

3. 足够的固位力 在功能状态下不易脱落。

4. 良好的边缘密合性 暂时冠桥边缘过长、过厚、过薄、过短都可能导致牙龈炎，从而影响最终修复体的戴入和修复效果。

5. 良好的咬合关系 暂时冠桥应具备良好的咬合关系，提高患者舒适感，增加戴用信心。

三、暂时冠桥的制作方法

（一）成品暂时冠法

成品暂时冠有各种大小、不同牙位的成品冠可供选择。目前，主要有软金属冠和非金属冠等。

1. 软金属冠的用法（以铝质成品金属冠为例） 这类成品冠首先按牙位、大小选择，其次根据预备牙的具体情况修整冠的长度及颈缘，修整合适后用氧化锌丁香油水门汀粘接即可。

2. 非金属冠的用法（以成品硬质树脂冠为例） 成品硬质树脂冠有数十种不同大小、形态、颜色可供选择。首先，根据患牙的大小、形态、颜色等选择合适的成品冠。其次，适当磨改冠边缘，使之与患牙颈缘适合，并与邻牙有正常的邻接关系。最后，粘接到患牙上。也可采用间接法，常规制取患牙印模，灌注工作模型，在模型上试合成品硬质树脂，修改冠边缘及邻面至合适后，再在口腔内试戴、调𬌗、抛光后粘接。

（二）成型模片法

在牙体预备前，首先，将暂时冠成型模片浸入80℃热水中3～5分钟，模片软化后，用其取牙冠印模。其次，当牙预备完毕后，于牙冠印模内注入暂时冠材料。最后，口腔内就位、固化成型、调𬌗、抛光后粘接。

（三）印模法

藻酸盐印模法简单方便，多用于暂时固定桥的制作。

1. 在牙体预备前先用藻酸盐取印模（方法同前），若基牙有缺损可用蜡暂时将牙冠形态恢复后再取模。印模取出后仔细检查，任何影响印模重新就位的悬突、倒凹区均修去。

2. 选择所需颜色的自凝树脂，按说明书比例调拌均匀后放入专用针筒内，在印模所需的牙位自𬌗面向龈缘部分缓慢注入，逐渐注满并保持注射头浸没于树脂材料中，避免出现气泡。待其凝固前，冲洗患者牙面并干燥，涂布分离剂，然后将印模复位于口腔内，施加一定压力。

3. 口腔内保持2.5～3.0分钟，观察溢出树脂材料是否硬化，待其硬化后取出印模。

4. 修整暂时冠飞边，然后可放在温水中，使其完全固化。

5. 将暂时性修复体在口腔内的预备牙上就位、调𬌗、抛光后粘接。

（四）间接法

在牙体预备后，用弹性印模材料制取两副印模，一副灌注硬质石膏或超硬石膏作为工作模型；另一副灌注普通石膏作为制作暂时冠桥的模型。暂时冠桥模型脱模后，首先检查是否完整，若患牙有缺损可用蜡暂时恢复外形，涂布分离剂，按比例调和适量的自凝造牙树脂，待树脂到达粘丝期，根据预备牙、缺失牙的大小、形态、咬合、邻接关系等进行堆塑塑型。其次，待树脂到橡胶期，从模型上轻轻取下，切勿挤压变形，在温水中浸泡约5分钟，其完全聚合后再修改、打磨。前牙唇面可贴成品牙片，以利美观。最后，口内就位试合、调𬌗、抛光后粘接。

医者仁心

牙防事业的铺路者，比较呼应

王兴，北京大学口腔医学院教授、博士生导师。王兴教授以高度的敬业精神和责任心四次掌舵全国口腔健康流行病学调查，作为项目负责人，他总是在第一时间扛下最重的担子。听说青海省面临困难迟迟未开始现场调查，王兴立即亲自协调并推动解决问题，同时不顾古稀之年并且身体不好，亲赴海拔较高的西宁督导项目，促使青海省按时完成现场调查工作。在获取中国居民口腔健康状况的基础"大数据"之后，他在调查报告撰写和修改过程中，兢兢业业，每字每句地修改，经常挑灯夜战到深夜，甘为中国牙防事业铺路。他负责的四次流调实现了中国口腔流调史上首次覆盖全国、样本量最大、参与单位最多等多个突破，具有里程碑意义。

自 测 题

一、选择题

1. 关于托盘与组织面之间的间隙，下列哪项是正确的（　　）

    A. 1～2mm　　　　　　　B. 2mm

    C. 2～3mm　　　　　　　D. 3～4mm

    E. 5～8mm

2. 模型灌注后，要求模型的最薄厚度是（　　）

    A. 3～5mm　　　　　　　B. 5～8mm

    C. 8～10mm　　　　　　D. 10mm以上

    E. 15mm以上

3. 浸泡并软化印模膏的水温为（　　）

    A. 0℃　　　　　　　　　B. 室温

    C. 50℃　　　　　　　　D. 70℃

    E. 90℃

4. 下列属于可逆性弹性印模材料的是（　　）

    A. 藻酸盐　　　　　　　B. 硅橡胶

    C. 琼脂　　　　　　　　D. 印模膏

    E. 石膏

5. 用藻酸盐印模材料制取印模后，要求立即灌注模型，是因为印模材料（　　）

    A. 吸水收缩　　　　　　B. 失水收缩

    C. 失水膨胀　　　　　　D. 与模型不易分离

    E. 影响模型强度

6. 普通石膏调拌时的水粉比例为（　　）

    A. 5～10ml：100g　　　B. 11～19ml：100g

    C. 20～30ml：100g　　D. 31～39ml：100g

    E. 40～50ml：100g

7. 目前我国应用最广泛的印模材料是（　　）

    A. 橡胶印模材料　　　　B. 藻酸盐印模材料

    C. 石膏印模材料　　　　D. 琼脂印模材料

    E. 印模膏印模材料

8. 模型灌注后，适宜的脱模时间为（　　）

    A. 20分钟　　　　　　　B. 6小时

    C. 12小时　　　　　　　D. 24小时

    E. 1小时

9. 有关可卸式模型涂间隙涂料的描述，下列哪项不正确（　　）

A. 补偿铸造合金的凝固收缩

B. 给粘接剂留一定间隙

C. 切忌来回涂布

D. 理想厚度为20～30μm

E. 颈缘线3mm内不涂间隙涂料

10. 龈线放置的位置在（ ）

　A. 牙颈部肩台下0.5mm

　B. 牙颈部肩台下1.0mm

　C. 牙颈部肩台下1.5mm

　D. 龈沟内0.5mm

　E. 龈沟内1.0mm

11. 口腔印模常用的消毒方法是（ ）

　A. 浸泡消毒、涂布消毒

　B. 熏蒸消毒、涂布消毒

　C. 浸泡消毒、熏蒸消毒

　D. 浸泡消毒、喷雾消毒

　E. 喷雾消毒、紫外线消毒

12. 口腔模型的基本要求中，以下哪项不正确（ ）

　A. 模型要能准确地反映口腔组织解剖的精细结构

　B. 模型要有一定的形状和厚度

　C. 模型表面光滑，易脱模，硬度高，能经受修复体制作时的磨损

　D. 模型的尺寸稳定、清晰

E. 模型的边缘宽度以1～2mm为宜

13. 可卸式模型涂布间隙涂料的理想厚度为（ ）

　A. 5～10μm　　　　B. 10～15μm

　C. 15～20μm　　　　D. 10～20μm

　E. 20～30μm

14. 制取口腔模型易出现的问题中，以下哪项不正确（ ）

　A. 模型内气泡产生　　B. 模型变形

　C. 模型表面硬度高　　D. 模型表面硬度低

　E. 模型表面清晰度差

15. 模型常见的变形原因中，以下哪项不正确（ ）

　A. 印模材料与托盘分离

　B. 印模收缩

　C. 模型灌注方法不当

　D. 脱模时间过早

　E. 脱模时间过迟

二、简答题

1. 口腔工作印模应覆盖的范围有哪些？

2. 口腔印模常用的消毒方法有哪些？

3. 灌注口腔模型前应对印模做哪些修整？

4. 口腔模型的基本要求有哪些？

5. 简述工作模型打孔加钉技术操作流程。

（王　琳）

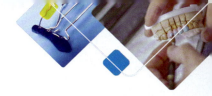

第6章
熔模制取技术

熔模是铸件的雏形，通常用铸造蜡、自凝树脂、光固化树脂等材料制作。用蜡制作的熔模又称蜡型。熔模质量的优劣直接影响铸件的质量，要得到优质的铸件，必须先制作好熔模。

第1节　制作熔模的材料

常用的熔模材料有铸造蜡、自凝树脂和光固化树脂等。

一、铸　造　蜡

铸造蜡是一类用于制作各种金属铸造修复体雏形的模型蜡，分为嵌体蜡、金属铸造支架蜡及特殊用途的铸造专用蜡。

（一）嵌体蜡

1. 组成　主要是由60%石蜡、25%棕榈蜡、10%地蜡、5%蜂蜡及适量色素组成。

2. 具备的性能　①可获得光滑的表面，可塑性好，容易雕刻及切削；②软化温度适宜，流动性好；③热膨胀率及流动变形率应尽可能小；④挥发后不留残渣；⑤强度好，蜡模在取出时不变形；⑥操作简便，省时、省力。

（二）金属铸造支架蜡

金属铸造支架蜡组成与嵌体蜡类似，熔点比嵌体蜡低，具有良好的可弯曲性，适合支架、基托的制作。常用的支架蜡有光滑面型薄蜡片、皱纹型薄蜡片、蜡线、网状蜡、卡环蜡和舌杆蜡等。

（三）特殊用途的铸造专用蜡

1. 颈缘蜡　是一种熔点和硬度稍低于嵌体蜡的铸造专用蜡，具有良好的润湿性和可塑性，柔韧性好，体积稳定，主要用于冠熔模颈部的再修整。

2. 切削蜡　是一种用于制作附着体及套筒冠熔模的特殊蜡，中等硬度，韧性好，高速切削不破碎，不易与切削刀发生黏合。

3. 衬里蜡　是一种常用于制作嵌体及冠桥修复体熔模的内衬用蜡，具有良好的流动性，且富有弹性，当代型表面有微小倒凹区时，不妨碍制作好的蜡型从工作模型上取下，精确度高。

4. 浸蜡　是适于使用电动熔蜡器熔化的一种蜡颗粒，能通过浸蜡的方法快速制作牙冠蜡型，硬度高，弹性大，成型性箢好，在温度设置为90℃条件下，蜡浸渍层的厚度在0.3～0.5mm之间，这一厚度可重复再现。

5. 倒凹蜡　这种蜡的特点是熔点高，可耐受100℃的水温也不熔化，可用于工作模型倒凹区的填补。

除了上述五种常用的特殊用蜡之外，还有耐火材料模型表面处理用蜡和软蜡等。

二、自凝树脂

自凝树脂即室温化学固化型聚甲基丙烯酸甲酯树脂，此种材料硬度高，不易破碎，有一定的耐热性，具有良好的操作成型性，熔模表面易于抛光且便于修补，但固化时收缩，因此，熔模的精确度会受到一定影响。

三、光固化树脂

光固化树脂是由无机填料、有机树脂基质和可见光固化引发体系组成的一种高分子材料，固化时需用光固化灯照射，是一种具有生物安全性、粘接性、高强度和审美性的新型复合材料。具有良好的可塑性，便于塑型和修整，操作简便，聚合体积收缩小，精密度高，但材料成本高。

第2节　熔模的制作方法

冠桥和嵌体熔模的制作方法有直接法、间接法和间接直接法。

一、直　接　法

直接法即在患者口腔内预备好的患牙或基牙上直接制作熔模的方法。其优点是省去了取模、灌注工作模型、制作可卸式模型等操作步骤，既节约材料、降低成本，又避免了因这些操作带来的材料性、技术性误差对铸件精确度的影响，确保熔模准确。缺点是在患者口腔内操作，就诊时间延长，给患者造成不适，技术操作难度较大。直接法制取熔模适用于嵌体及桩核等的制作，由医师在临床直接完成。

🔗 **链接**　直接法制作前牙铸造核桩熔模

1. 洗净根管、吹干并在根管内壁及根面上均匀地涂一薄层液体石蜡。

2. 将均匀烤软的嵌体蜡塑制成与根管粗细、长短相似的锥形蜡条，趁热时填入根管并用充填器加压，使蜡充满根管内。

3. 取一段金属丝，将表面磨粗糙，烤热后插入根管的蜡型内，一直到底，使蜡熔化充满根管。

4. 待蜡硬固后顺就位道相反方向慢慢取出核桩蜡型，检查蜡型是否完整，有无气泡，如不完整可加蜡修整，直至合适，然后放回根管内，并在冠部加蜡形成蜡核。

5. 修整蜡核，使其表面光滑，各轴面与根面移行成一整体，待蜡型硬固后取出整个蜡型。

6. 洗净根管、隔湿、消毒、吹干，用牙胶暂封根管口。

二、间　接　法

间接法即通过取模、灌注工作模型，根据𬌗记录将预备后的患牙或基牙及位置关系转移到口外，然后在模型上制作熔模的方法。其优点是操作方便，节省患者就诊时间，减少操作时患者的不适感，技术操作难度相对直接法减低，便于建立正确的邻接关系，便于边缘修整。即使铸造失败，也不需要患者再次就诊，可在模型上重新制作熔模。铸件完成后，还可在可卸式模型上试合、磨光。缺点是增加了取模、制备工作模型的中间环节，使成本提高，还可能因为材料及技术操作引起误差，使熔模的精确度受到影响。随着印模及模型材料性能的提高，只要操作者能正确操作，间接法完全能制作高质量的熔模。间接法刳取熔模一般在技工室进行，适用于各类修复体。间接法制作熔模的方法主要如下。

（一）蜡熔模的制作

1. 基本方法

（1）滴蜡法　将蜡刀或雕刻刀烧热，先取少量软蜡（衬里蜡）在代型轴面和殆面均匀加一薄层，然后再取铸造蜡逐渐加于代型上，再根据与对颌牙及邻牙的关系恢复殆面形态及邻接关系。如是制作金瓷冠的金属基底蜡型，则形成不包括瓷部分的牙冠外形，并在金-瓷交界处形成明显的肩台，邻面肩台的部位一般偏向舌侧，远离邻牙接触区；舌面肩台应注意必须避开咬合接触区。

（2）回切法（也称开窗法）　即根据与对颌牙的咬合关系，首先用蜡恢复牙冠的解剖外形，然后按照金属基底修复体的要求，再切除相当于瓷层厚度的蜡，最后完成蜡型制作。注意在回切蜡型时，应根据牙冠各面的要求做相当深度的切除引导沟，根据金-瓷交界线位置逐渐推进，最终使蜡型表面成为均匀一致的缓形曲面。该法主要用于烤瓷熔附金属基底冠蜡型的制作。

（3）压接法　将0.4mm厚的铸造蜡片烘软后，均匀压贴于代型冠部，颈部必须烫密合，沿颈缘线切除多余蜡片，用熔蜡封闭颈缘及蜡片对接处，不足处及过薄部位追加铸造蜡，按要求完成蜡模外形。

（4）浸蜡液法　将代型冠部在蜡液快速浸渍，然后缓慢而均匀取出，在代型尖端退出蜡池之前稍做停顿，让多余的蜡滴走，使代型表面形成一层薄而均匀的蜡膜，厚度约0.35mm。不足处追加铸造蜡，按要求完成蜡模外形。

2. 制作方法及步骤　以铸造金属全冠的蜡型制作为例进行介绍。

（1）代型处理　包括在代型表面涂布表面封闭硬化剂、间隙涂料、分离剂。

1）涂布表面封闭硬化剂：在预备体代型牙冠涂布表面封闭硬化剂（图6-1），以保护石膏代型在操作过程中不被损坏。

2）涂布间隙涂料：待封闭硬化剂干燥后，再按要求涂布间隙涂料（图6-2），以使制备出来的蜡型与预备牙之间有一层间隙。

3）涂布分离剂：为使制作完成的蜡型能顺利从代型上取下，间隙涂料干固后，还要涂一层分离剂（图6-3）。注意涂布时既要涂布预备牙代型牙冠表面，也要涂布相邻牙及对颌牙表面（图6-4）。

（2）雕刻蜡型　铸造金属全冠蜡型的方法较多，临床常用的主要有压接法、浸蜡法、滴蜡法三种方法。以浸蜡法为例，其具体操作方法如下。

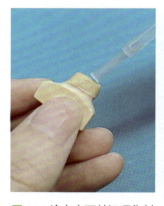
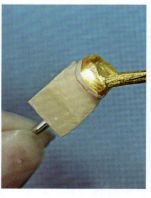
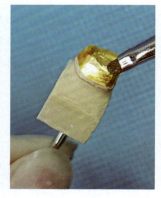
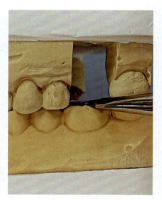

图6-1　涂布表面封闭硬化剂　　图6-2　涂布间隙涂料　　图6-3　涂布分离剂　　图6-4　相邻牙和对颌表面也涂分离剂

1）浸蜡：将代型冠部在蜡液中快速旋转浸渍，直到颈部解剖边缘线浸入其中，然后以旋转方式缓慢而均匀地取出（图6-5），在代型尖端退出蜡池之前稍做停顿，让多余的蜡滴走，使代型表面形成一层薄而均匀的蜡膜（图6-6）。

2）加蜡刻形

①形成牙尖、堆筑边缘嵴：将加蜡器、探针加热后，取蜡液滴加在代型的牙尖区域，先堆筑近中颊尖和远中颊尖蜡核，检查蜡型平衡和咬合接触，紧接着从近中颊尖的近中牙尖嵴开始加蜡，形成颊侧牙尖的边缘嵴。然后堆筑近中舌尖和远中舌尖蜡核，同样形成舌侧牙尖的边缘嵴，最后加蜡分别形成近中和远中边缘嵴，并修整边缘嵴外形，再次检查咬合调整至适宜高度（图6-7～图6-12）。

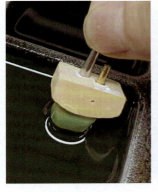
图6-5　将代型旋转匀速从蜡液中取出

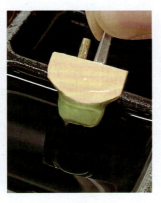
图6-6　内冠厚度均匀一致

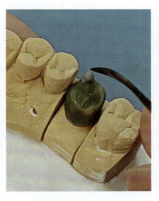
图6-7　堆筑近中颊尖蜡核

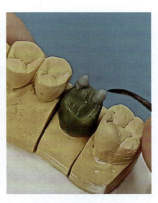
图6-8　堆筑远中颊尖蜡核

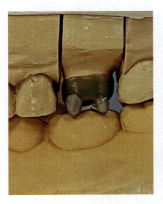
图6-9　检查蜡型平衡和咬合接触

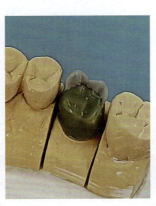
图6-10　形成颊侧牙尖的边缘嵴

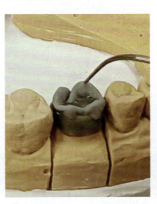
图6-11　形成舌侧牙尖的边缘嵴

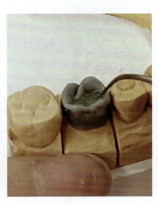
图6-12　修整边缘嵴外形

②邻面加蜡：在邻面加蜡建立良好的邻接关系（图6-13），远中邻接点为凸起状，近中接触点为凹状，并用咬合纸来检查接触点（图6-14）。正确的颊、舌、殆外展隙和邻间隙，可防止食物嵌塞，有利于食物排溢，维护龈乳头的健康。邻面接触区位置要适当，大小合适。多数后牙的接触区都位于牙冠的殆龈向的殆1/3，而上颌第一磨牙与第二磨牙的接触区位于殆龈向的殆1/3与中1/3、舌1/3交界处。多数下颌牙及上颌磨牙间的颊舌向接触区位于中1/3，只有上颌前磨牙与磨牙之间的接触区位于殆1/3偏颊侧，因此其舌侧外展隙较大。邻间隙位于邻接点以下，此区域的修复体邻面应为平面形或微凹形，熔模表面和牙体颈缘以及牙根表面形态应连续一致，为游离龈提供足够的空间。此外，邻面加蜡时应将邻牙相对应的部分均匀刮去一薄层，以补偿金属铸造后的收缩。

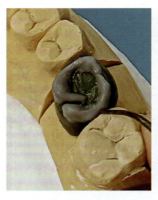
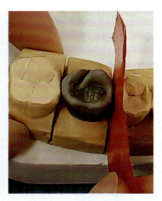

图 6-13　加蜡建立邻接关系　　图 6-14　检查接触点

③颊舌面加蜡：先加蜡形成颊舌面的轴嵴，再加蜡恢复牙冠的外形高点、凸度和牙冠轴面长度，注意控制好牙冠外形的大小，仔细形成颊舌沟及颊舌外展隙，分别精雕颊、舌面，避免蜡型局部过薄，用毛刷刷去蜡屑，完成轴面雕刻（图 6-15～图 6-21）。颊、舌面外形应与邻牙一致，上颌磨牙颊侧外形高点在颈 1/3 处，舌侧在中 1/3 处；下颌磨牙外形高点在颊颈 1/3 处，舌侧在中 1/3 处。

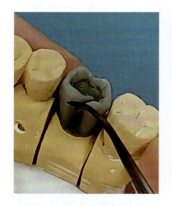
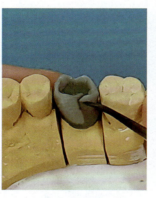
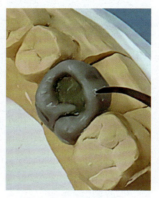
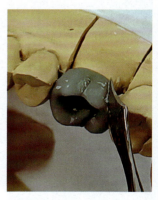

图 6-15　形成舌侧轴嵴　　图 6-16　雕塑舌面轮廓　　图 6-17　雕塑颊面轮廓　　图 6-18　精雕颊面

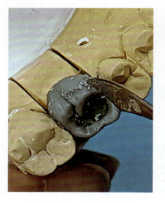
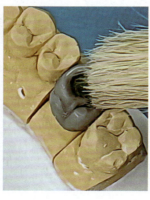
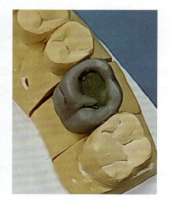

图 6-19　精雕舌面　　图 6-20　用毛刷刷去蜡屑　　图 6-21　完成轴面

④𬌗面三角嵴、斜嵴及窝沟点隙的形成：一边加蜡形成三角嵴、斜嵴，一边通过咬合纸检查咬合，去除嵴面的早接触，然后再仔细形成𬌗面窝沟点隙，修整其外形，使𬌗面有广泛接触（图 6-22～图 6-32 ）。

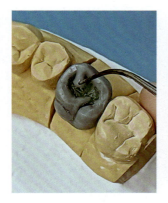

图6-22 雕塑近中颊尖三角嵴

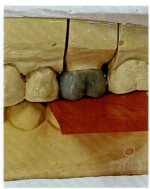

图6-23 检查咬合情况

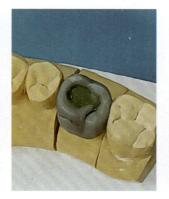

图6-24 去除近中颊尖嵴面的早接触

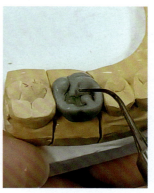

图6-25 雕塑近中舌尖三角嵴

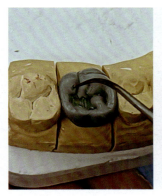

图6-26 雕塑近中舌尖三角嵴

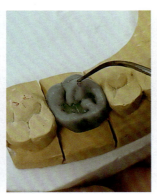

图6-27 修整近中舌尖顶部高点

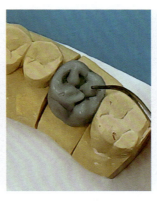

图6-28 雕塑远中颊尖三角嵴

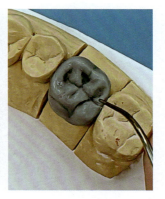

图6-29 从远中舌尖的顶端延伸出一个小斜面

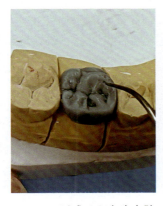

图6-30 形成𬌗面窝沟点隙

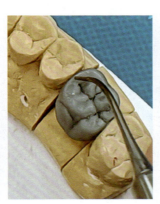

图6-31 精修𬌗面

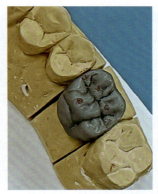

图6-32 咬合面有广泛接触

⑤颈部加蜡：先用蜡刀去除多余的浸蜡，再沿牙冠颈缘将已经形成的蜡切去1～2mm，再重新加专用颈缘蜡液充满代型颈部，并延长0.5～1.0mm。待蜡冷却后用雕刀修去多余的部分，并修整合适（图6-33～图6-37）。

⑥轴面修饰：最后用丝绸（或尼龙布）缠在拇指上，轻轻用力由𬌗方向颈方摩擦，使轴面更加平滑、颈缘更加密贴。再次检查咬合情况（图6-38），至此，蜡型的制作完成（图6-39）。

3. 注意事项

（1）用于制作熔模的蜡应按要求使用嵌体蜡或铸造专用蜡。

（2）铸造专用蜡或嵌体蜡不能受污染。

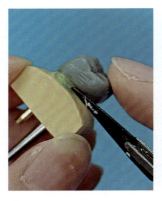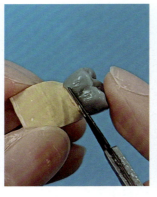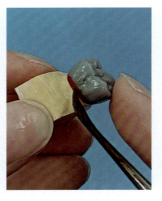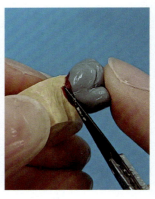

图6-33 切除多余的浸蜡　　图6-34 去除部分颈部边缘　　图6-35 用颈缘蜡给牙冠颈　　图6-36 用雕刻刀去除颈部
部周围上蜡　　　　　　多余的蜡

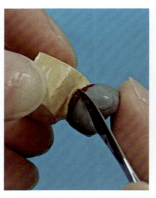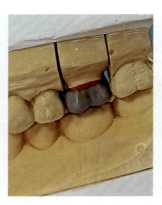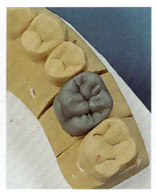

图6-37 修整颈部并使之光滑　　图6-38 再次检查咬合情况　　图6-39 蜡冠制作完成

（3）加蜡时温度不宜过高，以恰好熔融为准；修改时蜡刀及探针等器械温度不能过高，以免产生内应力，导致静蠕变加大。

（4）熔模应有一定的厚度，避免局部过薄或出现飞边，以免冷凝后收缩不一致导致熔模变形或造成铸造不全。

（5）熔模应与基牙或患牙完全密合，没有缺陷，没有空隙。

（6）表面应光滑，进行表面处理时，应用尼龙布或绸布擦光，勿用喷灯喷光。

（7）熔模取出后应在代型上试戴，检查外形、边缘、咬合及邻接关系等是否完好。

（8）熔模固定到戒型座之前，应在邻面接触区稍加少许蜡，约0.1mm厚度，以补偿金属收缩，避免铸件就位后发生食物嵌塞。

（二）自凝树脂熔模的制作

1. 操作步骤

（1）模型修整　同前所述，并涂布藻酸钠分离剂。

（2）塑型　调和自凝树脂，丝状期时取适量树脂放于模型的患牙上，用充填器或戴指套蘸单体在窝洞、邻沟、邻间隙及颈部施加压力，使树脂到达各个微细角落，再用调拌刀蘸少许单体在殆面及轴面塑型。

（3）在树脂未完全结固前，取下熔模检查有无过薄等不足之处，内壁是否清晰完整，去除进入倒凹区部分，随即放回原患牙上，待树脂硬固后再取下，用各种砂石、牙钻修改形态，恢复正确的咬合和邻接关系及轴面形态，使其边缘长短合适，并与患牙密合，最后抛光。

（4）安插铸道。

2. 注意事项

（1）自凝树脂固化时体积收缩较大，故在熔模取出完全硬固后必须再放回模型上试合，检查是否达到要求。

（2）自凝树脂聚合后形成的熔模较硬，因此在基牙预备时，必须去除倒凹区，从模型取下及试戴时应注意不要损伤模型，以免熔模不准确。

（3）完成的熔模可常规抛光，但是邻接面不能抛光，原因是避免破坏邻接关系。

三、间接直接法

此法是间接法和直接法的综合运用，即利用间接法制取熔模，然后在口腔内试合熔模，以检查熔模与患牙或基牙的密合度、边缘准确性、咬合及邻接关系等是否良好，不足之处加以修改，使之完全适合。此方法的优点是可以及时发现熔模的不足之处，避免浪费；缺点是增加患者就诊次数和中间环节，给操作带来不便。一般间接直接法的熔模多采用树脂制作，由于其强度大，在口腔内试合时不会发生变形，便于取戴。对于较复杂的固定修复体熔模，可适当采取此法制作。

四、熔模制作时常见的问题及预防

1. 边缘不密合　是指制作好的熔模边缘与患牙或基牙间有空隙。造成边缘不密合的主要原因：①蜡冷凝收缩；②采用不合理的表面修饰处理方法（如用喷灯喷光）；③取出熔模时用力不当破坏边缘；④取出熔模后未及时包埋；⑤熔模边缘过薄，取出后变形。

预防措施：①在对颈缘上蜡时，注意掌握好熔化蜡的温度，不宜过高，以恰熔为佳，边加蜡边用手指施加压力于蜡的表面，以抵抗蜡的收缩；②制作熔模时，适当延长颈缘，待蜡完全冷却后，用蜡刀修整，去除多余的蜡；③在对蜡熔模表面进行处理时，应用尼龙布或绸布，勿用喷灯喷光；④取出熔模时，一定待蜡完全冷却后，再按照就位道相反方向轻轻取下，并及时包埋；⑤边缘应尽可能使用收缩小的颈缘蜡，并有一定的厚度，达到铸造要求。

2. 边缘过长或过短　主要是加蜡后修整不正确所致。因此，修整代型颈缘时一定要准确，并用铅笔标记清楚，并涂上表面封闭硬化剂。

3. 轴面凸度不当　主要是未掌握好牙体的解剖特点造成的。为了能形成较理想的轴面凸度，制作时用手指从轴面的𬌗方轻轻向龈方滑动时，感到无任何突起的障碍，手指能平缓地滑动到牙槽嵴上，即为适宜。如牙冠较长时，其凸度应适当减小。

4. 组织面不平滑　是指制作好的熔模组织面有一些条纹状的缺陷。主要是由于在基牙或患牙的表面滴加熔蜡时，后一滴蜡珠与前一滴蜡珠未完全融合所致；当分离剂涂布过多，未被石膏代型完全吸收之前制作熔模也会发生此情况。因此，在制作熔模时，注意处理好以上两个方面，以避免这种缺陷的产生。

5. 桥熔模翘动　是指将取出后的固定桥熔模放回模型上时出现两端翘动。其主要是由于用热蜡刀熔合桥体与固位体时蜡收缩变形所致。预防措施：①控制蜡刀的热度；②当将桥体与固位体熔后成一体时，即用手指将桥体、固位体从𬌗方压住，直至蜡完全冷却，收缩应力在手指控制的状态下完全释放，避免桥熔模翘动。

第3节　熔模铸道的形成

熔模完成后，需在熔模上连接一根或几根铸道，然后包埋形成铸型。铸道即是对铸型加热后使熔模流出、挥发以及铸造时熔化的合金进入铸模腔的通道。铸道形成的质量关系到铸造的成败，铸道还可用来帮助将熔模从患牙或基牙上取出。

一、铸道的类型

1. 蜡线　用成品蜡线直接与熔模相连。
2. 塑料棒　用成品塑料棒直接与熔模相连。
3. 金属丝　用较粗的金属丝在其表面涂布一层蜡作为铸道。使用金属丝作为铸道时，需在铸型烘烤、焙烧之前取出，以利于熔模燃料的外流。

二、设置铸道的原则

1. 利于熔模材料熔化外流、燃烧及挥发。
2. 便于液态合金快速充满型腔，并具有补偿合金凝固收缩的作用，保证铸件完整、无缺陷。
3. 不能引起铸件变形，不影响铸件的精密度。
4. 不使液态合金产生涡流、紊流及倒流现象。
5. 便于切割，不破坏熔模的整体外形。
6. 应尽可能使熔模位于铸圈的上2/5部位，避开热中心区。
7. 使熔模位于离心力最佳夹角，不能形成死角。
8. 铸道宜少不宜多，宜粗不宜细。

三、安插铸道的注意事项

1. 不能破坏咬合面的形态。
2. 不能破坏邻接关系。
3. 铸道应安插在熔模最厚处。
4. 铸道的直径、长度应适宜。
5. 铸道与熔模的连接处光滑、牢固，不能在连接处形成瓶颈，以防湍流的发生。

四、安插铸道的方法

（一）嵌体、冠铸道的安插

1. 操作方法　一般取圆柱形蜡线，用加热后的滴蜡器将其一端稍加熔化，直接与嵌体、冠熔模接成一体，使蜡线与熔模之间无任何间隙，同时又不变粗，以防止产生铸造缺隙。

2. 铸道的位置（图6-40）

（1）嵌体铸道的位置　单面嵌体的铸道应安插在蜡型中央；双面嵌体的铸道应安插在邻𬌗嵴处；三面嵌体的铸道应安插在对称的边缘上；𬌗面较薄处不宜安插铸道，否则易引起铸造不全。

（2）冠铸道的位置　上颌单冠铸道安插在颊侧的近中或远中与𬌗面交界的最厚部位；下颌单冠铸道多安插在舌侧的近中或远中与𬌗面交界的最厚部位；如果是多个单冠安插在同一成型座上，应设置一个直径粗大的横铸道，将各个单冠分别以分铸道安插于横铸道上，再通过总铸道接于铸道口处。

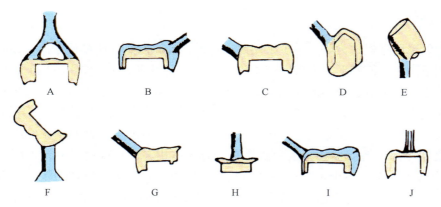

图6-40 各种蜡型铸道的位置及方向

A.铸道应在连接蜡型的骀面较厚处；B.铸道针应插在蜡型最厚处；C.三面嵌体蜡型的铸道位置；D.3/4冠蜡型的铸道位置；E.全冠蜡型的铸道位置；F.铸道直径应大于蜡型最厚处；G.双面嵌体蜡型的铸道位置；H.单面嵌体蜡型的铸道位置；I、J.铸道针插在蜡型较薄处

3. **铸道的直径** 一般选用直径2.0～2.5mm的蜡线做铸道，对于小铸件，蜡线可适当细一些，但直径不应小于1.7mm；而对于大铸件，应选用较粗的蜡线，但直径一般不超过3.5mm；如熔模体积较大，应在铸道距熔模1.5～2.0mm处形成一个球形的储金球（也叫储金池）（图6-41），其位置应在铸圈热中心区，用以补偿铸件收缩，防止铸造不全，球的直径应是铸道直径的2倍以上，并大于熔模最厚处。

4. **铸道的长度** 一般根据熔模的位置确定，原则是能使熔模处于铸圈上2/5（图6-42），避开热中心区；同时不宜过长，保证液态合金以最快速度流入铸型腔内，一般为5～10mm。

5. **铸道的安插角度** 铸道与熔模形成的角度尽量大于90°（图6-43），形成平滑的流入口，便于液态合金流入铸模腔中各个方向。避免形成小角度而使金属液体回流，造成型腔被冲压破坏，或因离心力不足导致铸造失败。

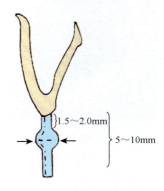

图6-41 储金球的设置

箭头所指为储全球

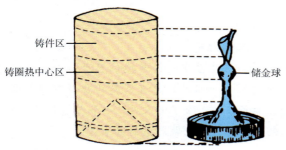

图6-42 储金球、铸件与铸圈的位置关系

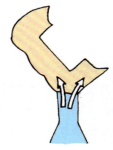

图6-43 铸金流入的方向（箭头所示）

6. **铸道的形式** 一般有单铸道、双铸道、栅栏式铸道和扇形铸道（图6-44）。

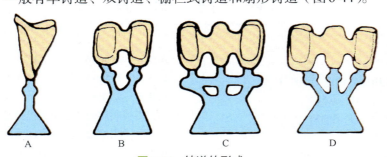

图6-44 铸道的形式

A.单铸道；B.双铸道；C.栅栏式铸道；D.扇形铸道

（二）桥铸道的安插

桥铸道一般以采用栅栏式为好，很少采用扇形铸道，其原因是各熔模位于同一高度，各分铸道的长短一致，有利于防止收缩变形，横铸道位于热中心区，起到储金球的作用，保证熔模不会发生收缩变形。栅栏式铸道由分铸道、横铸道和总铸道构成，桥体与固位体分别以分铸道与横铸道相连，横铸道再与总铸道相连接（图6-45～图6-47），熔模最后通过总铸道固定在成型座上。分铸道一般长1.5～2.0mm，直径2.0～2.5mm，与桥熔模形成的角度大于90°。横铸道直径为4.0～5.0mm，对于较厚的桥体，横铸道与之相应部位还应加强，至少使其厚度与桥体相等；总铸道一般设置两条，长桥可增加1～2条，总铸道直径为4.0～5.0mm，与横铸道相同或略小，长度应足以使熔模位于铸圈上2/5即可。马蹄状长桥（图6-48），其横铸道也是马蹄状，并于最大转弯处切开，冷却后铸件才不变形。连冠熔模铸道的安插与桥熔模相似。

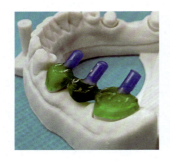
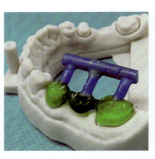
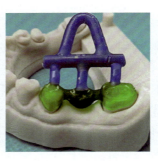
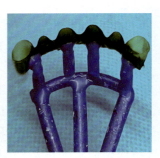

图6-45 安插分铸道　　图6-46 安插横铸道　　图6-47 安插总铸道　　图6-48 马蹄状长桥

五、固定熔模

选择与铸圈配套的成型座，将插有铸道针的熔模用蜡固定在成型座上，应使熔模位于铸圈上2/5处，储金球位于热中心区，以补偿合金凝固收缩，防止铸件缩孔。

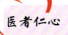

医者仁心　　　　　　　　**救死扶伤，仁术德为先**

中国工程院院士邱蔚六，在长达半个多世纪的从医生涯中，经常换位思考，以自身的感受去体谅患者的感受。每当患者对治疗方案犹豫不决时，他会以作为患者家属的身份向患者提供决策意见。他常说："修身的要求应具体到人，包括我自己在内；除了做人外，一个人还必须具有三心：爱心、上进心和事业心。"这是他的座右铭，也是给他的学生做的最好的表率。

自 测 题

一、选择题

1. 以下哪一项不是特殊用途的铸造专用蜡（　　）

　A. 基托蜡　　　　　　B. 颈缘蜡

　C. 衬里蜡　　　　　　D. 切削蜡

　E. 浸蜡

2. 栅栏式桥熔模铸道的横铸道直径一般为（　　）

A. 1.7～2.5mm　　　　B. 2.0～3.0mm

C. 3.0～3.5mm　　　　D. 3.5～4.0mm

E. 4.0～5.0mm

3. 有关熔模制作的说法中错误的是（　　）

　A. 材料可用铸造蜡、光固化树脂或自凝塑料

　B. 可采用直接法、间接法或间接直接法

　C. 双面嵌体铸道应安插在蜡型的牙尖处

D. 熔模表面光滑

E. 以上都不是

4. 在蜡型的铸道上制作储金球的主要目的是（　　　）

A. 有利于熔金的流动

B. 补偿铸金冷却后体积的收缩

C. 使熔金容易注入铸模腔内

D. 保持铸金温度

E. 起助流针的作用

5. 下列哪项不是熔模应达到的要求（　　　）

A. 与预备牙完全密合，没有缺陷

B. 恢复患牙的正确解剖外形，边缘整齐无飞边

C. 建立良好的咬合及邻接关系

D. 适当升高咬合，补偿制作中的收缩

E. 表面光滑，残留内应力少，体积相对恒定

6. 铸造蜡的组成中，下列哪项不正确（　　　）

A. 石蜡　　　　　　　B. 棕榈蜡

C. 粘蜡　　　　　　　D. 地蜡

E. 蜂蜡

7. 嵌体蜡应具备的性能下列哪项不正确（　　　）

A. 可获得光滑的表面，可塑性好

B. 软化温度适宜，流动性好

C. 热膨胀率及流动变形率应尽可能大

D. 热膨胀率及流动变形率应尽可能小

E. 挥发后不留残渣

8. 制作熔模的基本方法，下列哪项不正确（　　　）

A. 滴蜡法　　　　　　B. 模压法

C. 回切法　　　　　　D. 压接法

E. 浸蜡法

9. 浸蜡在模型上达到的理想厚度为（　　　）

A. 0.1～0.3mm　　　　B. 0.3～0.5mm

C. 0.5～0.8mm　　　　D. 0.5～1.0mm

E. 1.0～1.5mm

10. 安插铸道时应注意的事项中，下列哪项不正确（　　　）

A. 不能破坏咬合面的形态

B. 不能破坏邻接关系

C. 铸道应安插在熔模的最厚处

D. 铸道应安插在熔模的薄弱处

E. 铸道的直径、长度应适宜

11. 为避开铸圈热中心区，熔模应位于铸圈内径的中心，靠近铸圈顶端的上（　　　）

A. 1/5　　　　　　　　B. 2/5

C. 3/5　　　　　　　　D. 1/6

E. 5/6

12. 储金球的直径应为铸道直径的（　　　）以上

A. 1倍　　　　　　　　B. 2倍

C. 3倍　　　　　　　　D. 4倍

E. 5倍

13. 熔模制作中出现了边缘不密合的原因，除了（　　　）

A. 采用不合理的表面修饰处理方法

B. 熔模材料不纯

C. 铸造蜡材料冷凝后收缩

D. 熔模边缘过薄，取出后变形

E. 分离剂涂布过多

14. 邻𬌗嵌体的铸道应安插在（　　　）

A. 蜡型的中央　　　　B. 蜡型的邻𬌗边缘嵴最厚处

C. 蜡型的颈缘最薄处　D. 与蜡型整个面接触

E. 以上都不是

15. 关于熔模制作的注意事项，下列哪项是错误的（　　　）

A. 制作熔模选用红蜡片

B. 加蜡时温度不宜过高，以恰好熔融为准

C. 熔模应有一定厚度

D. 熔模应与基牙或患牙完全密合

E. 熔模取出后应在代型上试戴检查

二、简答题

1. 制作熔模的材料及方法有哪些？

2. 间接法制作熔模的优缺点有哪些？

3. 简述铸道设置的原则。

4. 熔模边缘不密合的原因和预防措施有哪些？

（王　琳）

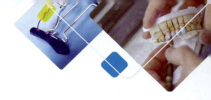

第**7**章
包埋技术和铸造技术

第1节 概　述

一、基本概念

将加热熔化的液态金属或非金属，在外力的作用下注入铸型腔内，冷却后形成与铸型腔形状一样的制品的过程，称为铸造（图7-1）。所铸出的制品称为铸件（图7-2），铸型腔称为铸模。用铸造方法制作各种修复体的工艺技术称为铸造技术。

口腔科常用的铸造技术是熔模铸造技术，也称熔模精密铸造法或失蜡铸造法，其基本方法是将做好的熔模用匹配的包埋材料包裹后加热形成铸型腔，再铸造形成铸件。包裹形成铸型的过程称为包埋。

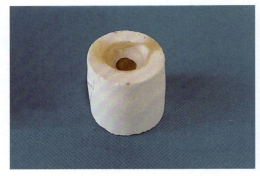

图7-1　铸造完成

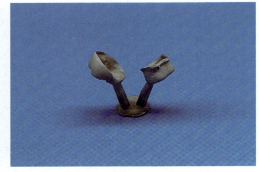

图7-2　铸件

铸造根据合金的熔点不同分为高熔铸造（合金熔点在1100℃以上）、中熔铸造（合金熔点在500～1100℃）、低熔铸造（合金熔点在500℃以下）。

根据熔模是否与模型同时包埋铸造，可将铸造分为将熔模从模型上取下后单独进行包埋铸造的脱模铸造和熔模与模型同时进行包埋铸造的带模铸造。

在现代科技条件下，非金属材料如陶瓷等也开始应用于铸造。

二、特　点

铸造工艺技术有以下几个方面的特点。

1. *优点*　①可以满足铸件结构所有要求，能铸出形状十分复杂的铸件，以满足任何形式修复体的要求；②可以提高铸件尺寸精确度及表面光洁度；③能提高铸件的理化及机械性能；④减少机械加工，提高工作效率，减轻劳动强度。

2. *不足之处*　①铸件损坏难以修补；②操作技术要求高，工艺复杂；③所需设备多且较昂贵，成本相对较高。

近年来，随着口腔义齿加工事业的飞速发展，铸造义齿基本普及，铸件的品质越来越高，铸造技术已成为口腔修复最常用的工艺技术之一。

第2节　包埋技术

包埋是指使用与铸件相匹配的耐高温包埋材料将熔模完全包裹起来的过程，熔模经过包埋后形成铸型。熔模固定在成型座上后，应立即包埋，以防熔模久置而出现变形。

一、包埋前的准备

（一）铸圈的选择

铸圈是形成铸型、盛放包埋材料的容器，配有专用底座，底座上有蜡型座；有大小不等的各式型号对应不同大小数量的熔模（图7-3）。国产铸造机对应的铸圈高度一般为65～70mm。

选择铸圈时，要求内盛的包埋材料能达到一定的厚度，使熔模位于铸圈的上2/5，距铸圈顶5.0～6.0mm，距铸圈内壁至少3.0～5.0mm。过厚会影响铸模的透气性，过薄则不能抵抗铸造时金属液的冲击力。

按铸圈的材质分为有圈铸型和无圈铸型两种。有圈铸型是指铸圈与包埋材料成一个整体的带圈铸型，一般采用不锈钢材质，有圈铸型对包埋材料要求低，操作简便，但对包埋材料膨胀有限制，不利于补偿合金的收缩。

无圈铸型是指采用硅橡胶、软塑料等弹性材料制作的铸圈，待包埋材料凝固后，可将软质铸圈与包埋材料分离，形成无圈铸型。无圈铸型可使包埋材料膨胀受限更小，更好地补偿合金的收缩，铸造更精确，但对包埋材料的强度要求较高。

（二）衬里铸圈

由于铸造后合金冷却过程中会产生体积收缩，为了补偿合金的凝固收缩，包埋材料凝固和加热后体积会膨胀，为了缓冲铸圈对包埋材料膨胀的限制，所以在铸圈的内壁，应衬垫厚度为1.0～1.5mm的石棉纸或蜡层，为了减少污染，现在也可采用氧化铝、氧化硅纤维板来内衬。衬垫时要求在铸圈的上下端或一端形成3～5mm空白区，包埋材料在此部位与铸圈直接接触（图7-4），防止铸型纵向膨胀从铸圈中脱出。如果采用无圈铸型技术，则不需形成空白区，石棉纸与铸圈顶端等高，适当增加石棉纸厚度，以获得最大的膨胀率。

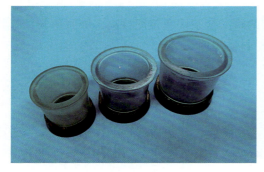

图7-3　铸圈

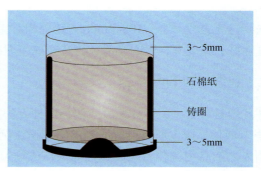

图7-4　石绵纸在铸圈中的位置

为了利用包埋材料的吸水膨胀，衬垫的石棉纸可浸湿以加大膨胀率。若包埋材料膨胀不足时，还可在其凝固时用注射器向石棉纸内注水。

（三）清洗熔模

为了去除熔模表面的污物及脂类，提高熔模表面对包埋材料的吸附力及润湿性，降低熔模表面张力，形成精确的铸型，在包埋前需要对固定在成型座上的熔模进行清洗。可先用毛笔蘸肥皂水清洗熔模表面及铸道针，然后用清水冲洗肥皂沫并吹干水分，再用95%的乙醇或专用的熔模表面脱张剂清洗熔模，干燥后，即可进行包埋。

二、包埋熔模

（一）包埋材料的选择

铸造所用的金属不同，所以熔化温度也相差很多。另外，常利用包埋材料的凝固膨胀、吸水膨胀和热膨胀来补偿金属的熔铸收缩。因此，选择包埋材料时，必须选择与所使用金属的熔化温度和凝固收缩率相适应的包埋材料。临床常用的包埋材料包括中、低熔合金铸造包埋材料，高熔合金铸造包埋材料，钛合金包埋材料及铸造陶瓷包埋材料。

1. 中、低熔合金铸造包埋材料　主要成分是二氧化硅（耐火填料），采用石膏作为结合剂，故又称石膏类包埋材料。此类材料中石膏结合剂在高温下会分解，所以仅适用于铸造熔化温度在1100℃以下的合金，如贵金属金合金、银合金及非贵金属铜基合金等。

2. 高熔合金铸造包埋材料　常用的高熔合金铸造包埋材料有磷酸盐结合剂包埋材料和硅胶包埋材料。磷酸盐结合剂包埋材料除可用于带模铸造及铸造熔化温度在1100℃以上的高熔合金铸造以外，也逐渐用于陶瓷材料及高精度的种植义齿上部结构的铸造包埋，正硅酸乙酯包埋材料一般用作内层包埋材料。

3. 钛合金包埋材料　包括锆系、镁系、铝系、硅系包埋材料。此类包埋材料具有较大的膨胀率，并与熔钛的反应轻微，不污染铸件、操作性能良好。

铸钛包埋材料应很少与钛发生反应，铸件不被污染。从化学热力学角度分析，常用的耐火氧化物，按其对钛液的化学稳定性的大小排列：二氧化硅＜三氧化二铝＜氧化镁＜二氧化锆＜三氧化二钇＜二氧化钍。其中SiO_2在1000℃以上时与钛会发生还原反应，生成硅化钛。而其他几种氧化物理论上均不会与熔钛发生还原反应，因此选用这些氧化物作为铸钛包埋材料能降低与熔钛的反应，提高铸件的质量。目前常用的耐火材料有氧化硅、氧化铝、氧化镁、氧化锆等，铸钛用包埋材料也因此分为相应的系列。

4. 铸造陶瓷包埋材料　IPS-Empress铸瓷相对应的磷酸盐系快速包埋材料，膨胀率与铸瓷收缩率匹配，透气性好，强度高，表面光滑，铸造完成包埋材料易清理。

（二）包埋材料的调拌

调拌包埋材料有手工调拌、真空调拌两种方法。

1. 手工调拌　按包埋材料使用要求的水粉比例，先取适量的调拌液倒入橡皮碗内，再将适量的粉剂徐徐倒入，然后用调拌刀顺同一方向调拌成均匀的糊状，在手动或电动振荡器下排净气泡。调拌应在40～60秒完成。

2. 真空调拌　按规定的比例注入适量的水粉，先手动调拌至所有包埋材料完全润湿（图7-5），然后盖好密封盖，置于搅拌机上真空搅拌60秒（图7-6），停机放气后即可包埋。

3. 注意事项　必须保持所有调拌器械清洁，防止石膏残渣混入，以免影响包埋材料的凝固时间和性能；要严格按材料的使用说明，准确调配水粉比例；调拌时要注意向同一方向搅拌，调拌完成后注意排尽气泡。

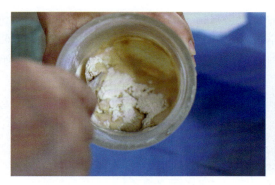
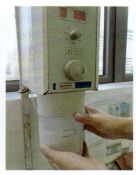

图7-5 手动调拌，使包埋材料润湿   图7-6 真空调拌

（三）包埋方法

熔模完成后，应立即进行包埋，以防变形。包埋材料不同，包埋方法也不同。

1. 中熔合金包埋材料的包埋

（1）一次包埋法 用毛笔蘸调拌好的包埋材料，将熔模内外及铸道、储金球的表面均匀涂一薄层包埋材料（图7-7），然后依次逐层涂布包埋材料，直至形成1.0～2.0mm厚的包埋壳，注意排出气泡。随即在振荡器上把包埋材料顺侧壁注入铸圈，直至把整个铸圈注满（图7-8）。整个包埋要在1～3分钟内完成，等包埋材料凝固后将成型座取下。一次包埋法适用于结构简单的冠桥类修复体熔模的包埋。也可采用倒插法，即将铸圈放在平面上，先向铸圈内注满包埋材料并排出气泡，再将已涂布包埋材料的熔模从铸圈上端插入并轻轻振动，直至成型座与铸圈上端接触（图7-9）。倒插法能有效减少气泡，但包埋材料较稠时可能会使熔模变形。

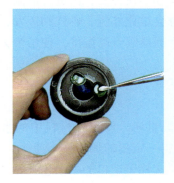
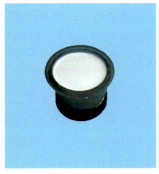
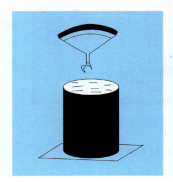

图7-7 熔模内外及铸道、储   图7-8 注满铸圈，包埋完成   图7-9 倒插法
金球均匀涂一薄层包埋材料

（2）两次包埋法 分内包埋和外包埋两步。先用毛笔蘸调拌好的内包埋材料涂布整个熔模，并随即在表面撒一层干粉，如此反复几次，形成一个2～3mm厚外壳，待其凝固后再取外包埋材料，按一次包埋法完成外包埋。两次包埋法适用于一些数目较多、结构复杂的熔模包埋。

2. 高熔合金包埋材料的包埋

（1）正硅酸乙酯包埋材料的包埋 一般采用两次包埋法，分内、外两层包埋。

1）内层包埋：将正硅酸乙酯液与纯细石英粉（粉液比2∶1或3∶1）调拌成糊状，用软毛笔蘸糊均匀涂布到熔模表面，再迅速撒一层干粗石英粉（80目），然后放入浓氨气箱中干燥固化15分钟。反复上述操作几次，最后形成3～6mm的外壳，即内包埋层。

2）外层包埋：外包埋材料一般用40目石英粉和石膏粉4∶1比例混合，加适量水调拌成糊状，在振荡下注入铸圈内淹没内包埋层，直至加满铸圈。

（2）磷酸盐包埋材料的包埋　磷酸盐包埋材料精密度和硬度较高，主要用于冠桥等脱模包埋，常采用一次包埋法。按规定的粉液比用真空搅拌机调拌包埋材料，在振荡器振荡下，将包埋材料顺着铸圈内壁注入圈内，直至注满，待包埋材料硬固后，去掉成型座即可。或采用无圈铸型，即包埋材料硬固后将临时铸圈脱去，仅剩铸型。

（3）钛合金包埋材料的包埋　方法同高熔合金包埋材料，但仅采用无圈铸型，包埋材料的调拌只能在真空下完成。

第3节　铸造技术

铸造是指将加热熔化的液态金属或非金属，在外力的作用下注入铸型腔内，冷却后形成铸件的过程。铸造的工艺流程：

熔模清洗　→　包埋　→　烘烤、培烧　→　熔化铸造材料　→　铸造　→　形成铸件　→　打磨抛光

一、烘烤与焙烧

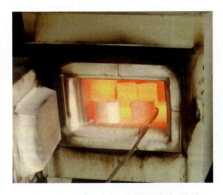

铸造前需要对铸圈（铸型）进行烘烤与焙烧，去除铸型中的熔模，形成中空的铸型腔，同时铸型也获得一定的补偿膨胀和温度，以接收高温的合金液。烘烤与焙烧是一个连续、完整的过程。当包埋材料凝固后，为使水分蒸发和熔模挥发，需进行低温烘烤缓慢升温。经过烘烤后，熔模大部分会熔化外流、燃烧和挥发，但少部分熔模材料会浸入包埋材料中，需继续升高温度，使熔模去尽，即进行焙烧（图7-10）。

（一）烘烤

图7-10　铸圈（铸型）烘烤与焙烧

1. 目的　通过缓慢的升温烘烤，使包埋材料中的水分均匀蒸发；使熔模材料熔化外流、燃烧及挥发，并彻底去尽；使铸型获得一定量的热膨胀。

2. 方法　包埋材料凝固后，将底座从铸型上取下（图7-11），去除铸造口的多余包埋材料。然后将铸圈浇注口向下置于烤箱中（图7-12），按包埋材料说明书的规定调整烘烤的升温速率和最高温度。一般来讲，铸型的烘烤应逐渐升温，从室温升温到350℃，升温时间不短于60分钟。到350℃后，应维持30分钟，以利于水分蒸发和热膨胀；若铸型包埋后放置时间不足2小时，则需适当延长升温时间和维持时间。

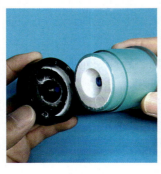
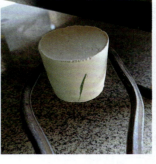
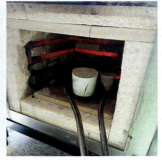

图7-11　将底座从铸型上取下　　　**图7-12　铸圈浇注口向下置于烤箱中**

3. 注意事项

（1）铸型与铸型之间应留有适当的空隙，以利于热空气的对流。由于烤箱门附近温度较低，铸型应尽可能靠烤箱深部放置。若一次烘烤与焙烧的铸型较多，应将直径较粗的铸型放在最内侧，直径较细的放在外侧。

（2）烘烤时，应使铸道口向下，以利于熔化的熔模材料外流；但焙烧时铸道口应改向上，以利于熔模材料的气化和挥发。

（3）升温不能过快，若升温速度过快，易使包埋材料中水分快速蒸发，导致铸型爆裂。

（4）若铸道内插有金属丝，在烘烤至100℃时，用技工钳把金属丝抽出。

（二）焙烧

1. 目的　焙烧是在烘烤后将铸型继续加热升温的过程，其目的是减少铸型与合金液的温差，并且使包埋材料烧结成一个整体，以提高铸型的抗冲击力。

2. 方法　烘烤完成后，将铸圈翻转，使浇注口向上，调整电烤箱升温数值。一般石膏系包埋材料要从350℃升温到700℃，时间不少于60分钟；磷酸盐包埋材料从350℃升温至800～850℃和正硅酸乙酯包埋材料从350℃升温至850～920℃的时间不少于90分钟。达到规定温度后仍需维持30分钟后方可进行铸造。

3. 注意事项

（1）铸型烘烤与焙烧达到规定的温度和时间，应及时完成铸造。如果铸圈冷却后再加热至铸造温度，就会使包埋材料的强度和膨胀量下降，导致铸造失败。

（2）如果烘烤箱没有温度显示，可通过观察铸模腔的颜色来判断温度（表7-1）。

表7-1　不同温度的铸模腔颜色					
铸模腔的颜色	樱桃红色	淡红色	橘黄色	黄色	浅亮黄色
烘烤箱温度	700℃	850℃	900℃	950～1000℃	1000℃以上

其中中熔合金在700℃呈樱桃红色，高熔合金在900℃呈橘黄色时为最佳铸造时机。

（3）连续铸造多个时，从电烤箱中取铸型应迅速，减少开启箱门的次数，避免炉膛温度降低过多。

二、熔化合金及铸造

铸造是指将合金熔化成液态并通过一定压力注入铸型腔内形成铸件的过程。

（一）热源

1. 汽油或燃气吹管火焰　此种方法是利用压缩空气，将雾化汽油或燃气与空气混合后燃烧，靠空气压力将火焰喷出。吹管的火焰由内向外可分为混合焰、燃烧焰、还原焰、氧化焰（图7-13）。还原焰呈淡蓝色，其尖端为最热点，火力最强，而且该处供氧不足，有助于防止金属熔化时产生氧化物。因此，还原焰尖端最适于熔金和焊接。吹管火焰的最高温度可达到1100℃，用氧气助燃时，最高温度可达1600℃，主要用于熔化各类中熔合金，也可用于高熔合金的

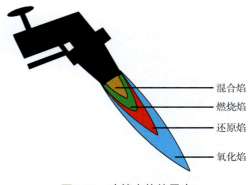

混合焰
燃烧焰
还原焰
氧化焰

图7-13　吹管火焰的层次

熔化。

2. 高频感应熔化合金 熔金的基本原理是利用高频交流电（1.2～1.9MHz）产生的磁场，使被加热的合金本身产生感应电流（内涡流），在金属内部电阻作用下短时间内将电能转换成高热能，使合金熔化，其最高温度可达2500℃，可用于熔化中、高熔合金，是目前口腔铸造广泛使用的熔金方法。此外还有中频感应熔化铸造机，与高频熔化铸造机相比，它具有效率高、耗电少，额定输入功率低；不需预热，接通电源后可立即进行熔化铸造；工作电压低，辐射极小，使用更安全可靠等优点。

3. 电弧熔金热源 电弧熔金是利用非自耗性电极钨棒与被熔合金之间产生放电，使合金被熔化。其最高温度可达2500℃，主要用于熔化高熔合金的热源。在惰性气体的保护下，可用于易氧化的纯钛及钛合金的熔解。

（二）熔解合金的注意事项

1. 熔化合金的环境

（1）大气下熔化合金 合金容易被氧化。

（2）真空下熔化合金 可有效避免合金氧化，但需使用高真空泵排气才能达到要求。

（3）惰性气体保护下熔化合金 目前普遍采用注入氩气、氦气等惰性气体，使惰性气体占据合金周围的空间，防止熔融的合金被氧化。

2. 坩埚的要求 熔解不同类型的合金时，坩埚不能混用，防止合金相互污染。目前广泛应用的坩埚有：氧化铝坩埚，主要用于熔化非贵金属；石墨坩埚，由于其密度高，被熔合金不会产生损耗，主要用于熔化贵金属或钛合金；铜坩埚，具有不污染被熔合金，不与金属发生反应等优点，多用于电弧熔化方式的铸钛机；新型的坩埚如陶瓷坩埚，其结构致密、强度高，使用寿命较长，可广泛应用于中高熔合金的熔解，但价格较贵。

铸造前应事先对坩埚进行预热，这样既可缩短合金熔解时间，减少氧化，又可防止坩埚在高温熔铸时烧破。

3. 合金使用量的计算 一般情况下，合金的投入量应略大于铸件重量加铸道重量的和，这样既可保证有足够的熔液压力使铸件铸全，又不浪费合金，所以应根据熔模的面积大小、厚薄、铸道的直径和数量以及竖立铸道的形式等方面综合考虑。常用的计算方法有比重计算法、估算法、体积计算法等。

4. 合金的摆放 要求合金块之间接触紧密无间隙。使用块状合金时可采用叠放法摆成一摞；若使用柱状合金，可垂直摆放，但要紧密接触。

5. 合金的熔解及铸造温度 由于合金中各种金属成分的熔点不一样，合金从开始熔化到完全熔化有一个温差范围。因此，要求熔解合金的温度应在原熔解温度上增加50～150℃，以增加合金的流动性，但过高的熔解温度会造成合金中某些元素烧损，增加铸件成孔性。在实际操作时，可通过观察合金的颜色和流动性判定（表7-2），切勿熔化不全或过度熔化。

表7-2 不同合金熔解铸造的最佳时机

铸造合金	铸造的最佳时机
锡锑合金	熔化成灰色并随火焰燃烧而流动时
铜基合金	熔化成球状，表面有膜呈橘红色，不太光亮，石笔搅拌和探查无块状物时
金合金和铜镍锌硅合金	熔化成球面，淡黄色，光亮如镜，并随着火焰燃烧而转动、颤动时
镍铬烤瓷合金	熔化时边缘角变圆钝，合金崩塌下陷，形成球状，但表层的氧化膜未破时
铬镍不锈钢、钴铬合金	熔化成球状，表层的氧化膜似破非破时

（三）铸造方法

1. **离心铸造法**　是利用离心铸造机快速转动时所产生的离心力，使已熔化的合金沿离心力方向流入铸型腔内的方法。此法既可用于高熔合金，又可用于中、低熔合金的铸造，是目前口腔科应用最广泛的一种铸造法（图7-14）。

2. **压力铸造法**　利用各种压力将金属液体注入铸型腔的铸造方法，根据压力的来源，分为蒸气压力铸造、负压吸引铸造、空气压力铸造、机械加压铸造等。

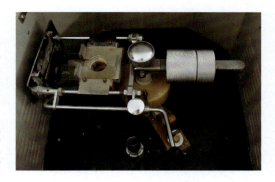

图7-14　离心铸造机

三、常用牙科铸造机

牙科铸造机是口腔修复铸造技术中的主要设备。目前铸造机的类型很多，每一种铸造机在使用前应熟读说明书，严格按规定操作使用及维护保养。

（一）水平离心铸造机

铸造机的工作部分为旋转臂，其一端为熔金坩埚和铸型，另一端为平衡砣。铸造前，首先调整平衡砣，使旋转臂的两端处于平衡状态，并放置千斤柱暂时固定旋转臂。铸造时，将适量的合金放置于坩埚内，并正确放置铸圈，使其对准坩埚嘴。通过不同的热源对合金进行熔化。当合金熔化达到要求时，落下千斤柱，放开平衡砣，借助发条的弹力，使水平杆逆时针方向快速旋转，在离心力的作用下，将坩埚内的合金液体甩入铸型腔，即完成铸造。

离心力大小、旋转速度及初速度的快慢对铸造成功与否有着极密切的关系，速度过慢会造成铸造不全。另外，还应注意安全，操作者应配戴保护眼镜，以防止金属飞溅造成安全事故。

（二）高频离心铸造机

1. **结构和分类**　高频离心铸造机的结构是由高频感应系统、离心铸造系统、电气控制系统和冷却系统四大部分组成。冷却系统又有水冷和风冷两种。风冷式高频离心铸造机是采用风来冷却电子管和感应圈；而水冷式高频离心铸造机是利用水来冷却振荡电子管和感应圈，降温速度慢，铸件质量更好，缺点是体积较大，要外配水箱水泵，噪声大。

2. **铸造过程**　以风冷式高频离心铸造机为例，当接通电源后，先开机预热5～10分钟，然后将坩埚和焙烧好的铸型置于工作台上，调整平衡砣，锁紧旋转臂。接通高压电路，关好上盖，按动熔解按钮，通过观察窗观察熔解过程，当金属块熔化崩塌成球状，在球面似破将破时，立即按动铸造按钮，即自动旋转甩铸，一般3～10秒即可完成铸造。待旋转臂完全停止转动后，打开上盖，取出铸圈，然后使工作线圈对准风冷式高频离心铸造机口充分冷却。

如需连续铸造时，每次应间隔3～5分钟，连续熔解5次后，应间歇10分钟，使铜感应片冷却；若不再铸造，冷却5～10分钟后关闭电源。

3. **注意事项**
（1）保持设备的环境温度为5～35℃，相对湿度小于75%，以延长机器寿命。
（2）熔解过程中注意观察熔金的沸点出现，不得超温熔解，以防烧穿坩埚。
（3）铸造完成后，旋转臂因惯性继续转动时，禁止按动熔解键，防止电流损坏设备。

（三）牙科铸钛机

由于钛的熔点高（1668℃），化学性能活泼，高温下极易氧化，且熔化后的液体流动性差，不易铸造。现代的铸钛机应用惰性气体保护下的弧熔解金属方式，并通过离心力、铸型底部及周边的负压抽吸及当液态金属浇注到铸道口时，施加于液态金属表面一个较大的惰性气体正压力，以促使液体钛或含钛合金能迅速有效地注满整个铸型腔内。由于熔金室和铸造室分开设计，在较短的时间可使熔金室和铸造室形成较高的真空度、便于两室的压差形成及节约惰性气体的使用量。

现代的铸钛机一般设置了自动、手动两套操作系统，整个铸造过程按事先编好的程序输入该机的控制系统内，整个铸造过程只需按动一次按钮，铸造工作即可自动完成，极大地简化了操作步骤。

操作步骤：

（1）开启电源，预热3～5分钟。打开惰性气体输入阀门。从烤箱中取出铸型，称量后放入铸造室内，调整其位置。在熔金室的坩埚内放置适量的钛合金锭，调整钨极与钛锭之间距离为4.5～5.0mm。调整平衡砣，使旋臂两端达到平衡。

（2）关闭熔金室与铸造室之间的锁紧装置，使铸型与隔离板紧密接触，形成各自封闭的熔金室和铸造室。

（3）调整熔金时间后，即可按动自动熔金按钮，此时该机按预定程序开始工作。

（4）当铸造完成，离心臂停止转动后，打开铸造机门，旋松铸型紧固旋钮，打开熔金室与铸造室之间的锁紧装置，取出铸型，放置冷水中急冷铸件。

（5）用镊子取出存留在铸造室坩埚内的残余钛材料，整个铸造工作即完成。

（6）两次铸造间，应间隔一定时间（5～10分钟），以免烫坏铸造室与熔金室的密封橡胶圈。

第4节　铸件的清理

一、铸型的冷却

铸造完成后，需将铸型充分冷却后，才能敲碎包埋材料，取出铸件。冷却方式包括自然冷却和加速冷却两种。当采用自然冷却时，因为铸造后熔金的凝固收缩在包埋材料的限制下，铸件的内应力释放缓慢，铸件变形较小；如果采取加速冷却处理，铸件的内应力则会快速释放，从而致使铸件产生较大的形变，并使合金的脆性增大，可能产生裂纹，导致铸件报废。因此，根据铸件使用合金的不同采取不同的冷却方式。一般金合金等中熔合金铸件的冷却多采用在室温下冷却至300℃后再投入冷水中，包埋材料在水中暴裂并与铸件分离；钴铬合金、镍铬合金等高熔合金，一般采用在室温中自然冷却（图7-15）；钛及钛合金铸造时，多采取加速冷却方式，以减少钛液在高温下与包埋材料的接触时间，减少污染反应层的生成，保证铸件的品质。

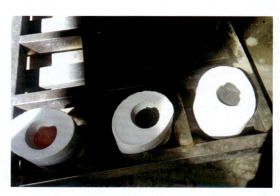

图7-15　自然冷却

二、铸件的清理

铸型冷却至室温后，先用小锤等工具轻轻敲击铸型，使铸件从铸圈中分离。然后连续敲击铸件底部，使包埋材料大部分振荡脱落。剩余黏附在铸件表面的包埋材料及金属氧化物，则需进一步进行其他清理。

（一）中熔合金铸件

金合金等中熔合金的铸件首先采用雕刀刮去表面黏附的包埋材料，逐渐加热到300～350℃后放入盛有清扫水的玻璃容器中去除表面氧化膜及杂质，当酸蚀掉表面氧化层出现金色时，取出铸件。

（二）高熔合金铸件

用喷砂机喷砂去除铸件表面黏附的包埋材料及金属氧化膜，使表面光洁。为有效减少粉尘的污染，可以采用湿喷砂的方法。在喷砂过程中，应不断转动铸件，使各个部位冲刷均匀，防止局部冲刷过多而变薄。一般使用金刚砂、石英砂等，但是对钛及钛合金铸件不能使用石英砂，必须使用氧化铝砂，以减少在喷砂处理时形成新的污染层，最好使用湿喷砂，以降低其表面温度，避免再次产生污染层。

（三）铸件的切割和磨平

铸件清理后采用不同的磨轮及砂石切割掉无用的铸道和排气道，但应注意保留金属烤瓷内冠舌侧的夹持柄，待上瓷后方可切除。切除铸道后的铸件即可进行磨平、抛光处理。详细过程见第9章打磨抛光技术。

第5节　铸造常见问题及原因分析

在熔模和铸型的制作及铸造过程中，由于材料或技术的原因，常常会导致铸件出现各种缺陷甚至铸件报废，所以应了解铸造中常见的问题，以便及时改正错误，提高成品率。

一、铸造不全

铸造不全是指熔金未完全注入铸腔，导致铸件某些部位出现缺损，未能再现熔模的全貌。常见原因有以下几种。

（一）熔模制作方面

1. 熔模太薄　由于熔金的流动性差，所以过薄的位置不易注满。另外，铸腔较薄处空气不易排出。因而在制作熔模时，要保证熔模的各个部位必须有一定的厚度，最薄处不小于0.2mm。也可在冠熔模边缘等薄细部位加排气道，以防铸造不全。

2. 铸道安插不当　离心铸造时，铸造的压力是铸造机旋转时产生的离心力，浇注合金所受到的离心力大小，与熔模及离心力作用方向的夹角相关。当熔模位于离心力作用方向的轴线上，即夹角为0°时，受到的离心力最大；当夹角为45°时，受到的离心力为1/2；当夹角为90°时，受到的离心力为0。因此，在安插铸道时，尽量将熔模放在45°夹角的区域内（图7-16）。

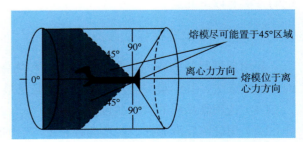

图7-16　熔模位置与离心力的关系

（二）跑钢

跑钢为浇铸时合金液体外溢，导致合金没有完全注入铸腔内，导致铸件缺损，铸造不全。

1. 主要原因

（1）包埋材料过薄过稀，包埋材料潮解或过期，导致铸型强度不够，浇铸时铸型破裂跑钢，导致铸造不全。

（2）浇注口过平过浅，缺乏一定的锥度，铸造时合金不能快速流入铸腔。

（3）包埋时振荡过猛，使熔模与铸道分离。

2. 预防措施

（1）内、外层包埋材料要有足够的强度，不使用过期失效的包埋材料。包埋材料调拌严格按照比例，铸型包埋要密实，不能有空隙。

（2）熔模距铸圈壁，特别是距铸圈底部不能过近，以防合金冲破。

（3）铸型的铸道口不能过平过浅，要有一定的深度和锥度。

（三）烘烤与焙烧的原因

1. 升温过快 包埋后烘烤过早或烘烤过程中升温过快，导致水分蒸发过快，铸模腔暴裂跑钢。

2. 温度低 烘烤与焙烧的温度低，铸圈没有烧透，导致熔模未完全挥发干净；另外，由于铸型腔内的温度低，液体合金凝固过快，从而导致铸腔细薄部位铸造不全。

预防措施：铸型的烘烤与焙烧，必须根据不同的包埋材料，达到一定的温度，维持一定的时间，烘烤时铸腔向下，焙烧时浇注口向上，排净气体，可提高铸造成功率。

（四）铸造的原因

1. 合金量投放不足 由于投放合金时，估算的量不准确，投放量不足，必然造成铸造不足。

2. 合金熔化不全 合金未全部熔解，只有一部分合金熔化，就进行铸造，而导致铸造不全。

3. 铸造压力不足 离心机起动慢、旋转的初速度小；平衡砣调整不当，旋转臂两侧不对称，铸造时震动大；铸造压力持续时间短，液体合金在凝固前铸造压力消失，都会导致铸造不全。

预防措施：投放足量的合金，合金在坩埚内应集中堆放，使合金紧密接触，以利于合金的全部熔化；密切观察其熔化状态，在确认完全熔化后，再进行铸造；提高离心机旋转的初速度，加大铸造压力；延长旋转时间，在熔化合金凝固前保持足够的铸造压力。

二、铸件收缩

铸件在液态、凝固态和固态冷却过程中会发生体积减少，这种现象称为铸造收缩。不同合金的收缩量有所差别，非贵金属高熔合金的收缩量大，其线收缩率高达2%，会影响铸件精确性。解决体积收缩的方法有以下几点。

（一）利用包埋材料的膨胀

利用包埋材料的凝固膨胀、吸水膨胀和热膨胀来补偿合金铸造收缩，这是解决非贵金属收缩问题的最主要方法，其中磷酸盐包埋材料总膨胀量最大，补偿效果最好。具体措施是：

（1）选用高品质的磷酸盐包埋材料。

（2）用硅溶胶液调拌，比水调拌有更均匀的膨胀。

（3）在铸圈内壁衬垫石棉纸或氧化铝等纤维板缓冲材料，减少铸圈的限制。

（4）包埋后往铸圈内注水，或在铸圈内衬石棉纸浸湿，取得包埋材料的吸水膨胀。

膨胀率的要求：由于包埋材料的凝固膨胀会伴有熔模的变形，热膨胀过大又会影响铸件的精度，所以要求包埋材料的膨胀率要与合金的收缩率相一致，即包埋材料与铸造合金具有相同的热膨胀系数，这样才能保证铸件的精确。

（二）采用无圈铸型

无圈铸型可以使包埋材料无限制膨胀，获得自由均匀的温度膨胀。

（三）采用分段铸造或带模铸造

对于跨度大或复杂的桥熔模，为了减少因高熔合金的铸造收缩所产生的线性变形，可采用分段铸造，即将长桥分成小段分别铸造，再将各部分焊接连成整体；或带模铸造，将熔模连同耐火模型一起铸造，以减小熔模的变形。

（四）灌注膨胀模型

用硅溶胶液调拌人造石灌注制作的模型相比原型有一定的体积膨胀，在此膨胀模型上制作的熔模体积变大来补偿合金的收缩。但常规不使用这种方法解决铸件收缩问题。

三、黏　　砂

黏砂是指铸件的表面与部分包埋材料牢固地结合在一起的现象。它不仅使铸件表面清理困难，而且造成铸件表面粗糙，增加磨光难度，影响了铸件的精确度。

黏砂的方式主要有化学性黏砂和热力性黏砂两类。化学性黏砂是由于合金中的碱性氧化物如氧化铁、氧化铬等，或石英砂内含的氧化钙或氧化铁，在高温条件下，可能与石英发生作用形成化学性黏砂。热力性黏砂是由于包埋材料的耐火度不够或包埋材料内含有低熔点杂质，当合金熔铸时，在热力作用下，包埋材料被烧结到铸件表面。包埋材料的质量、调拌比例、合金过熔、铸型腔在铸圈中的位置都是造成黏砂的因素。

预防措施：

（1）使用耐火度和化学纯度高的包埋材料。

（2）熔铸时掌握好温度和时机，切勿过熔，以防合金氧化。

（3）铸圈内各个铸件之间不要靠得太近，以免影响热量的散发。

四、表 面 粗 糙

铸件表面有很多微小的突起、凹陷、毛刺、麻点等现象，称为表面粗糙。

（一）形成表面粗糙的原因

（1）包埋材料的颗粒过粗，调拌过稀。

（2）熔模表面光洁度差或包埋前未进行脱脂处理。

（3）铸圈焙烧温度不够。

（4）合金过熔造成黏砂。

（二）采取的预防措施

（1）选择优质的包埋材料，按正确比例调拌。

（2）使熔模表面具有一定的光洁度，对熔模进行有效的脱脂处理。

（3）铸型焙烧时必须达到要求的温度，并保持足够的时间。

（4）熔金的温度尽可能正好，防止过熔。

五、金 属 瘤

包埋材料中混入空气凝固后在铸腔表面形成空穴，熔铸时液体合金流入空穴中，在铸件表面形成小的瘤状物，称金属瘤。

采取的预防措施：包埋前仔细脱脂；调拌包埋材料一定要注意排出气泡，包埋材料最好采用真空搅拌机调拌或在真空状态下包埋；包埋前用毛笔在熔模表面均匀地涂布一层包埋材料，排出气泡。

六、缩 孔

合金凝固时，由于体积收缩在其表面或内部遗留下的形状不规则的孔穴称为缩孔，多发生在铸件的较厚处、转角处和安插铸道处，缩孔会严重影响铸件的质量。

（一）缩孔形成的原因

（1）由于合金凝固时体积收缩，在铸件较厚处温度高、凝固慢，而周围已经凝固，在得不到液体合金的补充时就会形成缩孔。

（2）铸道和铸件连接区若位于铸圈（铸型）热中心区，则熔金在该处冷却慢，最后凝固时得不到其他地方液体合金的补充，则局部产生缩孔。

（二）预防缩孔的措施

（1）可适当加大铸道的直径，使铸道成为合金最后凝固的部位，以补偿铸件的收缩。

（2）较厚的铸件，可设置储金球，将储金球放在铸圈（铸型）热中心区，使其成为合金最后凝固的部位，以补偿铸件的收缩。储金球的直径应大于熔模的最厚处，储金球应在距熔模1.5～2.0mm处，若超过2.0mm则不能起到补缩的作用。

（3）将熔模置于铸圈的上2/5区，以避开铸造热中心区；或在熔模铸道结合处安放排气孔，以散发热量，加速凝固。

（4）提高离心铸造压力，延长旋转时间。

（5）采用真空抽吸加充气加压铸造，可避免缩孔现象。

七、缩 松

铸件上产生小而不连贯、形状不规则的缩穴，称为缩松。缩松常产生在缩孔附近或铸件的厚薄交界处。合金中后凝固的金属受到先凝固的金属结晶的阻碍，不能充分补缩正在凝固的区域，就容易产生缩松。纯金属凝固时几乎不产生缩松。

预防产生缩松的措施：设法使铸件顺序凝固，即使凝固从远离铸道柱的一端开始，向铸道方向顺序凝固，使铸道柱最后凝固。

八、砂 眼

液态合金浇注时的冲击力冲掉表面的包埋材料以及黏附在铸道口部位的浮砂随着液态合金被浇入铸型腔内，合金凝固于铸件表面或内部，形成的孔穴称为砂眼，或称为夹砂或冲砂结疤。

预防措施：严格按照包埋材料的粉液比例调拌，增强包埋材料的抗冲击强度；合理设置铸道，防止铸道与铸型内壁形成较尖锐的夹角；注意清扫黏附在铸道口附近的浮砂。

九、缩　陷

当铸造持续压力短时，充满铸腔的液体合金向铸道口回流或铸腔中残存气体阻碍，合金凝固后会在表面产生凹陷，尤其铸件的边缘和线角处易变圆钝。

预防措施：延长加压时间，使铸造压力持续时间长于合金凝固时间；改善包埋材料的透气性，在熔模的边缘安放排气孔。

十、冷　隔

冷隔是指熔化的液态合金被铸入到铸型腔内时，不同分铸道之间的液态合金的氧化膜未能被铸造压力所冲破，使氧化膜与氧化膜相接触状态下发生凝固，最终在铸件上形成了个别扁形微小的孔穴。

产生的原因：铸造压力小，铸型温度低，流动性变差，很难将液态合金表面氧化膜冲破，因此易发生冷隔。

预防措施：改进包埋材料透气性，合理安插铸道，增加浇铸速度。

医者仁心　　　　　　　　**肝胆外科之父——吴孟超**

中国科学院院士、中国肝胆外科之父在20世纪60年代主刀完成中国第一例肝癌中叶切除手术，这成为中国肝胆外科史上一个划时代的转折点。在之后的半个多世纪中，他打破了许多项世界纪录。如为4个月的女婴切除肝母细胞瘤，打破了肝脏手术最小患者年龄的世界纪录；接受他手术的肝癌患者最长已经存活了45年，同样创造了世界纪录。

这之后，吴孟超从医78载，在手术台上坚持工作到97岁才正式退休，成为世界上最高龄的外科手术操刀者。

自 测 题

一、选择题

1. 高熔合金的熔点为（　　）
   A. 500℃　　　　　　B. 500～800℃
   C. 1000℃以上　　　D. 1100℃以上
   E. 1600℃以上

2. 烘烤时，把铸圈从室温升到350℃，时间不短于（　　）
   A. 30分钟　　　　　B. 60分钟
   C. 90分钟　　　　　D. 2小时
   E. 2.5小时

3. 安插铸道时，熔模角度在（　　）范围内较易铸全。
   A. 30°左右　　　　B. 60°左右
   C. 90°左右　　　　D. 45°左右
   E. 0°

4. 制作熔模时太薄，会造成铸造不全，因此熔模最薄处不应小于（　　）
   A. 0.1mm　　　　　B. 0.2mm
   C. 0.5mm　　　　　D. 1.0mm
   E. 0.8mm

5. 关于铸型包埋中正确的是（　　）
   A. 清洗熔模一般用蒸馏水
   B. 有圈铸造比无圈铸造更有利于包埋材料的热膨胀，铸件精密度更高
   C. 衬垫铸圈内石棉纸最好浸湿
   D. 衬里石棉纸必须与铸圈双端等高
   E. 包埋液用纯净水最好

6. 汽油吹管装置的火焰，温度最高的是（　　）

A. 混合焰　　　　　　　B. 氧化焰

C. 燃烧焰　　　　　　　D. 还原焰

E. 未燃烧焰

7. 高熔合金铸造是温度及颜色应达（　　）

A. 700℃，樱桃红色　　B. 700℃，橘黄色

C. 900℃，橘黄色　　　D. 900℃，樱桃红色

E. 1000℃，浅亮黄色

8. 铸造方法无下列哪项优点（　　）

A. 适应性强　　　　　　B. 尺寸精确

C. 机械强度高　　　　　D. 成本低，节省材料

E. 以上均是

9. 将铸件加热到300～350℃投入浓盐酸中，以清除铸件表面氧化层的方法，适用于哪种合金（　　）

A. 钴铬合金　　　　　　B. 镍铬合金

C. 金合金　　　　　　　D. 18-8不锈钢

E. 非贵高熔合金

10. 蜡型在包埋前用清水洗后，再用乙醇涂布表面，主要目的是（　　）

A. 清洗表面　　　　　　B. 防止蜡型破损

C. 硬化表面　　　　　　D. 降低表面张力

E. 减小蜡型膨胀

11. 采用离心铸造前要调整平衡砣，其主要目的是（　　）

A. 使铸圈位于托架中间

B. 使坩埚口对准铸道口

C. 使坩埚口略低于铸道口

D. 使旋转臂的两端重量平衡

E. 将铸圈的位置固定

12. 牙科铸造属于（　　）

A. 陶瓷型芯铸造　　　　B. 精密芯块铸造

C. 熔模铸造　　　　　　D. 石膏型铸造

E. 金属型铸造

13. 使用国产铸造机，要求与之配备的铸圈标准高度通常为（　　）

A. 45～50mm　　　　　B. 55～60mm

C. 65～70mm　　　　　D. 75～80mm

E. 85～90mm

14. 口腔应用最广泛的铸造方法是（　　）

A. 离心力铸造法　　　　B. 真空铸造法

C. 真空加压铸造法　　　D. 离心力、压力铸造法

E. 离心、抽吸、加压铸造法

15. 汽油吹管火焰分为多层（带），宜用于熔化合金的是（　　）

A. 未完全燃烧带　　　　B. 燃烧带

C. 还原带　　　　　　　D. 氧化带

E. 黄色带

16. 不属于口腔科常用铸造设备的是（　　）

A. 包埋材料真空搅拌机

B. 箱式电阻炉

C. 离心铸造机

D. 石膏模型修整机

E. 茂福炉

17. 在蜡型安插铸道时制作储金球的目的是（　　）

A. 有利于熔金流动　　　B. 补偿铸金冷却后的体积收缩

C. 起助流针作用　　　　D. 使熔金容易流入铸模腔内

E. 以上都对

18. 铸造时，浇铸口角度应在（　　）

A. 30°左右　　　　　　B. 60°左右

C. 90°左右　　　　　　D. 120°左右

E. 45°左右

19. 缩孔是指（　　）

A. 充满铸腔的液体合金向铸道口回流，合金凝固后在表面产生的凹陷

B. 浮砂随着合金凝固于铸件表面或内部所形成的孔穴

C. 铸件上产生小而不连贯、形状不规则的缩穴

D. 合金凝固时体积收缩在其表面或内部遗留下来的孔穴

E. 不同分铸道间的液态合金氧化膜未能冲破在铸件上形成的扁形微小孔穴

20. 解决铸件体积收缩的方法不包括（　　）

A. 利用包埋材料的膨胀

B. 采用无圈铸型

C. 采用分段铸造或带模铸造

D. 灌注膨胀模型

E. 采用真空压力离心铸造

二、简答题

1. 清洗熔模的目的有哪些？

2. 不同合金铸件采用哪些方法清理？

3. 铸造过程中常见的问题及处理有哪些？

（王世祎）

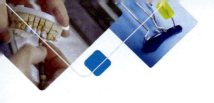

第 **8** 章
瓷修复技术

第 1 节　概　述

瓷修复技术是采用牙科陶瓷材料或牙科烤瓷材料配合金属制作各种修复体的一门工艺技术。瓷修复体的优点：硬度高、热传导性低、不导电、耐磨损，可配色且色泽稳定、美观、光滑、无异味、生物相容性好，是一种较为理想的修复体。本章节以氧化锆材料为例进行讲解。

一、发 展 简 史

以陶瓷为代表的非金属材料应用于口腔修复领域至今已有200多年的历史。早在18世纪70年代，法国人首先采用陶瓷材料制作义齿，但受限于当时制作技术导致精密度误差较大，结果不理想，导致瓷修复技术发展较慢。随着精密铸造技术的不断发展以及烤瓷使用金属材料的开发，特别是20世纪80年代以后，各种材料的精细化、设备专业化，对陶瓷基复合材料大力开发以及近年来模拟人体硬组织结构的生物陶瓷的发展，使瓷修复技术已发展成为重要的口腔修复技术之一。

随着热压铸瓷、玻璃渗透陶瓷、氧化锆陶瓷等全瓷材料的不断更新，以及数字化技术的逐步成熟，全瓷修复体已可满足大多数临床修复设计的要求，并且在理化特性、生物相容性、美学效果上拥有比金-瓷修复体更大的优势，避免了金-瓷冠颈缘着色和金属基底冠遮色不足对美学效果的影响。现在修复体的临床治疗设计中，全瓷修复体已经逐渐替代金-瓷修复体成为临床上的主流产品。

二、常用瓷修复技术的类型

瓷修复技术根据制作材料不同，可分为金属烤瓷修复技术和全瓷修复技术。①金属烤瓷修复技术是在金属基底冠上堆塑饰面瓷粉烧结，制成各种修复体的工艺技术。②全瓷修复技术是无金属瓷修复技术的统称。全瓷修复技术制作的修复体色泽和透明性与天然牙极其相似，导热低、不导电，且生物相容性好。

第 2 节　烤瓷熔附金属修复工艺技术

一、金属烤瓷的概念及特点

（一）概念

金属烤瓷修复工艺技术是指将低熔烤瓷材料在真空条件下熔附到金属基底冠上的金-瓷复合结构的修复体（图8-1）。

该技术是先用合金制成金属基底，再在其表面覆盖与天然牙理化特性、颜色相似的瓷粉，在高温

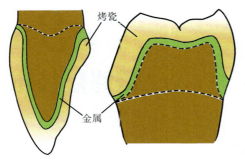

图8-1 金属烤瓷修复体结构

烤瓷炉真空状态下烧结熔附而成。因此，金属烤瓷修复体兼有金属修复体的强度和瓷修复体的美观，是目前适应证范围比较广泛的固定修复体之一。

（二）特点

1. 金属烤瓷修复体的优点 ①良好的生物相容性；②色泽稳定、仿生效果好；③具有瓷的耐磨耗性及耐腐蚀性，物理性能良好，化学性能稳定；④光洁度好，自洁作用好，有利于保持口腔卫生；⑤瓷是温度的不良导体，可以阻止温度变化的传导，避免牙髓受损；⑥具有金属的耐冲击性。

2. 金属烤瓷修复体的缺点 ①牙体预备量较多；②粘接后龈缘色泽有变暗的可能；③有金属基底，遮光性强，造成修复体难以完全再现天然牙的自然光泽；④制作工艺相对复杂，设计及操作不当容易造成崩瓷。

二、金属烤瓷的制作材料

制作金属烤瓷的材料有金属材料和瓷材料。

（一）金属材料的分类

用于制作金属烤瓷修复体的合金有多种，常将其分为以下3个系列。

1. 贵金属烤瓷合金 指以贵金属（金、铂、钯）为主的烤瓷合金系列材料，根据主要元素不同分为以下几种。

（1）金基合金系列 主要包括金-铂-钯、金-钯-银、金-钯三种。金-铂-钯合金应用较早，金的含量高，具有较高的刚性、强度、硬度，适度的延伸率和优异的耐腐蚀性，与瓷的结合力强，崩瓷现象相对少见。金-钯-银合金比金-铂-钯合金成本低，但含银元素的合金会导致瓷体变色，这种现象统称为绿化。为了防止绿化合金中银元素加入越少越好。

（2）钯基合金系列 主要包括银-钯合金和高钯合金。银钯合金是第一种不含金的贵金属合金系列，虽然该合金的元素为贵金属，但其在口腔内的性能更接近非贵金属，因此国内统称为半贵金属合金。

2. 非贵金属烤瓷合金 主要为镍铬合金和钴铬合金。镍铬合金的机械强度非常高，可铸造性能较好、适合长跨度烤瓷桥的制作，造价低。但镍铬合金中加入的铍元素是致癌物质；镍元素对一部分人群易产生致敏作用，出现接触性皮炎；合金的抗腐蚀性差；镍离子的释放会形成龈缘黑线，影响美观等，这些缺点限制了镍铬合金的应用。目前钴铬合金逐渐取代了镍铬合金，其优点是金属稳定性好，耐腐蚀性较强。钴铬合金与贵金属相比，价格低；与镍铬合金相比，生物安全性较好。

3. 铸造钛及钛合金 钛（纯钛）及钛合金具有优异的生物相容性、良好的机械性能、抗疲劳性强、密度小、无磁性、耐腐蚀等优点，是制作牙种植体、正畸弓丝及义齿支架等理想的口腔材料。但钛熔点高（1760～1860℃），在高温条件下其化学性能十分活泼，极易与氧、氢、氮及耐火材料发生化学反应，熔化后的钛液流动性差等，这些缺点增加了其加工铸造的难度。因此，必须采用特殊的加工方法、专用的加工设备和使用低温瓷，控制钛在高温下的化学反应，从而提高钛-瓷界面的结合力。现在大部分钛合金加工技术是使用CAD/CAM切削或者激光打印技术加工，随着加工工艺的优化，改善钛合金材料的性能，有利于与瓷的结合。

（二）瓷材料的分类

烤瓷瓷粉必须与基底部材料相匹配，不同品牌、不同种类的瓷粉不宜混用。根据用途不同，主要分为以下几种。

1. **遮色瓷** 是在瓷粉中加入具有遮色作用的金属氧化物成分，如氧化锌（ZnO）、氧化锡（SnO_2）、氧化钛（TiO_2）和氧化锆（ZrO_2）等，是涂布于金属基底部上的第一层饰面材料，分为膏剂和粉剂两种，每种有不同的颜色。遮色瓷的主要作用是遮盖金属底色，同时获得良好的金-瓷结合力，色相应与牙本质瓷的颜色尽量一致。遮色瓷厚度通常不超过0.2mm，以免影响最终修复体的厚度和颜色。

部分修复体在上遮色瓷前还需加涂一种清洗遮色瓷（wash opaque paste），其目的是提高金-瓷结合力与修复体颜色的饱和度。

2. **牙本质瓷** 又称体瓷，覆盖于遮色瓷表面相当于天然牙牙本质部分的瓷，是为修复体提供半透明性和基础色调的瓷粉，也是瓷层的主体部分，其颜色来源于添加的金属氧化物。一般每种牙本质瓷均有相应颜色的遮色瓷。根据所堆塑的位置分为深层牙本质瓷和牙本质瓷，深层牙本质瓷比牙本质瓷的色彩饱和度更大，主要用于牙冠颈1/3的堆塑。

3. **牙釉质瓷** 在牙本质瓷表面堆塑，能够再现天然牙牙釉质透明特点的瓷。其玻璃基质含量高、色料含量较少、透明度较高，分为切端瓷和透明瓷。切端瓷用于堆塑切1/3或牙合1/3；透明瓷覆盖于整个修复体表面，较切端瓷透明度更高。

4. **其他特殊修饰效果的瓷粉** 如色彩修饰瓷粉、肩台瓷粉、具有乳光和荧光效果的瓷粉、牙龈色的瓷粉和上釉后用于修补的瓷粉。

（三）材料应具备的条件

合金和瓷粉的必备条件：①合金和瓷粉应具有良好的生物相容性（biocompatibility），符合口腔生物医学材料的基本要求。②合金与瓷粉热膨胀系数必须相互匹配，以便在烤瓷完成后形成坚实的整体。③瓷粉的热膨胀系数（coefficient of thermal expansion，CTE）应略小于合金的热膨胀系数，这样才能保证瓷层在受到应力时不发生瓷裂（图8-2）。④可塑性好，利于修复体外形的堆塑。致密化处理时，具有较高的形态稳定性。烧结过程中具有稳定的收缩性。⑤具有可调配的自然色调和一定的透明性，与天然牙颜色相匹配，且色泽长期稳定不变。⑥瓷粉应能经受多次烧结而不发生过大的物理性质变化，以确保瓷粉具有良好的透明度、色泽以及光亮度。⑦具备适当的机械强度和硬度，以保证瓷层能承受一定的咬合压力而不发生碎裂，其硬度和耐磨性接近天然牙。⑧具有较好的化学稳定性，能耐受口腔环境中多种化学物质的作用。

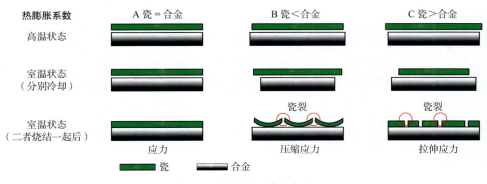

图 8-2 热膨胀系数与瓷裂

（四）金-瓷结合机制

1. **金-瓷的结合力分类** 根据结合力的大小排序为化学结合力、机械结合力、压缩结合力和物理结合力。

（1）化学结合力 是金属基底部表面的氧化物与饰面瓷中的氧化物发生化学结合而产生的结合力，在金-瓷结合中起关键作用，占金-瓷结合力的52.5%。基底部表面的氧化层是产生化学结合的必要条件。基底部通过预氧化处理后，合金中的一些被氧化的微量元素扩散到表面形成氧化膜，在烧结过程中与饰面瓷中的一些氧化物产生化学性结合。

（2）机械结合力 瓷粉熔融后流入到经粗化处理后的凹凸不平的合金表面，凝固后形成机械结合力，在金-瓷结合力中约占22%。合金表面经过加工后会变得粗糙，这既增加了接触面积，也有利于熔融瓷粉对合金表面的润湿性，从而大大提高了金-瓷间的机械结合力。结合力的大小依赖于粗化方法和粗糙程度。机械结合力和化学结合力应尽量结合使用。

（3）压缩结合力 是指当烤瓷热膨胀率略低于合金热膨胀率时，瓷熔附合金表面冷却后，合金与瓷界面所产生的张应力和压应力基本达到平衡，有促进金-瓷结合的作用力（占金-瓷结合力的25.5%）。

（4）物理结合力 是指两种物质紧密贴合时分子之间形成的引力，又称范德瓦尔斯力。可使熔融的瓷附着到金属表面，熔融的瓷粉对合金表面的润湿性（wettability）越好，范德瓦尔斯力则越大，是金-瓷结合中力量最弱的一种力，但对启动化学结合力有重要意义。

2. 影响金-瓷结合的因素

（1）合金与瓷粉的热膨胀系数 ①合金和瓷材料本身的热膨胀系数不匹配，或使用不匹配的材料；②材料自身质量不稳定；③瓷粉调和或堆瓷时污染；④烧结温度、升温速率和烧结次数变化（如增加烧结次数会改变瓷的热膨胀系数）；⑤环境温度的影响，如修复体移出炉膛的时间、冷却速度、炉温与室温温差大小等。如果适当延长冷却时间，可减少发生瓷裂的风险。

（2）合金表面的氧化膜 合金表面氧化膜的厚度会影响金-瓷之间的结合强度，氧化膜过薄时会降低结合强度；氧化膜过厚时，由于其热膨胀系数与合金或瓷粉不同，冷却过快时产生的应力会使界面出现裂缝，从而降低金-瓷结合强度。

（3）合金表面的粗糙度 通常用氧化铝喷砂以获得粗糙的合金表面。熔融的瓷粉流入表面的凹坑内，形成良好的机械结合。但是过于粗糙的表面难以完全覆盖或润湿（wetting），还可能留有杂质和空气，反而妨碍了金-瓷之间的结合。

（4）金-瓷结合面的润湿性 良好的润湿性是瓷有效而牢固熔附到金属表面的重要前提。其影响因素有：①金属表面的污染，包括未除净的包埋材料，金属表面因使用碳化硅磨具而残留的碳化硅，待堆瓷的金-瓷结合面受到污物的污染，如手指的分泌物、灰尘等；②合金质量差，基底内含有气泡；③铸造时因熔融温度过高，铸件内混入气泡；④金-瓷结合面预氧化、排气不正确。

三、常用工具

堆瓷的工作环境必须干净卫生，避免瓷粉在操作过程中混入异物，影响材料的强度和美观。堆瓷区域应为独立区域，与模型制作、代型制作、金属表面加工等易产生粉尘和碎屑的区域完全分开。堆瓷区域需安装空调和加湿器，使室内温度和湿度保持稳定，避免因温度过高或过于干燥使调好的瓷粉过快变稠、变干。

（一）堆瓷工具

堆瓷工具，见图8-3和图8-4。

1. 毛笔 堆塑瓷粉专用，一般用貂毛或人造毛制作而成，其中貂毛制作的毛笔性能最佳。根据不同的操作要求，可使用不同型号的毛笔。一般来说，小号用于染色；中号用于细微处的操作；较大号用于瓷粉的堆塑；大号用于平滑瓷层表面。

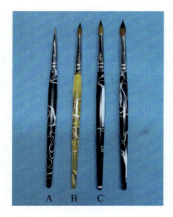

图8-3 堆瓷工具（毛笔）

A. 小号毛笔；B. 中号毛笔；C. 大号毛笔

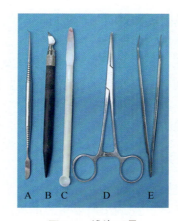

图8-4 堆瓷工具

A. 雕刻刀；B. 回切刀；C. 调拌刀；D. 夹持钳；E. 镊子

2. 雕刻刀 刀状的一端可用于堆塑和填压瓷粉外形，另一端成小勺状，用于形态的细节雕刻。柄身的锯齿状沟纹部分主要用于振动吸水操作。

3. 回切刀 刀片薄而具有一定韧性，厚度0.1mm左右。刀的一侧为刃状，用于牙本质瓷的回切；另一侧为锯齿状，用于测量瓷层厚度。

4. 调拌刀 用于取出瓷粉并进行调拌，材质以玛瑙最佳。

5. 夹持钳或镊子 用于夹住基底部进行堆塑、振动等操作。

6. 小锤 用于轻微敲击模型，使瓷粉致密化。

（二）其他器具

1. 牙比色板（shade guide） 用于瓷粉烧结后颜色的检查及调整，一般由瓷粉厂家提供，与瓷粉配套。常用的有VITA 16色比色板（图8-5）、VITA 3D-MASTER比色板、松风Halo比色板、义获嘉比色板及个性化的效果瓷比色板等。

2. 调瓷板 用于调拌瓷粉，通常使用玻璃板或专用的调瓷板。

3. 面巾纸 用于操作时吸收瓷粉中排出的水分。

4. 水杯 用于清洁毛笔及刷子等。

5. 吸水海绵 用于吸收毛笔中多余的水分，并可保持毛笔的湿润。

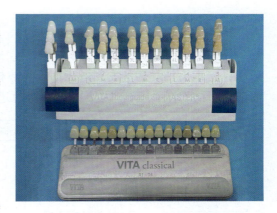

图8-5 26色（16色）比色板

四、常用设备

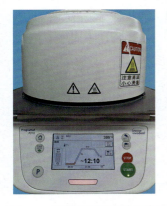

图8-6 烤瓷炉程序设定面板

制作金属烤瓷修复体的部分，通常需要较多的设备，其中烤瓷炉是最重要的专用设备，需重点了解。烤瓷炉必须能准确提供陶瓷烧结所需要的温度和真空度，这两项指标直接影响金属烤瓷修复体的强度及颜色。一般烤瓷炉已经设置了自动操作程序，使操作更为简便（图8-6）。

（一）烤瓷炉的结构

本节以Programat P310烤瓷炉为例介绍。

1. 炉膛 有垂直型和水平型两类，是陶瓷烧结的场所。炉膛又分为膛体和炉台两部分，其间以密封圈实现密封。

2. *产热装置*　多用铂丝作为产热体。

3. *电脑调控装置*　用于控制炉膛内的温度及升温速率，包括显示窗及按键区等。显示窗显示运行的程序、温度、时间、真空状态和故障的位置。按键区用于程序的设定及升降炉膛、启动、中断、更改程序等操作。

4. *真空装置*　使炉膛内部保持真空的装置。

（二）烤瓷炉的操作

烤瓷炉的操作主要包括程序的设定及运行。

1. *程序设定的步骤*　先调出所要更改的程序，再选择要更改的内容。将炉台降至底位，以便放置需要烧结的修复体，按下启动键使烤瓷炉开始工作。

2. *程序的运行*　分为以下四个阶段。

（1）干燥　起始温度保持一段时间，使瓷粉内部的水分彻底干燥。否则烧结过程中易引起瓷裂等现象。

（2）升温　以恒定的速率升温，使瓷粉基质软化、流动并发生凝聚。升温过快，容易引起瓷裂、瓷体剥脱及瓷层不致密；升温过慢，烧结时间过长。

（3）最高温度　升温至最高温度保持一定时间，一般不超过1分钟，使瓷粉颗粒完全凝聚，形成一个牢固的结晶整体。不同种类的瓷粉，需设定不同的最高温度。

（4）降温　匀速缓慢降温至设定温度后离炉冷却，此阶段修复体的体积收缩趋于稳定。如果降温速率过快，瓷粉与基底部材料收缩不一致，会导致瓷裂等现象。

（三）维护及保养

烤瓷炉使用中要定期清洁和维护。

1. 定期清洁炉盖和密封圈表面、隔热材料、耐火盘、键盘区等，并定期使用专用活性炭进行炉膛清洁。清洁工作必须等烤瓷炉冷却后方可进行，以免烫伤。

2. 烤瓷炉的机械系统如出现运转不灵或噪声大，需加少许润滑油。

3. 定期用银棒测试材料进行炉内温度校正，以保证炉内温度与显示温度一致。

4. 定期检查真空装置的连接是否良好，并清洁其中的过滤器。

5. 烤瓷炉发生异常现象时，应及时切断电源，请专业维修人员进行维修处理。

五、金属烤瓷修复工艺流程

金属烤瓷修复工艺流程见图8-7。

六、金属基底的设计和制作

（一）金属基底的设计

1. *金属基底的设计*　根据瓷层覆盖金属基底的程

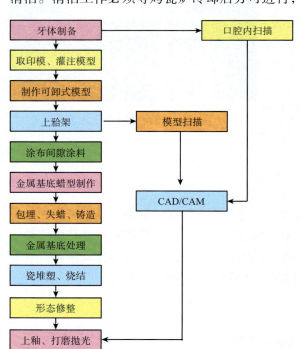

图8-7　金属烤瓷修复工艺流程

度分为两种形式，即全瓷覆盖和部分瓷覆盖。

（1）全瓷覆盖型　为瓷层全部覆盖金属基底表面。由于瓷的收缩率大，为保证修复体颈缘的密合性，修复体舌侧颈缘留有金属领环，这也是目前公认的全瓷覆盖形式（图8-8）。适用于咬合关系正常的前牙。

（2）部分瓷覆盖型　为金属基底唇颊面用瓷层覆盖，而𬌗面或舌面仅少量覆盖，暴露出大部分金属（图8-9）。适用于后牙，咬合紧、覆盖小、𬌗力大的前牙或作为固定桥的固位体。

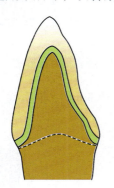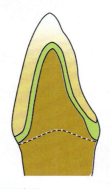 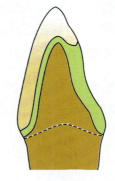

图8-8　全瓷覆盖型　　　　　　　　　　图8-9　部分瓷覆盖型

在具体设计中无论哪种覆盖型，都要以再现天然牙的色彩、防止应力的产生及更好承受咬合力为主要参考依据。

2.金属基底的基本要求　金属基底是采用精密铸造或3D打印的方法制成的瓷熔附金属修复体的金属底冠或金属桥体。其作用是帮助瓷层承受咬合压力，防止在受力时发生碎裂。同时金属基底也带来了牙颈部美观和金-瓷结合等方面的问题，因此金属基底的设计必须符合下列要求。

（1）金属基底表面要形成光滑曲面，不能有锐角、锐边等容易造成应力集中而导致瓷裂风险的结构（图8-10）。

（2）前牙设计部分瓷覆盖者，切缘部分最好用瓷包绕（图8-11），可增强金-瓷结合强度，防止切缘部瓷裂。

（3）瓷层厚度应均匀一致，瓷层过厚不仅瓷易发生裂纹，同时堆塑也比较困难（图8-12），间隙大的地方可以用增加基底厚度来弥补。

（4）金-瓷交界线应保证金属具有合适的支撑面积，使金-瓷呈对接形式，这种对接形式可保证金-瓷交界处瓷的强度，并可防止遮色瓷在此处暴露（图8-13）。

（5）金-瓷交界处应避开咬合功能区（图8-14），不仅可以避免金-瓷交界处产生应力问题，还可以防止磨损颌牙。

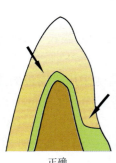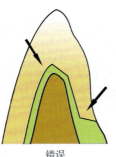 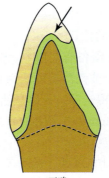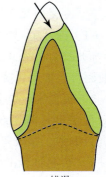

正确　　　　　　　　错误　　　　　　　正确　　　　　　　错误

图8-10　金属基底表面要形成光滑曲面，不能有锐角　　　图8-11　切缘部分最好用瓷包绕

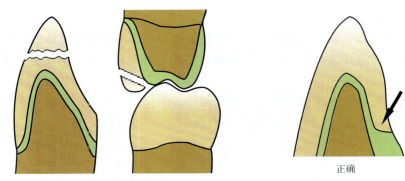

图 8-12　瓷层过厚容易发生瓷裂　　　　　　图 8-13　金瓷呈对接形式

（6）金属基底应保持一定的厚度，贵金属基底厚度为 0.3～0.5mm，非贵金属基底厚度为 0.2～0.3mm，以便能承受一定的咬合压力（图 8-15）。

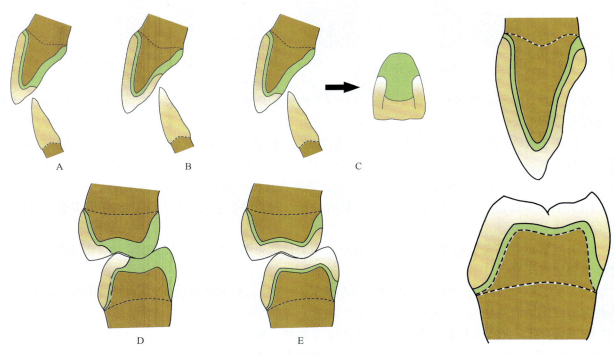

图 8-14　金-瓷交界处应避开咬合功能区　　　　图 8-15　金属基底应保持一定的厚度

A.正常覆𬌗；B.深覆𬌗；C.咬合间隙小舌面中央用金属恢复，边缘嵴处用瓷恢复；D.瓷部分覆盖；E.瓷全覆盖

3. 金-瓷的交界线设计

（1）前牙金-瓷交界线的位置

1）咬合关系正常牙体预备有足够空间时，可设计舌侧颈缘覆盖金属的全瓷覆盖式（图 8-16A）。一般而言，如果舌隆突以上被瓷覆盖可认为是全瓷覆盖型。

2）咬合紧、覆盖小、覆𬌗深、牙体唇舌径小、无法预备出足够空间时，舌侧采用金属板的式，瓷层只覆盖至舌侧切缘 2～3mm 处（图 8-16B）。但功能性咬合应避开金-瓷交界处至少 1.5mm，以免发生应力集中，导致瓷崩裂或折断。

3）上下前牙正中𬌗在切 1/3 处，𬌗力不大时，可设计部分瓷覆盖式，将金-瓷结合部设计在舌 1/2 处（图 8-16C）。

（2）后牙金-瓷交界线的设计

1）正常情况下，设计金-瓷覆盖形式，金-瓷交界线设计在舌侧距边缘嵴2mm处（图8-17）。

2）若患牙冠小，殆力大，殆面不能提供足够瓷层空间时，可做瓷颊面设计，金-瓷交界线设计在中央沟处或殆面距颊侧边缘嵴1.0mm处（图8-18）。

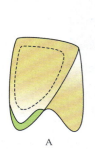 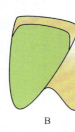 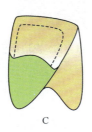

A   B   C

图8-16 前牙金-瓷交界线的位置

A. 全瓷覆盖式；B. 金属板式；C. 部分瓷覆盖式

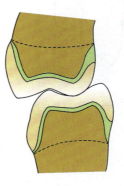

图8-17 正常情况下，后牙金-瓷交界线位置

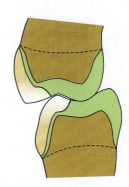

图8-18 牙冠短小、殆力大者，后牙金-瓷交界线的位置

3）为保证良好的邻接关系，一般用瓷来恢复邻接面，金-瓷交界线应避开邻接区而移行至殆面或舌面。在全瓷覆盖者设计中，边缘部承受咬合力较大，邻面交界线应放在邻接区下1.0mm的位置上，形成对瓷有力的支持台阶，以提高强度（图8-19）。

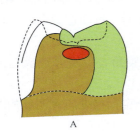 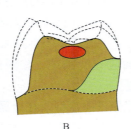 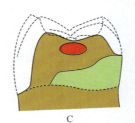 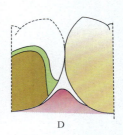

A   B   C   D

图8-19 金-瓷交界线应避开邻接区

A. 交界线位于殆面；B. 交界线位于舌面；C. 交界线位于邻接区1.0mm；D. 颊面观全瓷覆盖的邻接

4. 颈缘设计　金-瓷修复体根据颈缘金-瓷结构可分为金属边缘型、金-瓷边缘型和瓷边缘型。

（1）金属边缘型　修复体颈缘能见到金属基底形成的金属边缘，这种设计可充分保证修复体边缘的适合性，但暴露金属，影响美观。患牙或基牙的颈缘应预留成斜面型或肩台型（图8-20）。它适用于全瓷覆盖的烤瓷熔附金属全冠前、后牙的舌侧，或者磨牙全边缘。金属边缘与瓷对接处通常设计成0.5mm宽的肩台，1.0mm的殆龈高度，以保证冠边缘的强度。

（2）金-瓷边缘型　这种设计是使金属基底在颈缘处形成很薄的边缘，唇颊侧见不到金属，而形成所谓的三角形边缘（图8-21）。它的优点：①保证边缘的强度；②防止在颈缘部分暴露遮色瓷；③防止金属颜色透过瓷修复体。

（3）瓷边缘型　这种设计是颈缘的唇颊侧肩台处完全没有金属基底，而用专用肩台瓷来恢复，从而避免了在牙颈部暴露金属和遮色瓷颜色，以确保修复体的美观（图8-22）。它的缺点是瓷材料高温烧结形成收缩，密合性不易控制，所以瓷边缘制作时需要反复烧结、修改牙颈部边缘形态，操作较烦琐。

（二）工作模型和代型的制作与修整

具体方法和步骤详见第5章印模技术与模型技术。

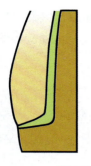 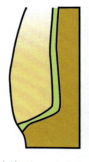 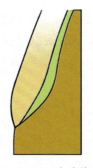 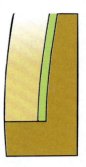

图 8-20　金属边缘型　　　　　　　图 8-21　金-瓷边缘型　　　　　　图 8-22　瓷边缘型

（三）熔模制作

金属烤瓷修复体的金属基底是通过铸造完成的。首先要在石膏代型上形成金属基底的熔模，然后再通过包埋、铸造的工艺加工完成。因此，熔模的合理设计与精确制作是烤瓷熔附金属修复体成功的重要因素之一。

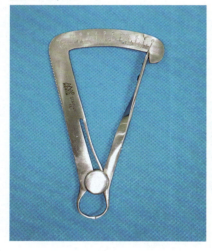

图 8-23　钝头蜡用卡尺

1. 熔模制作的要求　根据事先设计的全瓷覆盖或部分瓷覆盖修复的要求，决定熔模设计的形态。熔模应符合下列要求。

（1）熔模的厚度应均匀一致，防止过薄或过厚，特别是轴面角及颈缘处。过薄会出现收缩而导致变形，造成修复体的就位困难；厚度不一致会因金-瓷界面上的温度效应不一致而造成瓷裂。熔模厚度可用钝头蜡用卡尺测量（图 8-23）。

（2）熔模表面应光滑圆钝，尖锐的棱角、尖峰会造成应力集中，导致瓷层断裂。

（3）如果为部分瓷覆盖型，在金属与瓷衔接处应有明显的凹形肩台，肩台位置的设计应避开咬合功能区，以防瓷裂。

（4）如果牙体有较大缺损，应注意在设计与制作蜡型时，恢复缺损部分的外形，并预留出瓷层 1.0～1.5mm 的均匀厚度。

2. 熔模的制作方法　熔模的制作可采用滴蜡法、回切法、压接法和浸蜡液法完成，具体方法详见第 6 章熔模制取技术。

3. 熔模制作的步骤　下面以回切法为例介绍熔模制作的步骤。

（1）上𬌗架，代型涂布间隙涂料。

（2）先滴一薄层软蜡，然后用嵌体蜡恢复牙冠外形，唇面的细微结构无须做出。但需要恢复牙颈部、切端、𬌗面、邻接面和颊舌面的牙冠部形态以及正确的咬合关系。

（3）在相对应瓷层厚度（瓷层厚度不能超过 2mm，否则易造成崩瓷现象）的回切部分做出标记。

（4）回切，首先做几条引导沟，用蜡钻或刀片切除切端𬌗面、唇面 1.5～2.0mm 及邻面、舌面 0.8mm 的蜡，以预留出瓷层的厚度。

（5）金-瓷交界线应成凹形，舌侧金-瓷交界线必须避开咬合接触区。

（6）颈缘的形成，将熔模从代型上取下后再复位，并去除牙颈部 1.0mm 宽的蜡，再用软蜡恢复颈缘外形，修整边缘形态。

（7）检查边缘适合性，消除锐利的线角，表面吹光，待包埋。

（四）包埋、焙烧及铸造

熔模制作完成后，按要求安插铸道，并通过铸道以轻巧适宜的力量将熔模取下，然后包埋、焙烧及铸造。具体操作方法和步骤详见第7章包埋技术和铸造技术。

（五）金属基底部表面的处理

金属基底部能帮助金属烤瓷修复体承受咬合压力，防止在受力时发生瓷裂，其表面处理是非常重要的一个环节。如果处理不当，会造成基底部与瓷的结合面存在缺陷，导致金-瓷结合不良，出现崩瓷或者瓷裂等问题，因此应重视金属基底部表面的处理。

1. 金属基底的调整

（1）金属基底面外形要呈圆弧状，以保证瓷的强度，如果金属基底面外形尖锐，将会因咬合压力及瓷收缩应力的集中而发生瓷裂。

（2）金属基底-瓷结合面的处理　在金-瓷交界的地方，用锐钻磨改边缘线，使金-瓷结合的交界处成圆钝的直角，以防止遮色瓷从此处显露，并可获得一个光滑的修复体表面。

（3）以专用尖头金属卡尺测量基底各部的厚度，金属基底冠厚度至少应有0.3mm，根据修复体设计形态预留瓷层空间，对过厚处（瓷层空间不足部分）应予以调磨，且不薄于最小厚度要求（图8-24）。

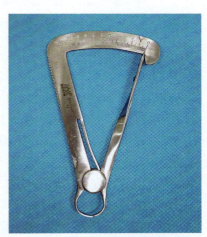

图8-24　尖头金属卡尺

2. 金属基底冠的检查

（1）模型上试戴　金属基底冠修整之后在模型上试戴，试戴应达到如下要求：①就位顺利，无阻力；②固位良好，无翘动与变形；③基底冠边缘与颈缘密合，长短合适；④基底冠与邻牙及对颌牙间留有适当的瓷层空间（一般为1.5～2.0mm）。

（2）口腔内试戴　金属基底冠在模型上试戴合适之后再在口腔内试戴。口腔内试戴应注意以下问题：①基底冠戴入后与颈缘的密合情况，长短是否合适，邻面对龈乳头是否有压迫或刺激现象；②唇舌面、颈缘有无悬突，切缘长度是否合适，与邻牙、对颌牙及上下唇关系是否协调自然；③下颌前伸及侧向运动时瓷层空间是否足够。

3. 金属基底上瓷前的处理　首先清洁模型，仔细去除模型上的金属残屑和污物，以免堆瓷时污染瓷粉。同时内冠表面喷砂与清洗的目的是增加金-瓷结合力。金-瓷结合力是金属烤瓷修复体成功的关键。

（1）表面喷砂

1）喷砂目的：消除表面附着物及氧化物，获得所需要的表面粗糙度。有助于增加机械固位力及瓷粉与内冠之间的润湿性，从而增强咬合部与内冠的结合力。

2）喷砂方法：使用纯度及硬度较高的氧化铝（50～100μm）进行喷砂。喷砂时应转动金属，使表面均匀粗化。喷嘴距内冠表面1～2cm，以约成45°角为宜（图8-25）。非贵金属喷砂的压力通常为0.4～0.6MPa，贵金属喷砂的压力通常为0.2～0.4MPa，贵金属喷砂气压不宜过高，否则砂粒有可能嵌入内冠表面导致瓷粉烧结时出现气泡或崩裂。氧化铝不可重复使用，以免造成内冠表面污染。

（2）清洗　用高压蒸气冲洗金属表面后，再放在蒸馏水内超声清洁5分钟，彻底清除金属表面的污物和残屑（图8-26）。清洗时，不可夹持需要饰面的部位。清洗后的内冠表面，不允许用手触摸，只能使用镊子或止血钳夹持金属边，否则会影响瓷的润湿程度，不利于金-瓷结合。

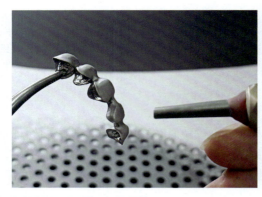

图8-25 喷砂

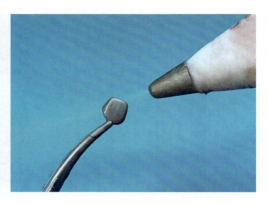

图8-26 清洗

（三）除气、预氧化

除气、预氧化是金属内冠进行烤瓷饰面前的重要步骤，是将金属加热至略低于金属的熔点，以释放应力和气体，同时在内冠表面形成氧化物，以利于金-瓷间的化学结合。

1. 除气（degassing） 是指用加热方法去除金属表面的有机残屑及金属内的气体。熔化的金属在铸造过程中，晶体间会吸入少量气体。烤瓷烧结过程中，高温条件可使气体体积增大50倍，气体从金属基底中逸出进入瓷层，形成气泡，从而降低金-瓷结合力，造成瓷层出现气泡或者崩裂。

2. 预氧化（preoxidation） 是指金属在一定条件下，表面形成一薄层氧化物。金属表面氧化膜的

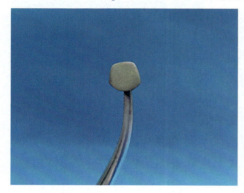

图8-27 金属基底部预氧化完成

厚度以0.2～2.0μm为宜。由于非贵金属烤瓷合金比贵金属烤瓷合金更容易形成氧化膜，因此使用非贵金属烤瓷合金可以不进行预氧化或者真空状态氧化。金属表面的氧化膜是金属与瓷层形成化学结合力的关键。

预氧化也是烤瓷前对金属基底的最后一次检查，金属基底上的污染物或孔洞，会使氧化膜呈现特殊颜色。一旦出现色斑，就必须重新进行喷砂、清洗和预氧化，以防烤瓷时瓷层内出现气泡或者崩裂。

预氧化结束后，将金属基底置于空气中缓慢冷却。之后的操作只能用止血钳或干净的镊子夹取，避免污染（图8-27）。

七、瓷堆塑与烧结

在洁净的调瓷板上用调拌刀将专用液体和瓷粉调和，稀稠度以毛笔可挑起少量为佳。调和时避免混入空气形成气泡。

堆瓷前，用石膏封闭剂将瓷粉与模型接触的区域封闭（图8-28）。封闭范围包括缺牙区牙槽嵴、邻牙及对颌牙。如果不封闭，干燥的石膏模型会吸收瓷粉中的水分，使其后进行瓷层烧结时容易出现白纹线或气泡。

（一）塑型方法

常用的塑型方法有笔积法和调刀法。

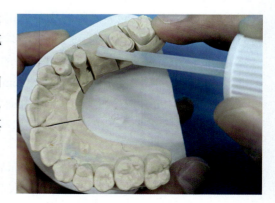

图8-28 封闭接触区域

1. **笔积法** 是用毛笔将调好的瓷粉少量、多次涂塑在基底部上，形成所需形态的方法。此法较易掌握，适用于遮色瓷、牙本质瓷、牙釉质瓷的堆塑，为目前最常用的堆瓷方法（图8-29）。此法有以下特点：①毛笔含有适量水分，堆塑时可保持瓷粉的润湿，有利于塑型；②毛笔灵活，力度容易控制，在瓷层颜色微妙变化的处理上，笔积法有不可替代的优势。

2. **调刀法** 是用调刀将粉在基底部构建牙形的方法（图8-30）。该法有以下特点：①堆塑瓷粉量大，效率高，操作速度快，埋入气泡的概率较少；②不易有水分过多现象，不必反复吸水；③调刀可压、可切，塑型速度较快。

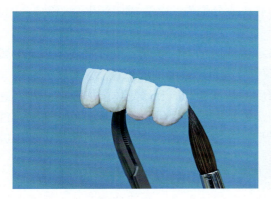 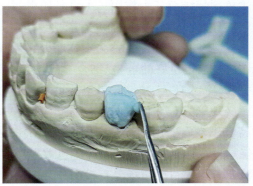

图 8-29 笔积法   图 8-30 调刀法

（二）致密化方法

咬合部的堆塑，需用笔积、调刀、振动等方法使瓷层致密化（densification），其目的是析出多余的水分并排出混入的空气，以提高瓷层透明度，减少烧结时瓷粉的收缩，增加咬合部强度。

1. **笔积致密法** 用毛笔堆瓷时的压力使瓷粉致密，挤出的水分用面巾纸吸干。

2. **调刀致密法** 堆塑瓷粉时，调刀的压力使瓷粉压缩致密，多余水分用面巾纸吸干。

3. **振动致密法** 用小锤敲击模型或用雕刻刀柄的刻纹振动夹持基底部的夹持钳，使瓷粉颗粒移动、沉积，从而致密化。超声波振荡器振动效果好，但易造成不同瓷层间的混合，使堆塑的牙体外形发生改变，只能用于调和瓷粉过程的致密化。

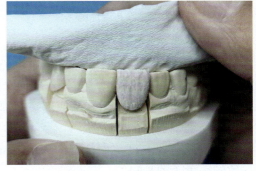

致密化时，水分析出后要及时进行吸水操作。应注意：①吸水时，手指按压吸水纸要轻柔、小心，防止堆塑形态改变、瓷层混合；②从舌侧进行吸水操作，避免影响唇侧的瓷层结构（图8-31）；③不能反复加水、吸水，如果反复加水、吸水，不仅延长操作时间，而且会降低烤瓷的透明度；④吸水不可过度，以防瓷层过干而裂开。

图 8-31 舌侧吸水

（三）瓷堆塑工艺流程与操作

瓷堆塑工艺流程见图8-32。

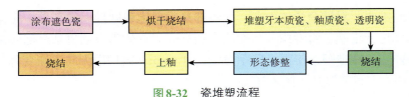

图 8-32 瓷堆塑流程

1.涂布清洗遮色瓷 清洗遮色瓷是部分产品材料提供的涂布、烧结在金属基底部上的第一层瓷粉，其可以提供良好的金-瓷结合。

（1）使用粉状清洗遮色瓷 用玻璃调拌刀将清洗遮色粉与遮色粉调拌液均匀混合。在干净的合金支架表面涂上，选用稍硬的小号毛笔挑起少量糊剂，稍用力涂布，使之形成一层很薄的遮色瓷。

（2）使用膏状清洗遮色剂 将支架清洗干净并完全干燥，再将膏状清洗遮色剂（wash opaque paste）在合金表面用同（1）方法涂抹很薄的一层。涂布后进行清洗遮色剂的烧结，不同种类的瓷粉有不同的烧结程序，需参照厂家提供的说明书来设定。

清洗遮色剂烧结有三个作用：①将基质里面的有机成分烧失。②生成能产生金-瓷结合的氧化物。③烧结陶瓷成分，形成与金属的化学结合。

2.涂布遮色瓷 遮色瓷又称为不透明瓷，涂布于清洗遮色瓷的表面，也可直接涂布于金属基底部上，主要作用是获得良好的金-瓷结合、遮盖金属颜色并提供不透明的底层色彩。

遮色瓷对牙齿的最终颜色效果至关重要，烧结后的基本色调应和修复体最终色调一致。遮色瓷涂布、烧结后必须能完全盖住金属颜色，同时为进一步的瓷层堆塑提供正确的基底色。通常遮色瓷以比规定温度高10℃左右的温度烧结；如果第一次烧结后存在金属底色未完全遮住的情况，可以进行第二次涂布并烧结，以达到最佳的厚度与遮色效果。

（1）涂布方法 目前市场上有粉剂和膏剂两种。

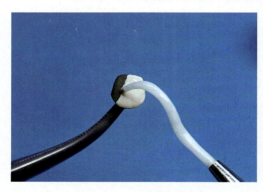

图8-33 涂布遮色瓷

1）使用粉状遮色瓷：使用玻璃调拌刀将遮色粉剂与遮色粉调拌液均匀混合。用毛笔浸取遮色瓷，再轻轻用旋转手法涂布到合金支架上。这样，遮色瓷可均匀地分布在表面，不会堆积到牙间隙里去。

2）使用膏状遮色剂：用毛笔将膏状遮色剂均匀地涂一薄层，将金属底色完全覆盖。由于金属表面粗糙，涂布时应稍加振动以保证最微细的坑凹也能充满遮色瓷，从而使瓷层与金属形成良好的机械嵌结（图8-33）。烧结完成的遮色瓷表面呈蛋壳样效果，不能有裂纹、气泡等，薄厚和颜色均匀一致。

3.注意事项

（1）遮色瓷的稠稀度要合适 遮色瓷过稀会导致流动性过大，易堆积于凹陷的部位，且烧结后易形成裂纹、气泡；过稠会导致操作不便，造成厚度不均匀并形成气泡。

（2）涂布厚度要均匀 基底部突起部分因流动性大，易变薄，应加厚。边缘部位、外展隙等凹陷部位容易堆积过厚，应涂薄。

（3）遮色瓷厚度 糊剂型约为0.15mm，粉剂型为0.2～0.3mm。必须将金属完全遮住并呈现均匀一致的底色（图8-34）。

（4）烧结前检查金属冠内面是否有瓷粉流入 金-瓷交界处金属面上是否有瓷粉，如有，应仔细去除。烧结完成后，在放大镜下检查是否有瓷粉流至冠的内表面，进行修整并在模型上检查能否完全就位（图8-35）。

4.瓷层堆塑

（1）牙颈部瓷的堆塑 对整个牙体而言，牙颈部是颜色饱和度最大的区域，应使用饱和度较高的牙本质瓷或牙颈部瓷进行堆塑。将专用液与对应瓷粉调和。首先用毛笔将基底部润湿，用毛笔挑起少量瓷粉由牙体中1/3向龈1/3堆塑，使颈缘稍厚为0.5～1.0mm，向切端方向逐渐变薄，一般不越过牙体中部，呈水滴状，注意应过渡自然（图8-36）。

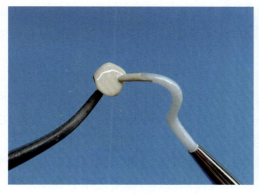

图 8-34 涂布完成

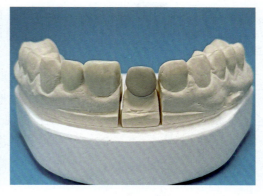

图 8-35 检查就位

桥体牙颈部位置堆塑时，先堆塑少量瓷粉，然后把桥体戴到模型上轻压瓷粉或轻轻敲击模型，使堆塑的瓷粉流至组织面上，形成密实、光滑的龈底面（图 8-37）。

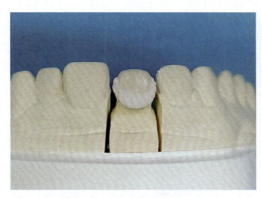

图 8-36 牙颈部瓷堆塑

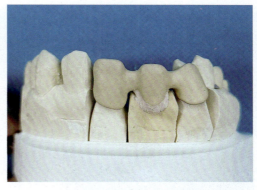

图 8-37 桥体龈底面瓷堆塑

（2）牙本质瓷的堆塑 牙本质瓷又称体瓷，是构建牙体形态、形成仿真色调的最主要瓷层。为了形成清晰的层次结构和协调的颜色，牙本质瓷的堆塑厚度是关键。根据预先患者口腔内比色结果，选用对应的牙本质瓷粉与瓷专用液调和，即可开始堆塑牙本质瓷。

1）堆塑：用毛笔在唇面从牙颈部到切端向参考对侧牙形态堆塑并快速成型。多余的水分用面巾纸反方向吸除，吸水用力要轻柔，防止操作中使牙本质层变形。牙本质堆塑的牙冠形态应该稍微大一点，用以补偿烧结收缩（图 8-38）。

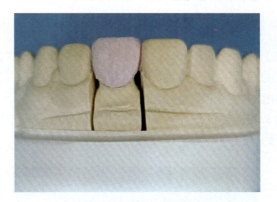

图 8-38 牙本质瓷堆塑

2）回切：是牙本质瓷层的一项重要操作，为表面的牙釉质瓷和透明瓷提供空间位置，形成准确的瓷层结构。进行牙本质瓷的回切时，要在切割部位作记号，按记号进行回切。牙本质瓷的回切分为唇面的回切、邻接面的回切、指状沟的形成、回切面的修整。当然，由于天然牙的形态各不相同，所以回切后牙本质的外形也各不同。

①唇面的回切：在牙齿唇面，从切缘到牙颈之间是呈一定弧度的凸起，所以应分别从切端 1/3 处和中 1/3 处分两刀回切（图 8-39）。

②邻接面的回切：为了表现出牙釉质层的包被效果，邻接面也要回切。操作时，应注意维持

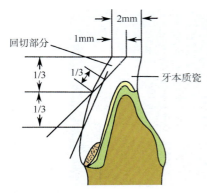

图8-39 唇面的回切范围

邻接面的凸度。在回切之前也应画出精确的标志线，切割时应该注意从邻接面的切端到牙颈部，以及唇面到舌面均为圆滑的弧面（图8-40）。

③指状沟的形成：在与天然牙发育沟相应的牙釉质瓷内侧，存在指状的牙本质形态，因此在切端部常表现出波状的高透明区。为了在瓷层上表现这种效果，在唇面牙本质瓷切1/3至切1/2处形成2～3个纵行指状沟。

④回切面的修整：用湿润的笔从切端到牙颈部移动抹平，并平整成曲面。在切端部用回切刀刺刻以确定牙本质瓷层厚薄（要保证厚度有0.7mm），切削后的瓷层以在润湿瓷层见不到遮色瓷为准，但必须注意如果瓷层干燥，即使太薄也看不到遮色层。

（3）牙釉质瓷的堆塑　在切1/3区域，从切端向牙颈部方向涂布切端瓷，瓷层逐渐变薄，不得超过中1/3区域。切缘要长出0.5～1.0mm，盖住牙本质瓷，切端不必平齐，与最终的牙冠等大或稍小（图8-41）。

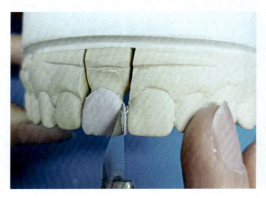

图8-40 邻接面的回切

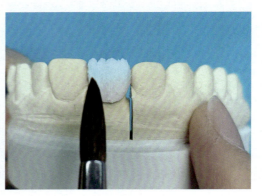

图8-41 牙釉质瓷的堆塑

（4）透明瓷的堆塑　在完成牙釉质瓷的堆塑后，用透明瓷覆盖整个唇侧面，从而形成牙本质和牙釉质色的两层结构，考虑到瓷层收缩和形状修整的空间，堆塑透明瓷后牙冠长度增加1.0～1.5mm，厚度也要增加一些（图8-42）。

（5）邻面瓷的堆塑　完成透明瓷堆塑后，取下堆塑完成的牙，用透明瓷或牙釉质瓷逐层恢复邻接区的外形，追加涂塑焙烤后收缩的部分（图8-43）。

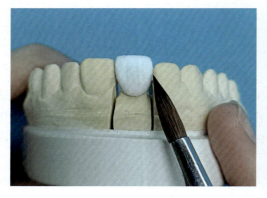

图8-42 透明瓷的堆塑

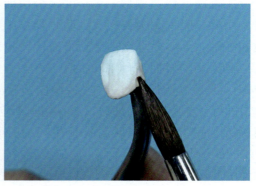

图8-43 邻面瓷的堆塑

（6）牙体形态的堆塑　依赖基底部外形的准确设计和牙本质瓷的准确恢复。不可依赖大量的牙釉质瓷来恢复形态，过厚或过薄的透明瓷对义齿透明度的影响较大。如果牙本质瓷堆塑合理，留下厚度均匀的牙釉质瓷层，那么最终完成的烤瓷修复体颜色就会自然和谐。

（7）瓷堆塑的注意事项　①堆瓷的空间应干净整洁，尘粒、杂质或金属碎屑混入瓷层都会造成污点，甚至产生气泡。②在堆塑过程中，应正确地进行填压操作，以保证堆塑出清晰的各瓷层结构。各瓷层的界面轮廓必须十分清晰，以充分表现出各色瓷层的颜色和透明效果。③在操作时，应谨慎地堆塑和填压，不得使各色瓷层发生移位；④在牙釉质瓷和透明瓷堆塑阶段，注意不要过分挤压，以防牙本质瓷层滑动移位。另外，瓷层堆塑时振动吸水应适度，否则易使瓷层变形、崩塌。⑤对完成堆塑的牙冠不能过分地反复进行填压和吸水操作，以免各色瓷层颜料混杂在一起，影响完成后的修复体色调。⑥要调整好咬合关系，不能出现早接触等殆干扰。

（五）烧结

修复体瓷堆塑完成后放入烤瓷炉中进行烧结（图8-44），按厂家提供的说明进行操作，并根据烧结质量作相应的调整。烧结的效果与干燥时间、烧结起始温度、升温速度、最高温度及最高温度的停留时间等有较大关系。需要注意的是烤瓷炉上的位置不同，温度也会有所差异，靠近电阻丝部位的温度会较高，多个修复体同时烧结时应该考虑到温度的差异。

烧结后瓷面光滑，无裂纹和突起。桥修复体邻面切开处有收缩裂纹，可在进行第二次堆瓷时进行弥补。

（六）第二次堆瓷

第一次烧结完成后，因烧结收缩，修复体外形及功能会有欠缺，或桥修复体邻面间隙处有收缩裂纹，需要初步调整外展隙、盖嵴区及咬合。修复体进行第二次堆瓷前应用高压蒸气彻底清洗。第二次堆瓷的主要目的是恢复牙冠的细微解剖特征及建立咬合接触点。

（七）形态和咬合修整

1.工具和材料（图8-45）

（1）打磨车针　用于修整外形和调磨咬合接触点，常用的有碳化硅车针和金刚砂车针，通常有不同的形态和直径可供选择。

（2）薄砂片　用于固定桥的修整，如桥体和外展隙的磨改操作。种类、直径和厚度也有多个规格可以选用。

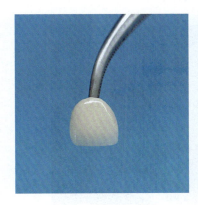

图8-44　烧结完成后

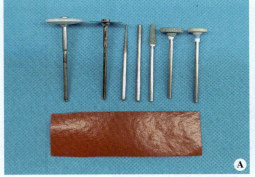 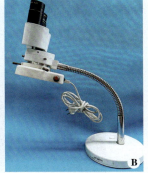

图8-45　工具和材料

A.第一排从左到右依次为薄砂片，打磨车针，抛光轮，第二排为咬合纸；B.放大镜

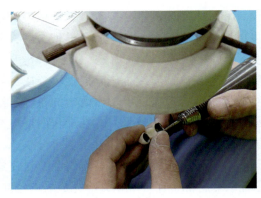

图8-46　放大镜下进行检查

（3）抛光轮　用于精细抛光陶瓷表面。

（4）咬合纸　调整咬合及邻面接触区的印记材料。

（5）放大镜　用于就位及边缘处理过程中的精细检查和操作。

2. 步骤

（1）就位调整　在放大镜下检查冠内有无杂质。用小球状或小柱状金刚砂石无压力、慢速调磨，避免引起瓷裂。要求能准确无阻力地就位到模型上，边缘密合，无翘动（图8-46～图8-48）。

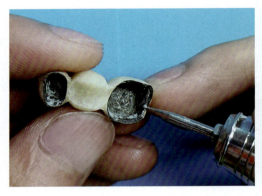

图8-47　用小球状车针慢速调磨冠内

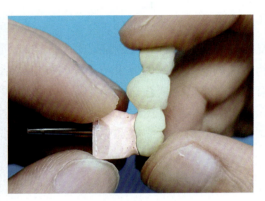

图8-48　确认就位、边缘密合

（2）盖嵴区的调整　在模型底座上只保留盖嵴区（alveolar ridge area）两侧的工作模型，用柱状砂石调整，使盖嵴区与模型密贴、无缝隙、无翘动，冠边缘密合（图8-49）。

（3）邻面接触区调磨　青年人的邻面接触区呈点状接触，随着年龄增长，生理性磨耗使牙齿邻面变成面状接触。

检查邻面接触区时，只保留修复体一侧的邻牙，分别调整近中和远中。调整时，用厚度为20μm的咬合纸标记阻挡点，用金刚砂石仔细调磨，咬合纸拉出时稍有阻力但不会撕破，即表明邻面接触区松紧度合适。注意两侧的松紧度要保持一致（图8-50）。

调整完成后，应在未分割的试戴模型（接触模）上用厚度为12μm的咬合纸检查，拉出时有阻力且形成明显痕迹。并再次在放大镜下检查冠就位后边缘是否与模型肩台密合。

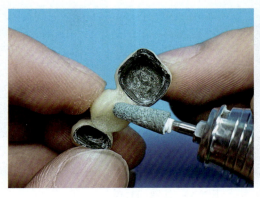

图8-49　调整盖嵴区

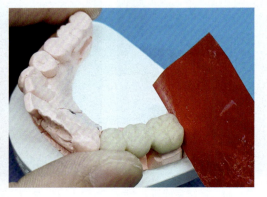

图8-50　检查邻面接触区

（4）咬合调整 在𬌗架上，检查就位完全的修复体的牙尖位置、覆𬌗覆盖是否合理，然后分步骤进行精细的咬合调磨。应注意必须在湿水条件下少量、多次调磨，不可使遮色瓷或金属暴露，亦不可损坏对颌模型。

（5）最终外形修整

1）外展隙修整：用薄砂片调整修复体的外展隙。外展隙不仅是食物的排溢通道，还是对颌牙尖的运行通道，注意外展隙的形态、深度应与对颌牙相协调。外展隙的正确成型有赖于医师充分的备牙和技师准确的调整（图8-51，图8-52）。

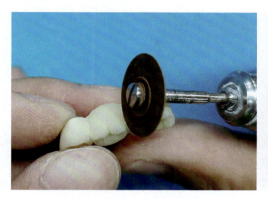
图8-51 用薄砂片修整外展隙

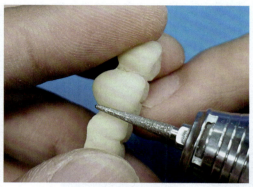
图8-52 用细金刚砂车针细磨外展隙

2）轴面修整：参照天然牙标记出轴面及𬌗缘轮廓线，用砂石修整出外形轮廓和轴面凸度，使牙体倾斜度与同名牙对称，并与邻牙相协调。应注意外形高点的位置与凸度，位置不当、凸度过大或过小都会对牙龈健康造成影响。最后内收𬌗1/3区域，使牙尖咬合于对颌被动中位，并减小𬌗面颊舌径，使𬌗力沿牙体长轴方向传导（图8-53，图8-54）

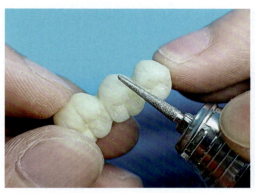
图8-53 修整修复体轮廓

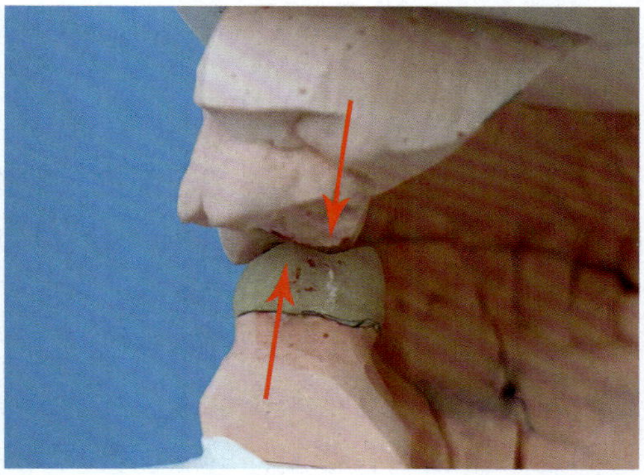

图8-54 形成的牙冠避让（箭头所示）

3）𬌗面修整：根据尖、窝、沟、嵴的走向，用裂钻雕刻窝沟点隙（图8-55），尽量模拟天然牙的形态，保证对颌牙尖运行顺畅，并检查是否影响下颌后退运动。选用合适的调磨工具进行细微的修整，形成𬌗面轮廓。注意不可破坏调整好的咬合接触点。

4）表面细微结构修整：从各种不同角度仔细观察修复体与天然牙的细微差异。根据天然牙的形态特点仔细进行修整，形成修复体表面的细微纹理结构，使每个细节特征都与天然牙一致，并注意保

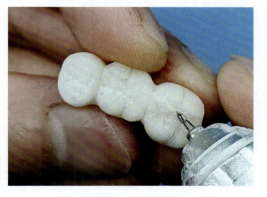
图8-55 𬌗面修整

护咬合接触点。细磨前应在水杯中将修复体润湿，既可以降低研磨产生的热量，又可以观察细节情况。

八、染色与上釉

（一）染色法（staining）

从天然牙表面显现出微妙的色调变化及色素的沉淀，可用染色瓷（stainporcelain）作烤瓷牙的表面染色。经过染色后的表现，就能得到有个性的牙齿修复体。像窝沟点隙、裂纹、邻接部、牙颈部等的染色，以及𬌗面的嵴所呈现的白垩色等微妙的颜色配合变化，就可表现牙齿的立体感。染色有外部染色与内部染色两种方法。

（二）上釉

上釉（glazing）是在修整好外形的修复体表面，涂刷一薄层釉瓷，使之有天然牙的光泽。由于涂层很薄，修复体外形不会发生改变。

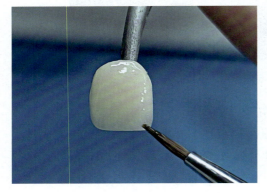

图8-56　上釉

上釉前用高压蒸气再次清洁修复体，并仔细检查有无裂纹、缺瓷、污点等现象，如无异常即可上釉。

按说明将釉粉和釉液调拌成糊剂状，然后用小号毛笔蘸取少量调好的糊剂，适当加压涂布整个瓷面（图8-56）。注意釉瓷不可过厚，否则会影响表面细微结构和外形，外展隙处不可有釉瓷堆积，冠内及其他金属面上不得涂上釉瓷。

涂布完成后进行最后一次上釉烧结，一般比牙本质瓷的烧结温度低10～20℃，以保证饰面瓷的外形不会改变。注意烧结在非真空条件下进行，烧结速率、最高温度及最高温度的停留时间都会对修复体瓷表面光泽产生影响。

（三）抛光

1. **去除金属氧化物**　去除金属基底部内及特殊的氧化物，需要使用喷砂机对基底部内进行喷砂处理，以去除冠内氧化物，增加粘接后的机械固位力。

2. **金属部分抛光及清洗**　使用橡皮轮、抛光轮及光洁抛光膏对暴露的金属部分进行抛光，注意抛光时应不断改变方向，使表面几乎看不到磨纹，直至高度光亮状态。抛光后用蒸气清洗机对修复体进行清洗，去除表面附着的抛光膏等异物。

3. **表面抛光**　上釉后，修复体的表面高度光洁似镜面，为了模仿天然牙的自然效果，应使用抛光轮对修复体进行机械抛光，使镜面光泽消失，接近天然牙特征（图8-57，图8-58）。

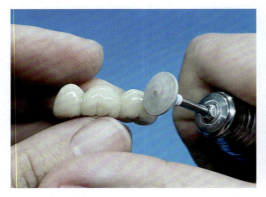

图8-57　用抛光轮对牙冠表面进行抛光

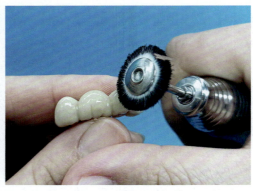

图8-58　清理牙冠表面的抛光膏

第3节　烤瓷修复技术

一、概念及特点

直接堆瓷烤瓷修复技术是用瓷粉在高温真空条件下制作各种口腔修复体的工艺技术，制作的修复体称为烤瓷修复体。

烤瓷修复体具有硬度高、耐磨损、热传导性低、不导电、可配色，而且色泽稳定、生物相容性好等优点；其缺点是脆性大、容易破裂、体积收缩大、制作过程对技师技术要求高、费用较高等。一般用于制作前牙瓷贴面或瓷全冠。

二、技工操作要点

（一）制作技术的选择

在耐火代型上烤瓷不仅可以获得色彩更接近天然牙的修复体，并且可以最微创地预备牙体甚至不进行预备的修复体方法。这种制作技术的主要优点如下。

1. 不需要特殊的设备。

2. 通过完整厚度的逐层瓷堆建技术，可以得到非常精确的颜色和透明效果。

3. 能使用传统的长石质瓷。同时采用氢氟酸酸蚀和硅烷化处理，瓷修复体能与树脂形成非常牢固的结合。

（二）耐火代型技术中主工作模型

加成硅橡胶印模材料是耐火代型技术最理想的印模材料：富有弹性，抗撕裂性强，最重要的是经过多次灌注依然可获得精确的模型，这是制作主工作模型所必需的条件。

1. **第一次灌注单个石膏代型**　超硬石膏代型使用超硬石膏材料按照说明书水粉比例，在真空状态下搅拌混合制作，灌取单个石膏代型。修整石膏代型边缘，基牙边缘以下修整成型（图8-59），接着使用平头车针修整出有两个抗旋转的固位沟槽（图8-60），且在石膏代型底部从矢状方向修整额外固位型，确保代型插入时有垂直终止点。然后涂布一层石膏硬化剂，使之表面顺滑。

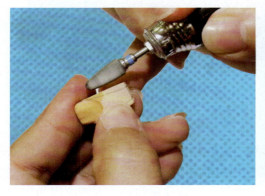 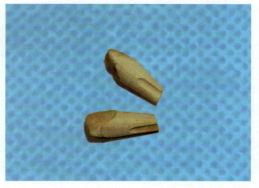

图8-59　基牙边缘修整　　　　图8-60　修整抗旋转的固位沟槽

2. **耐火代型**　用高品质硅橡胶材料（以1：1的比例真空搅拌40秒）复制已修整的单个石膏代型，等待1小时完全凝固后拔出石膏代型（图8-61）。用专用耐火材料按照说明书比例（40g粉：7ml稀释液；稀释液为液：纯净水=1：1。以LAMINA VEST Ⅱ材料为例）真空搅拌40秒，在振荡器辅助作用下，将硅橡胶阴模材料倾斜45°角使用探针类细小工具，以少量、多次的方式将调和好的耐火材料注入硅橡胶材料中灌取耐火代型（图8-62）。

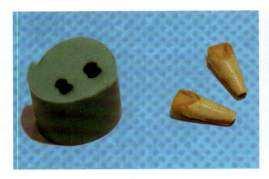

图8-61　复制单个石膏代型

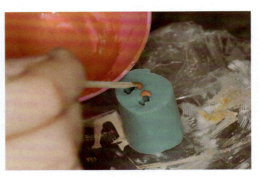

图8-62　灌注耐火代型

取出耐火代型后须经过以下的步骤：①用专用的耐火铅笔标出边缘；②进行脱水烧结（1050℃，5分钟）；③烧结后在牙体预备区域内涂一层细颗粒的瓷糊膏（连接瓷层），然后焙烧（900℃，1分钟）。可以重复进行这一步骤直到代型形成光滑、均一的表面。细颗粒的连接瓷是最终修复体达到密合的必要条件，它作为耐火模型表面的封闭剂与促进烧结收缩时可能产生的裂纹互相融合。

2. 第二次灌注整体模型　用超硬石膏灌取整个牙弓模型，模型修整并安装在𬌗架上，检查咬合的准确性。

3. 第三次灌注软组织模型（工作模型）　将单个石膏代型置于托盘中，边缘肩台位置可加薄层蜡固位（图8-63），再涂布分离剂，用石膏灌注出整个牙弓的模型，模型的基部形成了精确的牙龈外形和人工牙槽嵴突起（图8-64）。这一模型的最大优点是在基牙牙位凹槽中可以插入并相互交换单个石膏代型或耐火代型，因为单个石膏代型的根部有着相同的设计、相同的抗旋转的沟槽。

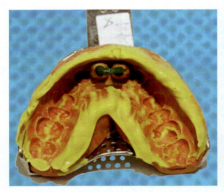

图8-63　单个石膏代型置于托盘

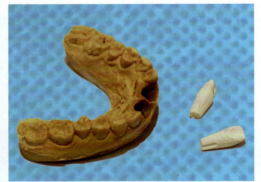

图8-64　模型灌制完成

（三）分层烤瓷及精修

1. 不透明牙本质形成　不透明牙本质瓷可以起到一定的遮色及为上层瓷层提供底色的效果。在两种特殊情况下需要增加修饰性不透明牙本质瓷：变色牙和牙齿切端牙体折断缺损的情况。对于后者，缺少充分支持的天然牙本质，必须通过形成特定的不透明牙本质瓷来弥补，否则会因为切端过于透明而显得明度低。

2. 牙本质外形堆瓷　应用分层技术可以使用牙本质瓷粉作为基准色调的牙本质（常常可以有几种色度，牙颈部饱和度较高，切端透明度较高），模拟蜡型制作的舌侧硅橡胶指导印模堆建出整个牙齿的牙本质外形。

3. 外形回切 回切使牙本质基本的形状减小，特别是减小切端和切端邻面的区域，为其他瓷粉提供修复空间。对于前牙，典型的结构包括三个基本的唇轴嵴，或者切缘结节。在放置不同瓷粉时要不断地以模拟蜡型作为参考（用硅橡胶作唇侧指导印模的方式）。

4. 牙釉质切嵴 在切缘的近中和远中部分制作两个明显突出的纯牙釉质"角"通过舌侧硅橡胶指导印模引导其准确的位置和长度，通过交替应用半透明性和饱和度不同的牙釉质瓷粉可以获得切嵴的仿真外形。完全透明的切端瓷可以与牙釉质瓷粉混合调制出大范围变化的颜色。低透明度颜色的牙釉质瓷也可以使用。切嵴一定要稍微大一些（比硅橡胶指导印模长和宽大约多出0.5mm）以校正烧结时的预期收缩量。

5. 牙釉质覆盖和第一次烧结 根据不同类型的牙齿（暗与亮）选用不同组合的有色牙釉质，有选择地把它们加在牙齿的轴向小隆突上，需要时，在接近切缘的邻面使用特殊的蓝色透明牙釉质瓷粉。最后，用常规牙釉质瓷粉覆盖剩余的切端缺口区，并结合应用一些乳光瓷粉。随后进行烧结。

6. 内染和烧结 在此阶段，体积应当稍稍加大些，需要轻微地回切使表面留出薄而均匀的间隙，如牙颈部饱和度、白斑和纹理线的形状。最终被覆外层透明牙釉质前，通过低温烧结（800℃）固定染色效果，最后的烧结展现了瓷贴面的内染色效果和堆建形成的内外结构。

7. 外形轮廓 由于多种特殊的效果（如牙本质染色、牙釉质特征）已经渗入到上述制作的各层中，表面的磨改操作不会改变这些必要的特征。用铅笔标记出牙冠外形的特征，并对牙体表面纹理特征进行修整，完成最终的外形轮廓。

8. 上釉和表面精修完成 任何一种抛光技术的成功都取决于瓷层的良好致密性和充分的烧结条件，因为抛光处理不能像自然上釉烧结一样完全消除瓷中的孔隙。因此，提倡上釉和抛光相结合的方法，以改进瓷贴面的美观性和表面特征。

完成表面修整处理后，通过金属车针去除部分耐火材料（图8-65），再通过喷砂（50μm玻璃珠）的方法去除代型材料。喷砂处理后的瓷修复体可以重新放回到人造石代型上，但是最后还需要在整体模型上进行调整，以便得到理想的邻接关系和咬合关系（图8-66）。

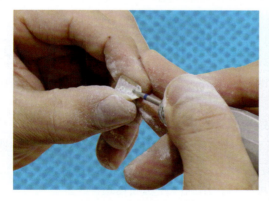 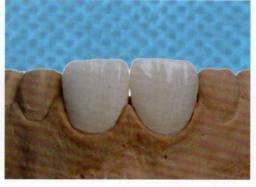

图8-65 去除耐火材料　　　　　图8-66 贴面完成

第4节　铸造陶瓷修复工艺技术

一、概念、特点及发展史

铸造陶瓷修复工艺技术（又称失蜡法全瓷技术）主要有铸造玻璃陶瓷和热压铸瓷两大类。这两种方法的制作步骤都与铸造金属修复体类似，也需要制作熔模，然后包埋、焙烧、铸造。前者是将陶瓷块高温熔融铸造；后者则是将陶瓷块低温加热挤压成型。

铸造陶瓷修复技术是20世纪80年代出现的一种新的修复形式。可铸造玻璃陶瓷，通过采用失蜡铸造法，在高温高压条件下，将玻璃陶瓷软化后铸入型腔，形成修复体雏形，经表面上釉着色而成。它具有良好的半透明性、近似牙釉质的折光性及与牙釉质相似的耐磨性等优点。

铸造陶瓷的特点：①密度小，铸造时压力不足。由于铸造陶瓷密度小，铸造时存在压力不足现象，易出现气泡和铸造不全等铸造缺陷。铸造陶瓷的密度为2.5～3.0g/cm³，金属密度为8.0～14.0g/cm³，铸造压力与所铸造材料的密度成正比，密度越大，则铸造压力越大。②熔点高。铸造陶瓷熔点高，一般在1300～1400℃，需特殊熔铸设备。③导热。导电性能差的铸造陶瓷的导热性能差，当其表面突然加热或冷却时，产生较大的温度梯度，较冷的一层阻碍较热的一层自由膨胀，产生局部应力，过高的局部应力将导致铸造失败。④熔融过程中需澄清。澄清是指在熔融过程中从熔融的陶瓷中排出气体的过程。只有彻底澄清的陶瓷铸造出来的铸件气泡才少、质量才高。因此，尽可能使陶瓷在真空状态下熔化，使气体逸出。⑤熔体黏度大。铸造性能差的陶瓷溶液黏度很大，表面张力大，流动性差，流动速度慢，铸造时需要更大的铸造压力。⑥无截然的液态、固态转变过程。陶瓷材料是由多种氧化物组成的混合物，受热时随着温度的升高，黏度逐渐下降，最后成为熔融液体。所以，铸造时在相当的温度范围内如受到铸造压力，陶瓷可继续充满型腔并驱出气泡，提高铸件质量。⑦铸造收缩小，铸造精密度高，因此对包埋材料要求无凝固膨胀，热膨胀率与陶瓷收缩率相当，易于清除，不影响铸件表面光洁度。

二、制作工艺

（一）铸造玻璃陶瓷技术

铸造玻璃陶瓷技术采用失蜡铸造法。玻璃陶瓷在高温高压条件下软化熔融后具有良好的流动性，铸入型腔，形成核冠或最终修复体，然后饰瓷或表面上釉着色而成。但该技术用于后牙区域修复失败率较高，同时随着其他材料、技术的不断发展，逐渐淘汰其临床应用。

铸造玻璃陶瓷全冠的工艺流程简要如下。

1. 制作可卸式模型　常规制作石膏可卸式模型，涂布间隙涂料，干燥后涂布分离剂。

2. 涂间隙涂料　全冠、嵌体涂两层；贴面需要涂三层。

3. 熔模制作　用蜡形成基底冠或恢复牙冠完整的解剖形态、精确的咬合关系和轴面形态。

4. 安插铸道　铸道连接处必须圆钝，避免锐角。

5. 包埋　采用专用的磷酸盐包埋材料无圈包埋蜡型，常温下放置1小时后即可烘烤。

6. 焙烧及铸造　烘烤与焙烧铸圈达铸造温度后，将玻璃陶瓷锭置于专用坩埚内熔化、铸造。铸造完成后，取出铸圈，室温下自然冷却。

7. 铸件清洗　在一定压力下喷砂，小心去除包埋材料，用细砂片切断铸道。

8. 瓷化　将铸件置于专用瓷化炉内加热瓷化。瓷化可明显提高玻璃陶瓷的强度和韧性。

9. 去除残余包埋材料　瓷化后室温冷却，在一定压力下喷砂打磨，去除瓷化包埋材料。

10. 试戴　将瓷化后的修复体放在模型上试戴，并调改。

11. 饰瓷、着色、上釉　基底冠表面常规塑瓷；铸造陶瓷修复体瓷化后颜色比天然牙白，需染色上釉完成铸瓷冠的制作。

（二）热压铸瓷技术

热压铸瓷技术又称为注射成型铸瓷技术，是采用注射热压工艺将陶瓷在高温下加压注入型腔制作全瓷修复体的技术。其过程类似于铸造玻璃陶瓷的铸造过程。同样是常规制作修复体或基底冠熔模，然后包埋，在一定压力下将软化而不是熔化的瓷注射或压铸到失蜡形成的熔模空腔中形成修复体雏形，最后在修复体雏形上染色或涂塑烧结饰瓷材料。该方法可以制作全瓷冠、嵌体、高嵌体、贴面及前牙固定桥。

1. 材料组成

（1）热压铸瓷材料　根据瓷块玻璃基质中晶体种类的不同，可将热压铸瓷材料分为以下两种。①白榴石基热压成型全瓷材料：所形成的修复体挠曲强度比其他全瓷强度低，仅有120MPa，可用于制作嵌体、贴面及单冠。②二硅酸锂基热压成型全瓷材料：形成的修复体挠曲强度较高，可达400MPa，断裂韧性也较大，操作过程较短，边缘精确性较好。目前应用较为广泛，它们主要适用于贴面、前后牙单冠及前牙三单位桥等修复。

（2）包埋材料　热压铸瓷专用的包埋材料是一种磷酸基包埋材料，不含石膏成分，因为石膏会对瓷块造成损害。包埋材料根据铸圈的升温方式分为快速包埋材料和普通包埋材料，其中快速包埋材料无须预热，可直接放入最终温度的预热炉中，从而节省工作时间，提高效率。包埋材料要求能够补偿瓷块的收缩量，不引起热应力和收缩应力，并具有良好排气能力。

（3）饰面瓷　热压铸瓷块最好选择相同系统中的饰面瓷粉配套使用。如在不同瓷系中选择应注意饰面瓷粉的膨胀系数和烧结温度要与热压铸瓷底层材料相匹配，否则容易崩瓷。

2. 工艺流程

热压铸瓷常用操作技术有三种：染色技术、回切技术、涂层技术。所谓染色技术是指熔模制作时，牙冠恢复成完整正确的解剖形态，压铸后染色和上釉即可。回切技术是指熔模制作时在牙冠的切端或咬合面进行回切，压铸后涂塑切端瓷恢复，这样修复体层次感更丰富。涂层技术是指熔模制作时设计成基底冠，压铸后用体瓷、切端瓷涂塑，这样能达到个性化效果。具体操作流程如图8-67。

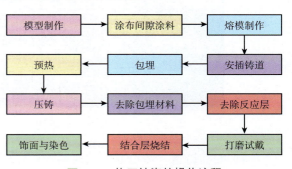

图8-67 热压铸瓷的操作流程

（1）模型制作　用超硬石膏灌注模型，制作可卸式模型。

（2）涂布间隙涂料　在代型表面涂硬化剂以保护石膏代型，但不能改变代型的体积。硬化剂干燥后涂布间隙涂料。①单冠、贴面：最多涂两层间隙涂料，为9～11μm厚，注意涂布间隙涂料时应离开颈缘1mm（图8-68）。②嵌体和高嵌体：最多涂三层，一直到肩台内边缘。③固定桥：基牙涂两层间隙涂料，在缺失牙侧再多涂一层，可以避免摩擦（图8-69）。

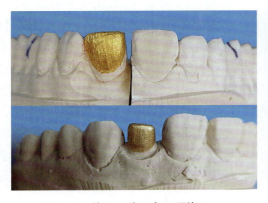

图8-68 单冠、贴面离开颈缘1mm

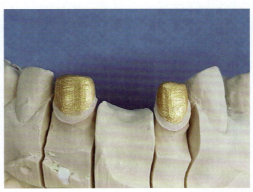

图8-69 固定桥涂布间隙涂料

（3）熔模制作　①染色技术的熔模：雕刻全解剖牙冠形态（图8-70）。②回切技术的熔模：首先制作全解剖牙冠形态，然后用硅橡胶制作记录印模、在切端1/3处回切，注意不要过度设计发育叶外形，舌（腭）侧不需进行回切（图8-71）。③涂层技术的熔模：首先制作全解剖牙冠形态，然后用硅橡胶制作记录印模，进行整体回切（图8-72）。

不论采用回切技术还是涂层技术都应注意最低厚度要求（即压铸材料与涂层材料的比例），修复体中高强度部分（压铸材料）必须占到或超过修复体全层厚度50%。例如，整个修复体厚度为1.0mm，内冠最低厚度为0.5mm，涂层瓷粉最大为0.5mm。在牙体制备过大的情况下，过多的空间必须由内冠材料修复，而不是涂层材料。

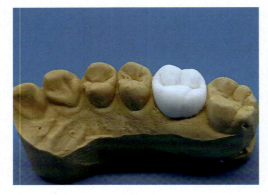

图8-70　染色技术的熔模

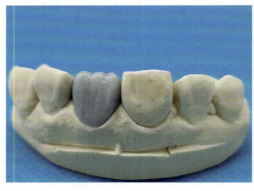

图8-71　回切技术的熔模

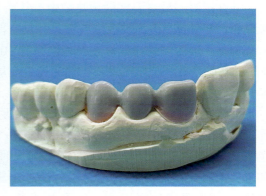

图8-72　涂层技术的熔模

（4）安插铸道　铸道要安插在顺着铸瓷材料流动的方向且是熔模最厚的地方，以免影响铸瓷材料的流动性。

（5）包埋　用铸瓷专用包埋材料包埋。要根据熔模的重量决定包埋圈和瓷块的大小。具体做法：先称铸圈底座重量，然后将熔模定在铸道底座上称重，两者差即为熔模重量。包埋材料凝固后，去除表面硅橡胶包埋圈和底座，将其放入压力聚合器内，10分钟后取出。这样做有利于抽出包埋材料中的气泡。

（6）预热　根据包埋材料的种类选择不同预热方式，快速包埋材料在包埋45～60分钟后直接置入预热炉，在850℃维持45～60分钟（小铸圈45分钟，大铸圈60分钟），每增加一个铸圈延长15分钟。常规包埋材料在包埋60分钟后室温下放入预热炉，300℃维持30分钟后再于850℃维持45分钟，多个铸圈时预热时间相应延长。包埋圈放在炉腔的后部，以便均匀加热，铸道口向下倾斜。注意不要预热瓷块和氧化铝推杆（图8-73）。但白榴石材料需要预热瓷块和氧化铝推杆。

（7）压铸　预热结束后，首先在铸瓷炉压铸程序中选择对应的瓷块程序及相应的包埋圈型号，将冷的瓷块放入热的包埋圈，瓷块有颜色标示印记的一面需要向上，以便再次确认瓷块的颜色，接着将涂有分离剂的冷的氧化铝推杆放入热的包埋圈，然后迅速将包埋圈从预热炉中取出，放入热的铸瓷炉中央，这个步骤要快、位置要准，30秒左右，防止包埋圈温度下降过多。最后按下开始键启动所选的铸瓷程序，当压铸程序结束后，使用铸瓷专用钳将包埋圈从铸瓷炉中迅速取出，放在金属冷却格上自然冷却（图8-74）。

（8）去除包埋材料　铸圈冷却到室温后大约60分钟，包埋圈会出现裂纹，这是因为不同材料（氧化铝推杆、包埋材料、压铸材料）的不同热膨胀系数所致，这些裂纹在冷却过程中产生，不会影响铸件的结果。在冷却的包埋圈上标记氧化铝推杆的长度（图8-75），用切片分离包埋圈（图8-76）。用石膏刀在预定的破裂点分离包埋圈。接着先用玻璃珠以0.4MPa压力进行喷砂喷去大部分包埋材料，使铸件与铸圈分离，再改用玻璃珠以0.2MPa压力进行喷砂，仔细喷除残留的包埋材料。注意不要用氧化铝喷砂，否则易磨损铸瓷修复体。另用100μm的氧化铝砂以0.2MPa压力进行喷砂以去除氧化铝推杆式残留物。

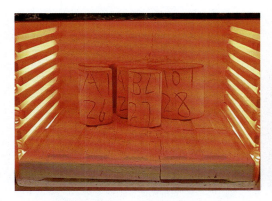

图8-73　包埋圈预热

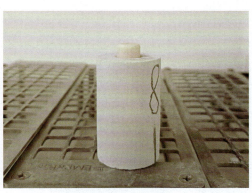

图8-74　包埋圈自然冷却

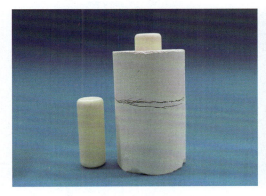

图8-75　标记氧化铝推杆位置

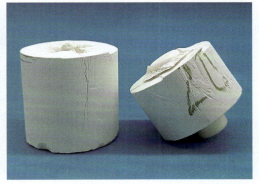

图8-76　分离包埋圈

（9）去除反应层　去除包埋材料后，将铸件放入专用的酸蚀液中用超声波振荡器清洗10～30分钟，确保铸件完全浸在酸蚀液中（图8-77）。接着从酸蚀液中取出铸件并用流动的水清洗，然后吹干。小心使用氧化铝（100pm）以去除白色反应层，最大使用压力为0.1～0.2MPa。确保铸件内、外表面的反应层完全去除（图8-78）。如果反应层没有完全去除则容易形成气泡，气泡会导致结合问题和涂层瓷粉的破裂。

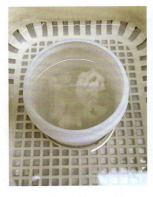

图8-77　铸件酸蚀

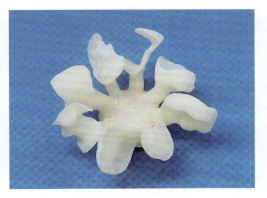

图8-78　完全去除反应层

（10）打磨试戴　使用正确的打磨工具对铸件进行精修和调整。如果使用不合适的调磨工具可能会出现铸件边缘破碎和局部过热。首先用薄砂片切割铸道并用水冷却（图8-79，图8-80），避免陶瓷材料过热，建议采用低速轻压方法调磨铸件，铸道连接点要打磨圆滑，将代型上的间隙涂料去除并小心就位，注意打磨后铸造内冠的厚度要保持最低厚度（表8-1）。如果使用回切和涂层技术，需要在涂层前用氧化铝（100μm）在0.1～0.2MPa压力下喷砂，在结合层烧结前使用流水并用蒸气彻底清洗。

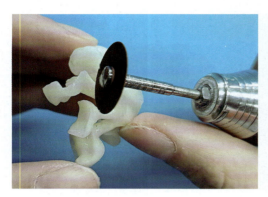

图8-79　用薄砂片切割

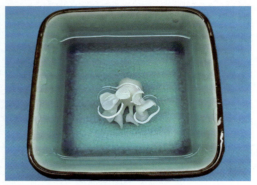

图8-80　用水冷却

表8-1　打磨后铸造内冠的厚度（mm）

		（殆）贴面	超薄贴面	贴面	嵌体	高嵌体	部分冠	全冠 前牙	全冠 后牙	桥 前牙区	桥 后牙区
材料厚度 IPS e.max Press	四周	1.0	0.3～0.6	0.3～0.6	1.0	1.0	1.5	1.2	1.5	1.2	1.5
	切端/（殆）面	1.0	0.4～0.7	0.4～0.7	1.0	1.0	1.5	1.5	1.5	1.5	1.5
材料厚度 IPS e.max Press 回切技术	四周	—	—	0.7	—	—	1.5	1.2	1.5	1.2	1.5
	切端/（殆）面	—	—	0.4	—	—	0.8	0.4	0.8	0.8	0.8
材料厚度 IPS e.max Press	四周	—	—	—	—	—	0.6	0.8	0.8	0.8	
	切端/（殆）面	—	—	—	—	—	0.6	0.8	0.8	0.8	
	设计类型	—	—	—	—	—	牙齿形态支撑舌/腭全解剖设计				
	连接体尺寸	—	—	—	—	—	—	—	—	16mm²	16mm²

（11）结合层烧结　在回切技术中，使用切端瓷、效果瓷或者修色剂和染色剂在切1/3处涂一薄层进行结合层操作。在涂层技术中，用薄体瓷或体瓷均匀地在内冠表面涂一薄层进行结合层操作。无论是回切技术还是涂层技术，其具体操作步骤均是先在内冠上涂一薄层釉液，然后在其上均匀地撒一薄层瓷粉，最后将其放在烤瓷炉内烧结。

（12）饰面与染色　将铸瓷内冠放于代型上，开始用饰面技术或染色技术完成修复体的外部形态和颜色。通常贴面、嵌体采用染色技术，而冠、桥修复体多采用饰面技术。其具体制作过程同金属烤瓷修复体。注意外部涂层所选的染料和瓷粉必须与内部热压铸瓷材料有协调匹配的膨胀系数和烧结温度。

医者仁心

大医典范——于海洋

于海洋，四川大学华西口腔医学院教授，教育部新世纪优秀人才。

于海洋教授一直坚持好医生就是要把患者的利益放到最高，这应该是评价一个好医生最大的标准。只有成为好医生的想法，没有本事也不行，既要有以患者为中心的想法，也要有成功的本领，才能成为好医生。在一次访谈中，于海洋教授被问到进入这个行业的初衷是什么，他说自己来自医学世家，也就选了这个职业。但真正成为医生以后，深深感受到好医生的成就感来自患者在治疗成功以后的微笑和口腔功能的恢复。

自 测 题

一、选择题

1. 在金-瓷结合机制中，主要的结合机制是（ ）
   A. 化学结合力　　　　　B. 机械结合力
   C. 压缩结合力　　　　　D. 物理结合力
   E. 范德瓦尔斯力

2. 金属基底应保持一定的厚度，贵金属基底厚度为（ ）
   A. 0.2～0.3mm　　　　　B. 0.2～0.4mm
   C. 0.3～0.4mm　　　　　D. 0.3～0.5mm
   E. 0.3～0.6mm

3. 以下不属于影响金-瓷结合的因素是（ ）
   A. 合金与瓷粉的热膨胀系数
   B. 合金表面的氧化膜
   C. 合金表面的粗糙度
   D. 金-瓷结合面的润湿性
   E. 合金的机械性能

4. 遮色瓷厚度粉剂型为（ ）
   A. 0.1～0.2mm　　　　　B. 0.2～0.3mm
   C. 0.2～0.4mm　　　　　D. 0.30～0.35mm
   E. 0.3～0.4mm

5. 瓷层的堆塑过程中，正确的堆塑顺序是（ ）
   A. 牙颈部瓷→牙本质瓷→透明瓷→牙釉质瓷
   B. 牙颈部瓷→牙釉质瓷→牙本质瓷→透明瓷
   C. 牙颈部瓷→牙本质瓷→牙釉质瓷→透明瓷
   D. 牙本质瓷→牙釉质瓷→透明瓷→牙颈部瓷
   E. 牙本质瓷→透明瓷→牙釉质瓷→牙颈部瓷

6. 形态修整时，检查邻面接触区，用厚度为（ ）的咬合纸标记阻挡点。
   A. 10μm　　　　　　　　B. 15μm
   C. 20μm　　　　　　　　D. 25μm
   E. 30μm

7. 烤瓷熔附金属上釉后，用什么工具进行抛光（ ）
   A. 钨钢车针　　　　　　B. 金刚砂车针
   C. 白刚玉磨头　　　　　D. 毛刷轮
   E. 抛光轮

8. 压铸完成后为避免瓷裂，铸型采取的降温方式是（ ）
   A. 风扇吹风冷却　　　　B. 放入温室的水中冷却
   C. 室温下自然冷却　　　D. 放入冰水中冷却
   E. 以上方式都可以

9. 热压铸瓷技术中，单冠和贴面最多涂两层，间隙涂料厚度应为（ ）
   A. 9～10μm　　　　　　B. 9～11μm
   C. 9～12μm　　　　　　D. 10～11μm
   E. 10～12μm

10. 金属基底上瓷前预氧化的目的是（ ）
    A. 增加化学结合力　　　B. 增加机械结合力
    C. 增加范德瓦尔斯力　　D. 增加压缩结合力
    E. 增加物理结合力

二、简答题

1. 烤瓷熔附金属的特点有哪些？
2. 烤瓷熔附金属材料应具备的条件有哪些？
3. 金-瓷结合的机制包括哪些？
4. 塑瓷的步骤及塑瓷过程中的注意事项有哪些？
5. 色彩三要素在色板上代表什么意思？

（张朝标）

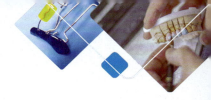

第9章
打磨抛光技术

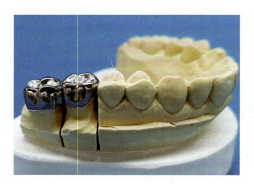

图9-1 打磨、抛光后的金属全冠

义齿的打磨抛光技术是指通过机械加工和电解等方法使义齿的表面达到高度光洁的技术。打磨抛光是义齿、支架等修复体完成前的最后一道程序，制作完成的修复体，在戴入患者口腔内之前，必须经过打磨抛光，使修复体的表面平整、光滑，从而有利于口腔组织保健，同时也使义齿易于清洁，使患者感觉舒适美观，并提高义齿的耐腐蚀性及色泽的稳定性（图9-1）。

第1节　打磨抛光基本原理和原则

一、基本原理

（一）打磨

打磨包括切削和研磨两个步骤。

1. 切削　是指用刀状或粗粒度磨料的磨具磨切物体表面，修整物体外形，减小物体体积的过程。其具体操作要点为：将转动的磨具与被磨切物体表面接触，并施加一定的压力，以削去部分材料，使物体的表面及外形得到改善。切削时，速度较快，压力较大，磨具较粗糙，物体表面磨切的痕迹较深。

2. 研磨　是指用细粒度磨料的磨具平整物体表面，以减小其表面粗糙度的过程。研磨时，磨具转动的速度可较切削时略快，但磨具加于被磨切物体上的压力较小，一般磨去的量较少，物体表面磨切的痕迹较浅。磨料的粒度越小，研磨越细，物体表面光滑度越好。

（二）抛光

抛光是在高度打磨的基础上，对修复体表面进行光亮化处理。抛光包括机械抛光和电解抛光。

1. 机械抛光　是利用绒轮、布轮或毛刷轮等抛光磨具蘸取抛光材料，用机械加工的方法反复摩擦修复体表面，消除表面划痕，使修复体表面光洁如镜。

2. 电解抛光　是通过电化学的腐蚀作用，溶解金属表面的凸起粗糙部分，使其平滑，提高光洁度。电解抛光仅用于金属铸件的抛光。

二、原　　则

1. 按照由粗到细、由平到光的程序　其基本操作程序是：粗磨及修整外形→细磨及平整表面→抛光。一定要严格按照由粗到细、由平到光的程序，使用的砂石、磨头等工具也应按照粗颗粒、中颗粒、细颗粒的顺序进行，以提高工作效率。

2. 义齿规定的标准数值不发生改变 活动义齿基托的宽窄、厚薄，铸造支架各组成部分的直径、厚薄及铸造冠桥边缘长短、邻接等都有规定的标准，在打磨、抛光过程中，要保证其不发生改变，确保义齿修复质量。

3. 防止义齿损坏变形 在义齿打磨抛光过程中，使用了大量的磨头、砂片等工具，且义齿抛光时高速马达转速非常快，义齿可能会受到损坏或变形，所以在打磨抛光时应认真仔细，防止义齿的损坏和变形。

4. 用力得当 义齿在研磨过程中，应严格遵循高转速、轻压力的原则。因为转速越慢，压力越大，所形成的切痕越深。切痕深，则加重后续工作的负担，也易造成义齿各组成部分标准数值的改变。因此，义齿研磨乃至抛光的全过程均应采取高转速、轻压力。

第2节 打磨抛光材料和工具

一、打磨抛光材料

（一）打磨材料

1. **金刚石** 为碳的结晶体，是自然界中硬度最大的物质，一般采用电镀方法把金刚石粉末颗粒固定在各种形态的金属切削端表面，制成车针、磨片和磨头，是切削牙釉质最有效的材料。

2. **碳化硼** 硬度接近天然金刚石，为有光泽的黑色晶体，可制成各种切削、研磨工具，用来研磨金属和树脂类修复体。

3. **碳化硅** 其微小的颗粒用于制作砂纸、砂轮、砂片、磨头等研磨切削工具，用来研磨金属和树脂类修复体。

4. **刚玉** 硬度次于金刚石，可制成各种标号的水砂纸或磨头，主要用来打磨树脂，还可以作喷砂用。

5. **石榴石** 为天然硅酸盐矿石，常制成砂轮，用于研磨金属。

6. **石英砂** 除用于制作砂纸和研磨剂外，还可以用不同的粒度对修复体表面进行喷砂处理。

（二）机械抛光材料

1. **氧化铬粉末** 与蜡和硬脂酸等混合制成抛光膏，呈绿色，俗称"抛光绿膏"，适用于镍铬、钴铬等合金的抛光。

2. **氧化铁** 俗称"红铁粉"，一般是将红色的氧化铁细粉末与蜡和硬脂酸混合做成抛光膏，用于抛光贵重金属和铜合金。

3. **浮石粉** 主要成分为二氧化硅，为颗粒状硬度较低的细磨料，与水、甘油混合制成糊状，常用于抛光软、中硬度的合金，也可抛光牙体组织、树脂。

4. **石英砂** 用特别细的石英砂（粒度＞200目）和水或甘油混合呈糊状，用于抛光树脂。

5. **硅藻土** 由硅藻类植物的硅质细胞壁沉积而成的天然物质，是一种中等硬度的抛光膏。

6. **氧化锡** 将氧化锡与水、乙醇或甘油等调成糊状，用于抛光牙体组织或修复体。

7. **碳酸钙** 为白色颗粒状，用沉淀法制备出各种粒度的粉末，常与水、甘油混合做成抛光膏使用，用于抛光牙体组织和修复体，也是牙膏中常用的摩擦剂。

二、打磨抛光工具

（一）打磨工具

1. **钨钢钻头（图9-2）** 是常用的一种切削磨头，它是以碳素钢为主要成分制成的不锈钢钻头，一般是在钨、钛、钽等的碳化物粉末中加入钴，经高温烧结而成。钻头分为低速、高速钻头两种。

2. **金刚砂磨头** 金刚砂的成分为碳化硅，硬度高，可以用于切削牙体组织、金属及树脂类修复体，切割效率高（图9-3）。

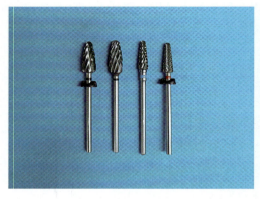

图9-2 钨钢钻头

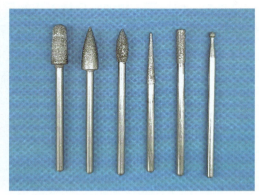

图9-3 金刚砂磨头

3. **金刚石磨头** 金刚石制品切削效果非常好，但切削金属和树脂等韧性、塑性较大的材料时易引起表面阻塞，价格也偏高（图9-4）。

4. **碳化硅磨头** 是碳化硅颗粒压制而成，硬度稍低，质地较细腻，用来研磨金属和树脂类修复体（图9-5）。

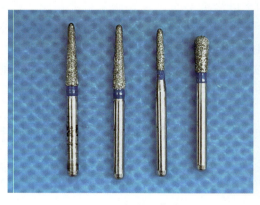

图9-4 金刚石磨头

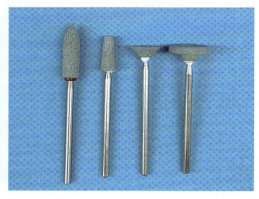

图9-5 碳化硅磨头

5. **刚玉磨头** 包括白刚玉、棕刚玉等品种，是将氧化铝颗粒粘接制成，质地较硬，主要用于瓷的打磨（图9-6）。

6. **石榴石砂轮** 用于打磨金属（图9-7）。

（二）机械抛光工具

1. **布轮** 用布或皮革制成，临床配合石英砂、浮石粉抛光树脂，也可配合抛光膏抛光金属（图9-8A）。

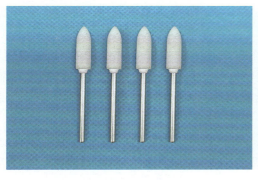

图9-6 白刚玉磨头

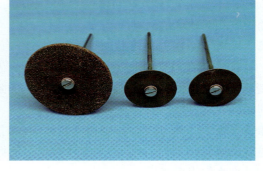

图9-7 石榴石砂轮

2. **毡轮** 用毛毡制成，硬度大于布或皮革制作的抛光轮，有轮状和锥状及不同规格制品，可以抛光义齿各个部位，一般配合各类抛光膏使用（图9-8B）。

3. **毛刷轮** 用猪鬃或马鬃制成，有多种规格，可配合各类抛光材料抛光金属或树脂，也可采用小毛刷配合抛光材料抛光牙面（图9-8C）。

4. **橡皮轮**（图9-9） 是把碳化硅、氧化铝的微粉以及金刚砂结合到橡胶里制成的各种形态的橡胶磨头，把原料混合后在模具内加压而成，有以下两种类型。

（1）粗磨橡皮轮 含有碳化硅等研磨材料，用于抛光金属修复体、烤瓷牙和复合树脂等。

（2）细磨橡皮轮 含有碳化硅和氧化锌等研磨材料，用于抛光金属、烤瓷牙、复合树脂及牙体组织等。

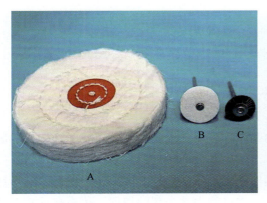

图9-8 布轮（A）、毡轮（B）、毛刷轮（C）

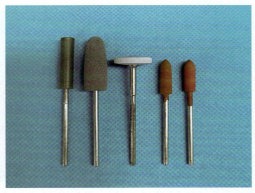

图9-9 橡皮轮

🔗 **链接** 电解抛光

电解抛光又称电解研磨或电化学抛光，是将金属铸件与电解槽的正极相连，置于电解液中，通电后，电解质溶液在正负两极之间引起氧化还原反应，被溶解的金属形成一层黏性薄膜，覆盖于铸件的表面，凸起的部位覆盖薄膜较薄，因而电阻小，电流密度大，铸件表面溶解迅速；而凹陷部位覆盖薄膜较厚，因而电阻大，电流密度大，铸件溶解少，这样使铸件凹凸不平的表面逐渐平整，形成光滑的表面。电解抛光主要用于金属支架的抛光。

三、影响机械打磨抛光的因素

1. **磨具（磨料）的硬度** 不同的修复体采用不同的材料制作，其硬度各不相同，磨具（磨料）的硬度应比被磨物体的硬度大。磨切硬度高的物体，要求使用的磨具的硬度也要高，否则容易引起磨具的大量损耗，不仅缩短了磨具的使用寿命，提高了成本，也降低了工作效率；而磨切硬度低的物体，则可采用硬度相对较低的磨具。

2. **磨具的形状** 磨具的形状对切削研磨效率有很大影响，应根据不同的部位和用途选用不同形状的磨具，这样才能在研磨过程中，使磨具到达修复体的各个部位，准确地雕刻出修复体的细节形态，而不改变修复体应有的外形。如选择不当，则可能磨到不该磨的部位，使被磨物体的外形受到破坏，或使切削研磨效率过低。

3. **磨具（磨料）的粒度** 打磨抛光物体表面时，要求磨具与磨料的粒度粗细有所不同。打磨时应采用粗粒度的磨具（磨料），以提高工作效率；而抛光时则要求使用较细粒度的磨具（磨料），以消除磨痕，使被磨物体表面光滑。

4. **磨具的工作转速与工作压力** 打磨抛光物体表面的效率与磨具的工作转速成正比，与施加在物体表面的工作压力成反比。即在正常情况下，磨具转速越高，施加在物体表面的工作压力越小，则打磨抛光效率越高。但在不同的工作状态下，选用的工作压力应不尽相同：粗磨时的工作压力大于细磨，细磨时的工作压力大于抛光。

5. **粘接剂的粘接强度** 在将不同形状、不同大小的磨粒粘接制成各种不同外形的磨具时，其使用的粘接剂的强度应高，粘接稳固而又能适时地使已没有磨切功效的边、刃磨粒及时脱落，而且还能耐冷、耐热、耐腐蚀。这样可提高磨具本身的抗冲击强度及耐磨性，而且还能有效提高研磨效率。

第3节 固定修复体的打磨抛光

各种口腔修复体的打磨抛光都必须遵循由粗到细、先平后光的原则。其基本操作程序是：粗磨、修整外形；细磨、平整表面；抛光。不同的材料其操作程序略有不同。

一、金属的打磨抛光

金属磨光的特点是难度大，尤其是高熔合金的磨光。因此，金属的磨光需要配备较好的磨光设备和磨具，以减轻工作强度，提高磨光效率。

义齿金属部分常由高熔合金铸造而成，金属铸件须经过喷砂处理，去尽包埋材料，然后用切割片切除无保留意义的铸道和排气道。嵌体的铸道因需留作口腔内试合用的把柄，故应在试戴合适后才可切除；烤瓷熔附金属冠的金属基底冠上的排气道，是堆塑瓷时夹持的把柄，故应在堆塑瓷后才可切除。切除铸道后的铸件即可进行研磨工作。

（一）铸件清理

1. **喷砂** 金属修复体铸造完成后，将铸件从包埋材料中分离出来，反复振荡铸件，使内层包埋材料大部分脱落，然后对高熔合金铸件进行喷砂处理，清洁干净铸件表面包埋材料。贵金属和中、低熔合金铸件多采用手工方法去除表面黏附的包埋材料，不进行喷砂处理。

（1）喷砂操作步骤 ①接通气源，将空气压缩机的气管与喷砂抛光机管路接通；②接通电源，箱内照明灯亮；③将粒度为80目左右的金刚砂适量装入工作仓；④调整喷砂压力，在4～6kPa；⑤放入铸件。选用自动喷砂机时，将铸件放入转篮，关好密封机盖；选用手动喷砂机时，先放入铸件，密封机盖，然后把手从套袖口伸入箱内，手持铸件，启动工作开关，将铸件以45°角对准喷嘴，喷砂以清洁铸件表面，使铸件的每个部位都能均匀冲刷，避免某处因喷砂过多而变薄。喷砂后关闭工作开关，关闭电源，清洁工作台（图9-10）。

（2）喷砂注意事项　①金刚砂应保持干燥和清洁，以防堵住吸管或喷嘴。②喷嘴内孔直径为3～5mm，长期使用会磨损扩大，造成喷砂无力、效率降低，应及时更换喷嘴。喷砂时喷嘴距铸件的距离应在5mm左右。③经常清除滤清器中的水以及过滤袋中的存留物。④经常保养空气压缩机，保证喷砂机有正常的气源供应。⑤当观察窗玻璃被砂打模糊后应及时更换玻璃，保证有良好的观察效果。

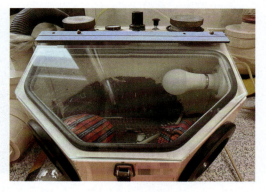

图9-10　喷砂机

2. 化学清理

（1）钴铬合金和镍铬不锈钢的碱处理　对非贵金属高熔铸件，在无喷砂机的情况下，可采用化学方法清理铸件的表面，将铸件放入20%的氢氧化钠溶液煮沸，使氢氧化钠与铸件表面的二氧化硅发生化学反应，生成硅酸盐从铸件上脱落下来；或者将铸件放入45%的氢氧化钾溶液中煮沸，也可取得满意的效果，最后用热水冲洗，去除铸件表面的残留液。对镍铬合金烤瓷冠桥金属基底一般不采用碱处理，以免影响金-瓷结合。

（2）金合金的酸处理　金合金因其不能用喷砂机进行表面氧化层的清除，因此多采取酸处理法。将金合金铸件加热至暗红色，随即投入浓盐酸中，以去除其表面的氧化物，并具有校正色泽的作用。

（二）高熔合金的打磨抛光

1. 打磨

（1）切削铸道（图9-11）

1）操作步骤与方法：①将机器平放在工作台上；②扳动电源开关，接通电源；③检查切削砂片与机器其他部位是否可能发生碰撞或与防护罩相摩擦，确认无误后启动电动机；④双手拿稳铸件，砂片对准铸道根部，平齐铸件表面切削铸道。

2）操作注意事项：①切削时砂片转速不能过快，否则因离心力的作用易发生砂片飞裂事故；②切削金属时不可用力过猛，或者左右摆动，以防砂片折断或破裂；③操作者不可正面对准旋转的切削砂片操作，应位于与砂片有一定角度的部位操作，以免发生意外；④在整个操作过程中，应采用吸尘器收集砂尘，以防环境污染；⑤砂片两面必须垫上软垫板（石棉纸或有一定厚度的橡皮），防止砂片压紧时发生压裂或破碎；⑥砂片使用一段时间后，容易磨损或破裂，应及时更换同型号的砂片。

（2）修整外形

1）要求：使用牙科技工用微型电机配合各种磨具将铸道的残余部分逐渐磨平，磨除金属铸件表面的小瘤、边缘毛刺、铸道切痕等，达到表面平整；修整铸件边缘及外形，使铸件厚薄适宜，边缘顺滑，外形美观并符合设计要求；选用恰当的钻头磨除冠组织面的金属小瘤和修整殆面的沟、嵴等（图9-12～图9-14）。如果是金-瓷冠金属基底，须向同一方向磨平，以形成较规则表面，防止瓷层烧结时

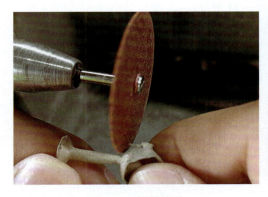

图9-11　切削铸道

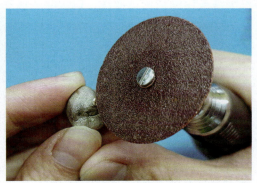

图9-12　用砂轮打磨金属冠表面铸道

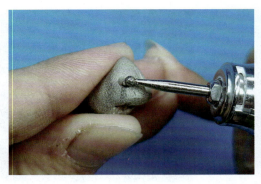 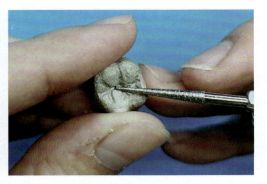

图 9-13　用小球钻修整外形　　　　　　图 9-14　用细金刚砂钻修整殆面的沟、嵴

产生气泡。然后即可在模型或可卸式模型上试合、调整，达到完全就位。

2）方法与步骤：①接通电源；②选择电机的旋转方向及速度；③选用砂轮或磨头，并夹持到打磨夹头上；④用脚控制电机的开关，按步骤和要求逐一打磨。

3）注意事项：①不能在夹持头松开的状态下使用电机；②砂轮等夹持柄如有弯曲切勿使用，否则在高速旋转时会产生剧烈抖动，既影响打磨铸件的质量，也会缩短轴承的寿命，严重时会伤害到操作者；③每次启动电机时，一定要从最低速开始，并仔细检查砂轮等有无抖动现象，以免发生危险；④使用直径较大的砂轮，要降低电机转速，以免影响铸件的打磨质量；⑤打磨时用力要均匀，且不宜过大。

（3）细磨　金属修复体的外形修整完成后，各部位厚度基本符合要求，即可进行细磨。

1）操作步骤及方法：①用粒度较细的金刚砂磨头（磨料粒度为120～200目）将铸件表面反复磨平整，对磨头不易到达或表面凹凸不平的部位，如牙冠的尖、嵴、窝、沟处，冠桥的连接体、外展隙、邻间隙等处，应换用较细小的砂石轻轻打磨，但牙冠邻面接触区不能打磨。②将砂布条卷曲在砂纸夹轴柄上，用较慢转速，对铸件打磨面作进一步的细化磨平，此时的工作压力不宜过大，并不断转动修复体，反复打磨。对砂布卷不易到达的部位，可选用各种不同的金刚砂橡皮轮进行抛光（图9-15）。③用布轮、毛刷等磨具加浮石粉糊剂反复对铸件表面摩擦，在摩擦过程中，要经常变换方向，从不同的角度摩擦被打磨的部位，使修复体表面高度平整。

2）注意事项：①对不同金属的修复体，应使用专用的磨轮、砂石，防止污染；②在修整打磨过程中，应采用冷水降温或使用不产热的砂轮、砂石，防止铸件产热变形；③注意对铸件细小部位（如连接体、牙尖、冠边缘、邻接点）的保护，打磨时用力要得当，应在修复体完全就位的情况下，再进行表面磨平；④加强个人卫生和安全防护，防止金属粉末及打磨器材对人体的危害。

2. 抛光　将蘸有抛光膏的抛光轮在一定转速和压力下，对铸件表面进行光亮处理。先用橡皮轮进行抛光，消除磨痕，使铸件更加平滑，再用布轮蘸抛光膏做最后抛光，使铸件表面出现均匀的光泽，光亮如镜（图9-16）。抛光的顺序是先轴面、后殆面。轴面抛光时采取由殆方向龈方运动。抛光后的铸件再用蒸汽喷洗或用酒精棉球擦洗，以去除表面黏附的抛光膏。

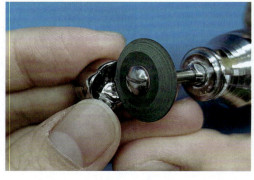 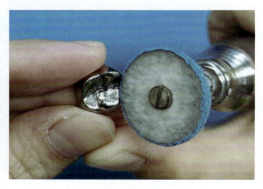

图 9-15　用橡皮轮抛光　　　　　　　图 9-16　用抛光轮蘸抛光膏抛光

（三）钛及钛合金的打磨抛光

钛及钛合金导热性能差，在磨光过程中，具有散热慢、易氧化的特点，采用常规方法打磨抛光，金属表面易出现研磨性硬化现象，直接影响铸件表面的光亮度、耐腐蚀性和机械强度。因此，钛及钛合金铸件表面的打磨抛光要避免金属表面温度过高，防止出现硬化现象。

1. 喷砂处理　钛及钛合金铸件表面进行喷砂处理时，必须使用50～80目的氧化铝砂，不能使用石英砂，以免在喷砂处理时一边去除反应污染层，一边又形成新的污染层。铸件经过喷砂处理后，表面露出银灰色。最好是采用湿性喷砂，以降低其表面温度，以免再次生成反应污染层。

2. 化学酸处理　钛及钛合金铸件经过化学酸处理后，在后期研磨时，可明显缩短研磨时间，降低劳动强度。经过化学酸处理的铸件，再用直径小于25μm的玻璃珠喷砂后方可进行磨光处理。

3. 粗研磨　钛及钛合金铸件粗研磨时，应注意尽量选用产热少或不产热的砂石。打磨的手法是间歇性的、顺时针方向、由点到面的磨改方法。要求打磨面积要小，压力要轻，转速要高，使铸件不产生研磨性硬化现象，同时还要防止磨头的砂石嵌入铸件的表面。

4. 细研磨　采用常规的各类金刚砂橡皮轮对钛及钛合金铸件进行研磨，也可用筒研磨法。所谓筒研磨法是将被加工铸件、研磨料、水及添加剂放入筒式研磨槽内，由于研磨筒在运动中产生转动和振动，使研磨料的混合物和被加工铸件之间产生摩擦，可将铸件表面研磨平滑、平整。该方法的特点是不产生粉尘污染，劳动强度低，不会产生常规打磨过程中的产热现象。

5. 抛光　采用软布轮或黑毛刷，蘸取钛及钛合金专用抛光膏对合金表面进行抛光。经抛光后的钛及钛合金铸件不能立即进行水洗，应在表面氧化膜完全形成后方可进行水洗，否则其表面会出现变暗的现象。

（四）中熔合金的打磨抛光

中熔合金打磨抛光的要求及步骤与高熔合金的要求及步骤基本一致，打磨的马达或手机为中等转速，磨具多为中等硬度的金属磨头或砂石磨头。中熔合金的抛光膏为氧化铁（红铁粉）。金合金等贵金属在打磨时，应注意保留打磨后留下的铸道及金属屑，以利合金的回收利用。

二、陶瓷的打磨抛光

陶瓷修复体表面的光泽最终是通过上釉后高温烧结而成的，正常情况下表面光泽的好与差，取决于上釉前瓷表面的打磨质量。因为瓷质材料脆性较大，易碎裂，所以瓷修复体的打磨要求使用振动较小的中速手机，磨具为中细粒度的氧化铝磨头和碳化硅橡皮轮。

1. 粗磨　用中等粒度的氧化铝磨头修整牙冠外形，瓷修复体的牙冠外形要求十分精确，其形态的修整是在粗磨中完成的。烧结后的牙冠形态，包括颊、舌、𬌗面及前牙唇面等均需做细致的调整和完善。粗磨后的牙冠外形、大小、形态、排列与对侧牙、对颌牙自然协调、左右对称，咬合及邻接关系良好（图9-17）。

2. 细磨　用细粒度的氧化铝磨头、钻针平整牙冠表面的粗糙面，消除所有磨痕。但应注意保留牙冠上的发育沟及唇面的生长线等纹理形态。

3. 抛光　用粗、细两种碳化硅橡皮轮黏附抛光膏依次抛光，使瓷修复体的表面初具光泽。

4. 上釉　抛光后的瓷修复体，经超声清洗或用水和蒸

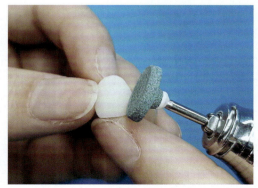

图9-17　陶瓷研磨

气将修复体上残留物去除，直到修体完全清洗干净，最后上釉烧结，得到光亮的表面。

自 测 题

一、选择题

1. 关于打磨抛光的原则，下列说法不正确的是（　　　）
    A. 按照由粗到细、由平到光的程序
    B. 义齿规定的标准数值不发生改变
    C. 防止义齿损坏变形
    D. 遵循高转速、高压力的原则
    E. 以上说法都对
2. 打磨材料有（　　　）
    A. 金刚石　　　B. 碳化硼　　　C. 碳化硅
    D. 刚玉　　　　E. 以上都是
3. 硬度最高的打磨材料是（　　　）
    A. 金刚石　　　B. 碳化硼　　　C. 碳化硅
    D. 刚玉　　　　E. 石榴石
4. 金合金全冠抛光时所用的抛光材料是（　　　）
    A. 氧化铁　　　B. 氧化铬　　　C. 石英砂
    D. 浮石粉　　　E. 石膏
5. 镍铬合金全冠抛光时所用的抛光材料是（　　　）
    A. 氧化铁　　　B. 氧化铬　　　C. 石英砂
    D. 浮石粉　　　E. 石膏
6. 下列打磨工具主要用于陶瓷打磨的是（　　　）
    A. 金刚石磨头　B. 金刚砂磨头　C. 碳化硅磨头
    D. 刚玉磨头　　E. 石榴石砂轮
7. 影响机械打磨抛光的因素有（　　　）
    A. 磨具的硬度　B. 磨具的形状　C. 工作压力
    D. 工作转速　　E. 以上都是
8. 关于机械打磨抛光的影响因素，下列说法不正确的是（　　　）

A. 磨光修复体时，磨具（磨料）的硬度越高越好
B. 磨光修复体时，应根据不同的部位和用途选用不同形状的磨具
C. 磨光修复体时，要求磨具（磨料）的粒度先大后小、由粗而细
D. 磨光修复体时，效率与磨具的工作转速成正比
E. 磨光修复体时，效率与施加在修复体表面的工作压力成反比
9. 关于切削铸道时的操作注意事项，下列说法不正确的是（　　　）
    A. 切削铸道时砂片转速不能过快
    B. 切削铸道时不可用力过猛
    C. 切削铸道时操作者要正面对准旋转的切削砂片操作
    D. 切削铸道时应采用吸尘器收集砂尘，以防环境污染
    E. 应及时更换砂片
10. 金瓷冠金属基底须顺同一方向磨平的目的是（　　　）
    A. 便于操作
    B. 防止磨料成分污染金属表面
    C. 利于形成氧化膜
    D. 形成较规则的表面，防止瓷层烧结时产生气泡
    E. 防止金属表面变色

二、简答题

1. 打磨抛光的原则有哪些？
2. 打磨抛光材料和工具有哪些？
3. 影响机械打磨抛光的因素有哪些？
4. 简述金属打磨抛光的操作步骤及注意事项。

（王天雪）

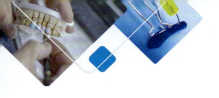

第10章
焊接技术

使两个分离的金属物体产生原子（分子）间结合而连接为一个不可拆卸的整体的方法，称为焊接。在牙科领域，焊接技术广泛应用于固定修复、活动修复以及正畸治疗中，还应用于各种金属修复体的修补。焊接的方法很多，根据其工艺过程的特点可分为三大类：熔化焊接、压力焊接及焊料焊接（钎焊），其中焊料焊接及熔化焊接中的激光焊接在牙科领域应用最为普遍。

第1节　焊料焊接技术

焊料焊接又称为钎焊，是将焊料加热熔化，使液态焊料填充焊接间隙并与固态焊件连接的焊接方法，是目前口腔修复体最常用的焊接方法。

一、焊料焊接的特点

1. 采用低熔点的焊料作为填充金属，焊料熔化，母材不熔化。
2. 加热温度较低，焊件变形小，接头光滑平整，焊件尺寸精确。
3. 可焊接异种金属，焊件厚度不受限制。
4. 焊料强度较低，耐热性差，焊接总体性能一般。

二、焊料焊接的影响要素

焊料焊接是综合的、系统的过程，焊接的质量取决于下列要素。

1. 润湿性　指液体焊料能够均匀地铺展在金属焊件表面，从而使焊料液渗入焊接缝隙内的性质。如果焊料液在焊件金属表面的润湿性能差，就不能与焊件间形成牢固的结合。

2. 清洁度　清洁是焊接的先决条件，焊料和焊件表面必须清洁，两者之间没有氧化层，没有污染。当焊料与被焊接金属之间存在氧化物或污垢时，就会阻碍熔化的金属原子的自由扩散，就不能产生润湿作用。

3. 焊料　焊料质量的优劣直接影响焊接的质量，液态焊料应具有对焊件表面良好的润湿性，并能在焊件表面均匀铺展，与焊件金属相互熔合成化合物。焊料的熔点一般低于焊件金属熔点50～100℃。焊料的强度、成分、膨胀系数等应尽可能与被焊接合金接近，具有足够的物理、机械性能以及良好的生物性能。口腔临床上应用的焊料有金合金焊料、银合金焊料、金银钯系焊料等。

4. 焊媒　也叫助焊剂，作用是清除焊接面上的金属氧化物及其他杂质，并防止焊接时氧化物的形成，增加焊件和焊料之间的润湿性。焊媒的熔点和熔化温度应低于焊料的熔点。根据焊件和焊料的不同，焊媒也不相同。

5. 温度　温度太低易形成冷焊点，温度过高易使焊点质量变差。合理的焊接温度可降低焊料的表面张力，促进焊料的流动，改善对被焊接金属的润湿性，从而提高焊接质量。

三、焊料焊接的质量标准

1. 焊料充满焊缝,将焊件牢固地连接在一起。
2. 不得改变焊件的位置。
3. 不得烧坏焊件和工作模型的牙槽嵴部分。
4. 无假焊和流焊现象。

四、焊料焊接的操作要点

(一)焊接面的处理

1. **焊缝** 要小而不紧,一般以 0.10~0.15mm 为宜,以利于液态焊料毛细管的虹吸作用。

2. **焊接面的研磨** 两金属焊接面之间要求呈面接触,接触面积不少于 4mm²,在不影响修复体美观自洁的情况下,接触面越大,焊接强度越高。焊接面应清洁且略粗糙,增加与焊料的机械结合,焊接面磨改时沿与焊料流动方向一致的方向打磨,使得其与液态焊料进入方向相一致。

3. **焊接面的清洁** 焊件表面常有氧化膜、油脂及各种异物附着,对焊料的流动性及焊接强度造成很大影响,甚至造成假焊,因此焊接面必须清洁、干净。焊接面的清洁方法:焊接面及周围区域喷砂处理,去除氧化膜;用与被焊接金属相对应的酸进行酸处理;高压蒸气清洗。

(二)焊件的固定

1. **加蜡固定** 将两焊件间的焊接面磨粗糙后,按正确的位置关系加蜡固定于冠的近远中边缘嵴处,然后用蜡封闭整个焊接区(图10-1)。

2. **包埋固定** 用包埋材料将焊件包埋固定起来,以保护焊件的薄边及模型免被烧坏。包埋时应充分暴露焊接区(图10-2),在保证焊件不移位、焊件边缘和模型不被烧坏的前提下,包埋材料量要少,以利于焊接。为防止焊接时焊模在高温下受热破裂,导致焊件松动移位,应根据不同的焊接要求选用不同的包埋材料。

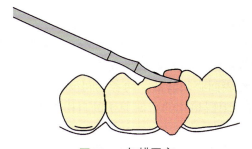
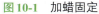

图10-1 加蜡固定

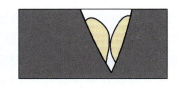

图10-2 暴露焊接区

(三)充分预热

焊前预热的目的在于提高焊接区周围的温度,将固定在焊缝中的蜡去除干净,并使包埋材料和石膏中的水分蒸发。预热时,加热速度要慢而均匀,并且预热的温度不宜过高,以防止焊件被氧化。要用粗大的火焰对整个模型进行充分预热,若只在焊接区局部加热,而周围的温度太低,则热量很快散失,很难保证焊接区的温度,焊料得不到充分的熔化,易形成假焊,所以充分预热是焊接成败的关键。

（四）火焰引导

充分预热后，用焊针蘸取少量焊媒放于焊接区，当焊件被加热至暗红色时，在继续加热的同时夹取小块焊料准确放在焊缝中间，使焊料迅速熔化流入焊缝。然后根据焊缝的大小增添足够的焊料，加热熔化使之充满焊缝。此时焊接火焰要尖细，密切注意两个被焊接金属的颜色，以使两侧被焊接金属温度相同，否则焊料将流向温度高的一侧。

（五）抗氧化

虽然在焊接前焊件表面的氧化物已彻底清除，但清除后又会重新生成氧化膜，且因焊接加热，氧化膜生成的速度很快，焊件表面一旦发生氧化就会增加焊接难度，所以在焊接过程中要始终注意抗氧化问题。抗氧化的具体措施：要正确使用还原焰加热，尽量缩短焊接时间；及早在焊接区加上焊媒；可以采用真空焊接或充入惰性气体保护焊接区。

五、冠桥焊料焊接的方法

（一）金属固定桥的焊接

1. 固定桥连模焊接法　根据咬合关系调整好桥体在模型上缺隙中的位置，包埋固定后，直接在模型上焊接。连模焊接准确性高、不易变位。铸造桥体均可采用连模焊接，但是要焊接2次，有时容易烧坏工作模型（缺牙区牙槽嵴），所以要注意对缺牙区牙槽嵴的保护。

（1）第一次焊接　将铸造桥体放入工作模型的缺牙区，根据对颌模型调整好咬合关系，加蜡固定位置并包埋固定，注意保护冠的边缘和缺牙区牙槽嵴，包埋块最薄不能低于5mm。前牙桥应充分暴露舌面切龈向的整个焊接区，后牙桥应暴露𬌗面及颊侧、舌侧焊接区。包埋材料经自然干燥或烘干后，在模型上进行焊接，将固位体和金属桥体的（舌）面焊接在一起。焊接时，应注意火焰在龈端（后牙桥）和唇侧（前牙桥）加热，引导焊料流向龈端和唇侧，使之充满整个焊缝。中熔铸件在焊接时焊料熔融流布后，要迅速撤离火焰，以免烧坏固位体和桥体。

（2）第二次焊接　将第一次焊接的固定桥在模型上取下，在焊缝的内外两侧加蜡。后牙桥的龈面向上，前牙桥的唇面向上压入调和好的包埋材料中包埋固定，固位体内填满包埋材料。包埋材料结固后进行第二次焊接。第二次焊接是在前牙桥的唇面、后牙桥的龈面上进行的，目的是进一步加强固位体和桥体之间的焊接强度。

固定桥焊接完成后洗刷干净，放回原模型上复位，检查有无移位、损坏等问题。待完全合适后，放入煮沸的清扫水中1～2分钟，以清除表面氧化层。最后，取出用清水冲洗干净，进行磨光。

2. 固定桥离模焊接法　即将固位体和桥体的接触关系从工作模型上转移下来，再进行焊接。根据咬合关系调整好桥体在模型上缺隙中的位置，确定固位体和桥体的接触关系，用蜡固定，然后将固位体和桥体的接触关系从工作模型上转移下来。转移接触关系的方法有两种：一种是采用石膏印模法来转移，调拌石膏（可掺入石英砂），放在合适的托盘内，压在涂布过分离剂的工作模型上，待石膏结固后即可将固位体和桥体转移到石膏印模内，再调拌包埋材料包埋固定；另一种是直接转移，即采用黏蜡粘住固定桥各部分位置关系后，直接从模型上取下，调拌包埋材料包埋固定，包埋材料结固后进行焊接。焊接的方法及要求与连模焊接的二次焊接基本相同。离模焊接的优点是只焊接一次，模型完好；缺点是在转移接触关系的过程中容易移位。

（二）金-瓷固定桥的焊接

多个单位的金-瓷固定桥基底冠桥，在整体包埋、熔铸和冷却过程中常常引起铸件收缩变形，故常采用分段铸造、二次焊接法，以减少变形。有时金-瓷固定桥基底冠桥发生变形或者金-瓷固定桥的一个固位体颈缘有缺陷需要重新制作，也需将其切开，并加以焊接。金-瓷固定桥的焊接分为两种情况：金-瓷固定桥上瓷前的焊接和金-瓷固定桥上瓷后的焊接，即前焊及后焊。前焊的优点是操作简单，因此受到技工喜爱。而后焊虽焊接强度高，但操作比较复杂，有时可能发生崩瓷。

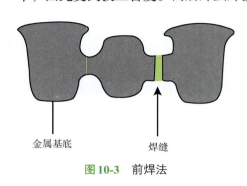

金属基底　　　　　焊缝

图10-3　前焊法

1. 前焊法（图10-3）　是瓷堆塑之前将分段的桥两端进行焊接，焊接的部位在基底桥的桥体上或桥的较厚处，热源有激光、燃气吹管火焰和烤瓷炉等。前焊焊料的熔点，应比基底瓷烧结温度高100～150℃，并比焊件金属熔点低50～100℃，一般在1000～1100℃。由于前焊的焊接温度较高，而金属烤瓷基底冠的厚度较薄，在包埋固定时，一定要将基底冠的边缘用包埋材料包牢。金属烤瓷基底桥的前焊采用耐高温的磷酸盐包埋材料，使其焊接具有足够的强度，但应注意抗膨胀。包埋材料结固后可进行焊接，其焊接方法同金属固定桥。

烤瓷炉内焊接是首先对包埋材料进行充分预热，等包埋材料完全干燥后，去除固定用的树脂及黏蜡，在焊接区准确放置焊媒、焊料，把烤瓷炉的温度设定在高出焊料熔点20～30℃及以上，加热到设定温度后维持片刻即可。

2. 后焊法（图10-4）　是在瓷构筑、烧结、上釉完成之后进行的焊接，焊接的部位在基底桥的连接体偏向舌侧位置上。固定包埋之前，应在瓷的表层均匀加上一层蜡，然后包埋固定，包埋材料不直接与瓷接触，以保护瓷表面牙釉质的光泽。后焊采用中温包埋材料，而不能使用磷酸盐包埋材料，以免污染瓷的表面。由于后焊法放焊料的位置较小，为了便于放置焊料，在包埋时把包埋材料稍延伸一点制作焊料舌。后焊一般不用火焰焊接，几乎都是在烤瓷炉内进行。因为瓷受火焰加热后若加热不均匀，或升温速度过快则可能出现裂纹。后焊法的炉内焊接与前焊法炉内焊接基本相同。后焊焊料熔点应低于釉层烧结温度，一般在750～850℃，在保证焊

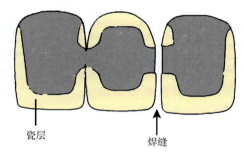

瓷层　　　　　焊缝

图10-4　后焊法

接强度的同时，须保证各瓷层烧结后的正常形状及瓷表面的光洁度。

（三）冠桥铸造缺陷的焊接

冠桥、支架在铸造过程中经常会出现缩孔、缩松及铸造不全等缺陷，影响修复体质量。冠桥铸造缺陷可用焊接修补。局部微小缺陷，可直接用焊银在缺陷处流布。较大的缺陷，可利用与铸件金属相同的金属片进行焊接修补。

焊接方法：先对冠桥的缺陷部位进行清洁、喷砂、去除氧化膜等处理，然后用汽油吹管火焰对局部进行加热，同时涂布焊媒，放入适量的焊银，使之完全熔化充满焊接区。若需金属片修补，应将金属片准确地放置在铸件缺陷处，待金属片与铸件连接在一起时，撤离火焰。焊件冷却后，去除包埋材料，研磨抛光即可。

六、焊料焊接容易出现的问题及原因分析

（一）焊件移位变形

1. 固定和转移接触关系时焊件移位。

2. 包埋时振动过大使固位体移位。

3. 焊接时未充分预热，升温速度过快，包埋材料破裂引起焊件移位变形。

4. 焊接时间过长，烧坏模型，造成焊件移位。

出现上述情况后，焊件不能顺利就位，必须脱焊，重新再焊。

（二）假焊

假焊是指焊料未能充满焊缝、牢固连接焊件，只是形成焊接的假象。形成假焊的原因有以下5点。

1. 焊缝过窄，焊料不易注入。

2. 焊接面氧化层未去净或焊接时间过长使接触面重新氧化。

3. 焊件焊接性能差。

4. 焊媒质量问题。

5. 焊接温度过低，焊料未熔透。

（三）流焊

焊料在焊缝以外的焊件表面上广为流布的现象称流焊。形成流焊的原因有以下4点。

1. 焊料放的位置不准，流向焊缝以外。

2. 火焰掌握不好，两个被焊接金属的温度上升不一致，焊料向温度高的焊件表面流布。

3. 焊件包埋时暴露过多。

4. 放置焊媒时位置不准确致包埋材料溶解。

（四）焊件烧坏

因中熔合金熔点低，所以中熔合金铸件在焊接时，有被烧坏的危险。

1. 砂料包埋不当，对细小的焊件或焊件的薄边保护不当。

2. 火焰掌握不好，焊料已完全熔化后没有及时撤离火焰。

3. 焊接的熔点过高或焊接时间过长。

（五）焊缝有微孔

1. 焊接时间过长、焊接的温度过高使焊料中部分熔点低的成分气化蒸发，导致焊缝中的焊料出现微孔。

2. 焊料的质量不高、焊媒中混有杂质，也是导致产生微孔的原因。

（六）焊接强度不够

1. 焊接面积小。

2. 焊缝过宽、焊料过多，接头形成空隙或气孔。

3. 焊料质量不高。

（七）瓷表面粗糙、透明度降低

1. 包埋材料与瓷直接接触，易引起瓷表面粗糙、透明度降低。

2. 固定包埋的蜡质未去净。

3. 后焊法焊接使用含氨的包埋材料或焊媒，升温中氨气挥发，使瓷表面变粗糙、透明度下降。

第2节　激光焊接技术

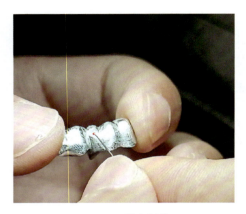

图 10-5　激光焊接

激光焊接（图10-5）是利用高能量密度的激光束作为热源，使金属表面熔解而进行的焊接。激光焊接技术是近几年应用于口腔修复焊接的一项新工艺、新技术。口腔修复体的激光焊接有熔化焊接、焊料焊接两种方式，适用于高中熔金属焊件的焊接，特别适用于易产生氧化的钛及钛合金焊件的焊接。

一、激光焊接特点

1. 焊接热源为光束，无灰尘、环保，无须与焊接区直接接触。
2. 热量集中，热影响区小，定点精确，在靠近烤瓷或树脂贴面的部位可直接焊接。
3. 无须包埋，可直接在工作模型上焊接，省时、快速，并可以减少包埋过程中产生的误差。
4. 激光熔化焊接为金属间的熔接，通常不加入焊料等异种金属，因此焊件具有良好的抗腐蚀性。
5. 激光焊接操作简便，容易掌握。

二、激光焊接原则

1. 对称焊接，防止焊件变形。
2. 使用功率保证被焊接金属表面或焊料温度维持在熔点和沸点之间。功率过大，焊件金属表面或焊料易产生气泡，焊接强度下降；功率过小，焊件金属表面或焊料熔化不充分，焊接不牢固。
3. 焊接光斑不能过大，后一个焊点应覆盖前一个焊点70%，使得焊接深度较深且基本一致，保证焊件的焊接强度。

三、激光焊接应用范围

1. 修复体的冠、桥焊接　分段制作的铸造桥的连接，CAD/CAM制作的各修复单位的连接，铸造冠、桥修复体的𬌗面磨穿、破损、铸造缺陷等的修补以及全冠边缘加长、邻接点的恢复、冠桥升高咬合等的修补，都可通过激光焊接完成。

2. 附着体预成件的焊接　激光焊接对被焊接的修复体损伤小，致变形率很低，无须包埋固定，特别是对微小部件和牙科精密附着体的焊接更具优越性。此外，激光焊接还可应用于种植义齿上部支架的连接。

3. 异种合金材料修复体的焊接　异种合金材料修复体在附着体义齿及套筒冠义齿中应用十分普遍，通常涉及贵金属与普通金属的焊接、烤瓷用镍铬合金与支架用钴铬合金的相互焊接等。

4. 纯钛修复体的焊接及其内部铸造缺陷修补　激光焊接能量高、定点精确、热影响区小，瞬间可将被焊接金属加热到熔融状态，而钛的导热性能很低，有利于其焊接。因此，采用激光焊接技术可以较好地修复和弥补铸钛修复体的表面缺损和内部缺陷。

四、激光焊接影响因素

1. 焊接参数　激光焊接机上的两个重要参数是电压和脉冲持续时间，电压决定焊接能量，电压升高会使焊接深度加大；脉冲持续时间决定焊接面积，脉冲持续时间延长，焊接面积增加，焊接能量亦随之增加。焊接参数的选择决定焊接强度，焊接参数选择合适时，其焊接强度接近或达到母材机械强度，但若电压选择过高，焊接能量过大，焊接时产生气化现象，焊接区表面着色并有微孔形成，影响焊件焊接强度及耐腐蚀性。应根据被焊接金属组成成分、厚度、表面特性和焊接任务来选择合适的焊接参数。

2. 气体保护　激光焊接过程中因空气中的 O_2、N_2、H_2 等的污染而使焊件特别是钛件变脆，甚至产生气孔、裂纹，所以焊接区周围需要气体保护，常用气体为氩气。激光焊接中保护气体喷嘴的位置，一般以小角度、对称性侧吹式设置为好。这样可以避免产生涡流，并降低空气浓度。同时，保护气体喷嘴与焊口间距离在2cm以内。一般保护气体喷嘴内径多为3mm，其保护气体流量要求不低于8L/min或压力不低于60mmH₂O。

3. 焊接技巧　对于一般的对接焊接，为保证焊接强度，1个焊点须覆盖相邻焊点面积的2/3。被焊接金属较厚时，应使用双面焊接，此时焊接参数的设置能使焊接深度达到金属厚度的60%。对焊口存在一定间隙的，不填料焊接要求间隙不得大于被焊接金属厚度的15%（或间隙不大于2mm），上下错位不得大于厚度的25%，否则须进行填料焊接。焊丝应选择同种材料金属丝或随修复体同炉铸出的金属丝，亦可采用激光焊接专用无碳焊丝。焊接区磨平抛光后应进行喷砂处理，以免金属表面反射出更多的激光束。焊接最后阶段应使用软焊接，即参数设置为低电压、高脉冲持续时间进行焊口处理，以达到更好的焊接性能和表面光洁性。

五、激光焊接步骤

1. 喷砂去除焊接表面的金属氧化物。
2. 确定焊件的准确位置。
3. 对焊件定位焊接。

六、激光焊接注意事项

1. 防止氧化　焊接易氧化的金属，必须使用惰性气体保护焊面。可在惰性气体保护下焊接或真空条件下焊接，如纯钛的焊接。

2. 个人防护　激光直射、反射或散射到人体时，可对角膜和皮肤造成不同程度的损害，因此激光焊接中应正确使用激光焊接机，注意个人防护，戴上防护眼罩，眼睛与人体暴露的部位不要与激光束接触，以保证操作过程中人身安全。

🔗 **链接** 电阻焊

电阻焊是利用电流通过焊接接头的接触面及邻近区域产生的电阻热，把焊件加热到塑性或局部熔化状态，再在电极压力作用下形成接头的一种焊接方法。电阻焊可分为点焊、缝焊、对焊。

医者仁心　　　　　　　　顾方舟的一丸济世德

　　顾方舟，是我国脊髓灰质炎疫苗研发生产的拓荒者。1957年，他临危受命研制脊髓灰质炎疫苗。疫苗问世后他以身试药，冒着麻痹、死亡的危险，没有犹豫，顾方舟及其同事首先把自己当作试验对象，试服了疫苗。1960年底，正式投产的首批500万人份疫苗推广向全国11座城市，脊髓灰质炎疫情流行高峰纷纷削减。顾方舟借鉴中医制作丸剂的方法，创造性地改良配方，把液体疫苗融入糖丸，糖丸疫苗的诞生，是人类脊髓灰质炎疫苗史上的点睛之笔。2000年，经世界卫生组织证实，中国成为无脊髓灰质炎国家。

自 测 题

一、选择题

1. 焊料焊接的影响要素有（　　）
   A. 润湿性　　　　　　　　B. 清洁度
   C. 焊媒　　　　　　　　　D. 温度
   E. 以上都是

2. 修复体焊料焊接的质量标准是（　　）
   A. 焊料充满焊缝，将焊件牢固地连接在一起
   B. 不得改变焊件的位置
   C. 不得烧坏焊件和工作模型的牙槽嵴部分
   D. 无假焊和流焊现象
   E. 以上都是

3. 焊料焊接的操作要点有（　　）
   A. 焊接面处理　　　　　B. 焊件固定
   C. 充分预热　　　　　　D. 抗氧化
   E. 以上都是

4. 适宜的焊缝大小一般为（　　）
   A. 0.10～0.15mm　　　B. 0.20～0.25mm
   C. 0.30～0.35mm　　　D. 0.40～0.45mm
   E. 0.50～0.55mm

5. 金属烤瓷冠桥进行后焊时，其热源为（　　）
   A. 烤瓷炉　　　　　　　B. 电阻炉
   C. 汽油加压缩空气　　　D. 天然气加压缩空气
   E. 烙铁

6. 使用汽油吹管火焰来加热焊接区和焊料时，所用的火焰是（　　）
   A. 还原焰　　　　　　　B. 氧化焰
   C. 混合焰　　　　　　　D. 燃烧焰

E. 非氧化焰

7. 目前牙科最常用的焊接方法是（　　）
   A. 铜焊　　　　　　　　B. 点焊
   C. 金焊　　　　　　　　D. 激光焊接
   E. 焊料焊接

8. 下列对焊媒的描述，错误的是（　　）
   A. 焊媒的作用是清除焊件、焊料表面的氧化膜
   B. 焊媒能改善熔化后焊料的润湿性
   C. 焊媒能降低被焊接金属的熔点
   D. 焊媒的熔点及作用温度低于焊料
   E. 焊媒及其生成物比重应小，残渣易去除

9. 焊料焊接时若火焰控制不好，两个焊件的温度高低悬殊时最易发生（　　）
   A. 假焊　　　　　　　　B. 流焊
   C. 焊件移位　　　　　　D. 焊件变形
   E. 焊接不牢

10. 激光熔化焊接焊口间隙不得大于被焊接金属厚度的（　　）
    A. 5%　　　　　　　　B. 10%
    C. 15%　　　　　　　D. 20%
    E. 25%

二、简答题

1. 焊料焊接的特点有哪些？
2. 焊料焊接的影响要素有哪些？
3. 焊料焊接的操作要点有哪些？
4. 固定桥连模焊接的具体方法是什么？
5. 金 - 瓷固定桥后焊的具体方法是什么？

（王天雪）

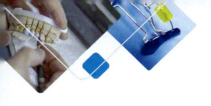

第**11**章 嵌体

第1节 概　述

一、定义、特点

嵌体是嵌入牙体内部，用以恢复牙体缺损形态和功能的一种修复体或冠内固位体。它是利用不同的材料，在口外制成与预备洞形相符的修复体，然后再用粘接剂粘接于患牙上的修复方式（图11-1）。

与充填体相比，嵌体具有机械性能优良、修复体表面光滑、能较好地恢复咬合和邻接关系的优点。但不足之处在于嵌体修复治疗的牙体预备要求高、牙体切割量大、外形线长、制作复杂且成本较高（表11-1）。

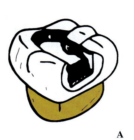 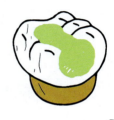

A   B   C

图11-1　嵌体
A.窝洞制备；B.完成的嵌体；C.嵌体就位

表11-1　充填体和嵌体的比较

项目	充填体	嵌体
牙体预备	有倒凹区	无倒凹区
固位	倒凹区固位	摩擦固位
操作位置	口腔内操作	口外模型操作
形态修整	成尖嵴难，成窝沟易	任何形态均可成型，并与对颌协调
邻轴面	不易形成邻轴面凸度及邻接关系，不能高度抛光，易附着菌斑	正确恢复邻轴面凸度及邻接关系，高度抛光，不易附着菌斑
性能	耐久性差	强度、耐久性好；瓷嵌体美观性好

🔗 **链接**　如何选择充填术和嵌体修复治疗？

充填术是将银汞合金、树脂和玻璃离子等材料，直接填入预备后的洞内，从而恢复牙体形态和功能的治疗方法。相对嵌体而言，具有操作简单、价格低廉等优点，所以临床上大多采用充填治疗。但对缺损范围大、需要恢复邻接关系或重建咬合者，则以嵌体修复为宜。

二、分　类

（一）根据嵌体的部位分类

根据嵌体的部位不同，可分为𬌗面嵌体、颊面嵌体、邻面嵌体、近中𬌗嵌体（MO）、远中𬌗嵌体

（DO）、颊𬌗嵌体（BO）、舌𬌗嵌体（LO）、近中𬌗远中嵌体（MOD）、颊面𬌗远中嵌体（BOD）等。

（二）根据嵌体覆盖的牙面数目分类

1. 单面嵌体　如𬌗面嵌体、颊面嵌体等（图11-2）。
2. 双面嵌体　如近中𬌗嵌体、颊𬌗嵌体等（图11-3）。
3. 多面嵌体　如近中𬌗远中嵌体、颊面𬌗远中嵌体等（图11-4）。

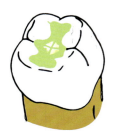 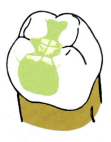 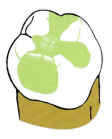

图11-2　单面嵌体　　　　图11-3　双面嵌体　　　　图11-4　多面嵌体

（三）根据嵌体固位方式分类

1. 钉嵌体　为增强嵌体的固位力，采用固位钉固位的嵌体。
2. 高嵌体　覆盖𬌗面用以恢复患牙咬合关系的嵌体。
3. 嵌体冠　覆盖牙冠大部分或全部的嵌体。

（四）根据嵌体制作材料分类

1. 金属嵌体　是用金属材料采取熔模铸造法制作的嵌体。金合金化学性能稳定，有良好的延展性能和机械性能，是制作后牙嵌体理想的传统修复材料（图11-5）。

2. 树脂嵌体　是用硬质树脂材料经过热压固化或光热固化制作的嵌体。美观性能好，易修补，对对颌牙磨耗小。

3. 瓷嵌体　是采用铸造陶瓷技术、可切削瓷块技术等加工制作的嵌体。瓷嵌体具有优良的美学性能，耐磨耗（图11-6）。

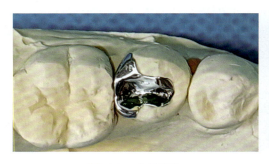 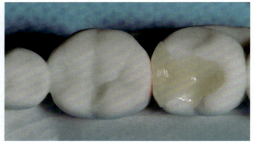

图11-5　金属嵌体　　　　　　　图11-6　瓷嵌体

三、适应证和禁忌证

（一）适应证

1. 牙体严重缺损，已涉及牙尖、切角、边缘嵴，不能用一般充填材料修复者。
2. 𬌗面严重磨损或牙釉质发育不全，需要重建咬合者。

3. 因牙体缺损造成邻接关系不良或严重食物嵌塞，需要恢复邻接关系者。

4. 固定桥的固位体基牙，已有龋洞或需要放置冠内固位体者。

5. 牙体缺损面积大且表浅者，楔状缺损或龈下缺损无法充填洞形者。

（二）禁忌证

1. 乳牙和青少年恒牙，因其髓室大、髓角高，易损伤牙髓，不宜作嵌体修复。

2. 牙体缺损范围过大，残留部分抗力差，固位不良者。

3. 𬌗面缺损范围小且表浅，前牙邻、唇面缺损未涉及切角者。

4. 牙冠低、龋坏率高、外形线长、牙体薄弱不适合做嵌体者。

5. 𬌗力大、磨耗重、有夜磨牙，不适合做嵌体者。

第2节　铸造金属嵌体

铸造金属嵌体是指用金属材料通过熔模铸造法制作的嵌体。其机械性能优良，坚固耐用。但因金属色与牙色不协调，临床上一般用于后牙牙体缺损的修复。

一、牙体预备

（一）牙体预备的基本特点

嵌体洞形预备的主要原则和要求与充填法基本相同。但因嵌体是在口外制作完成后再戴入口腔内患牙就位固定的，故其牙体预备有如下特点。

1. 洞形无倒凹区　嵌体修复洞形必须彻底消除倒凹区。

（1）消除倒凹区的目的　各轴壁与就位道方向一致，确保蜡型的取出和嵌体的戴入。

（2）消除倒凹区的要求　各轴壁相互平行或外展2°～5°（图11-7）。

（3）消除倒凹区的方法　①适当磨除患牙的牙体组织；②用充填材料把倒凹区填平。

2. 制备洞缘斜面　嵌体洞形边缘的牙釉质应预备成短斜面。

（1）预备洞缘斜面的目的　①去除无基釉，防止牙釉质折裂；②增加嵌体的密合性，减少微渗漏，防止继发龋的发生。

（2）预备洞缘斜面的要求　①斜面一般起自牙釉质厚度的1/2处；②斜面与洞轴壁成45°角；③宽度为0.5～1.0mm，具体可根据牙釉质厚度和材料的机械强度进行适当调整（图11-8）。

3. 可作邻面片切形　对患牙邻面缺损表浅而范围较大、凸度小、邻面接触不良的患牙，邻面可作片切制备。

（1）邻面片切的目的　恢复患牙缺损及邻接关系，改善邻面凸度。

（2）邻面片切的要求　①片切面与嵌体应有共同就位道；②消除患牙邻面倒凹区；③龈端与龈缘平齐或置于龈下；④为加强固位，可在片切面内作箱状、沟槽等固位形（图11-9）。

4. 可设置辅助固位形　除了箱状基本固位形外，根据需要可加用𬌗面鸠尾固位形、钉洞、沟固位形等。

（1）设置辅助固位形的目的　增强固位力，防止嵌体移位、脱落。

（2）设置辅助固位形的要求　①辅助固位形与洞形各轴壁应有共同就位道；②辅助固位形应兼顾牙体自身的抗力形；③辅助固位形应避免损伤牙髓组织。

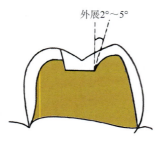

图11-7 𬌗面洞壁要求

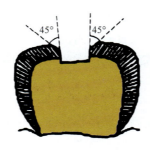

图11-8 洞缘斜面

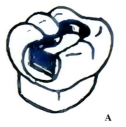 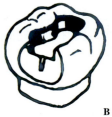

图11-9 邻面制备特点
A. 箱状；B. 沟槽

（二）牙体预备的步骤与要求

首先应根据患牙牙体缺损情况做好设计，然后再进行牙体预备。患牙预备的步骤和要求与充填术相似，但必须符合嵌体预备的基本特点。

1. 去净龋坏组织　为消除细菌感染，避免龋病继续发展，应尽量去净龋坏组织。但对深龋洞，为避免穿髓，可适当保留少许软化牙本质。对意外穿髓者，应按牙髓病处理。

2. 制备固位形和抗力形　嵌体洞形要求底平壁直，点线角清晰、圆钝，以增强固位力和抗力。但对深洞，洞底制平可能伤及牙髓，在去净腐质的前提下，保留洞底的自然形态，通过垫底形成平面。各轴壁可外展2°～5°，以便于嵌体制作、戴入。洞深一般大于2mm，洞底位于牙本质上。为增强固位力，可根据需要采用鸠尾、钉洞、沟槽等辅助固位形。

3. 制备洞外形　根据缺损涉及的牙面及范围，制备洞外形应为圆缓曲线，并在洞缘牙釉质内磨出45°短斜面。对与洞缘相接的可疑龋，为避免洞缘牙釉质龋的发生，应适当磨削扩展。

4. 清洁、暂封窝洞　将窝洞清洗、吹干，取印模或制备熔模后消毒、暂封。

（三）各类嵌体牙体预备的要点及方法

1. 𬌗面嵌体　应以𬌗面缺损为中心制备箱状洞形。洞深一般大于2mm，达牙本质浅层。各侧壁相互平行或向𬌗方外展2°～5°。洞底平坦，点线角清晰、圆钝。若洞过深，不强求底平，可通过垫底材料形成平面。洞外形呈圆缓曲线，洞缘制备成45°斜面（图11-10）。

2. 邻𬌗嵌体

（1）𬌗面部分　除符合𬌗面嵌体要求外，应制备成鸠尾洞形。鸠尾洞形的大小、形态应视邻面缺损的程度和𬌗面形态而定。鸠尾峡部的宽度一般为𬌗面颊舌径宽度的1/3（图11-11）。

（2）邻面部分　邻面部分预备有两种形式。

1）箱状洞形：适用邻面凸度较大，缺损程度较深的后牙，或作为容纳附着体的基牙。邻面箱状洞形的颊舌壁应扩展到自洁区，但不应越过轴面角。轴壁与𬌗面轴壁相互平行，无倒凹区，可适当外展2°～5°。髓壁与就位道一致，洞缘应制成小斜面。龈壁宽度为1mm（图11-12）。

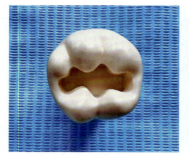

图11-10 𬌗面嵌体洞形

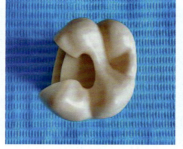

图11-11 𬌗面鸠尾洞形

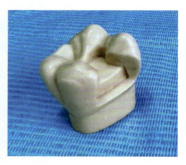

图11-12 邻面箱状洞形

2）片切面形：适用于邻面凸度小，缺损范围大而浅的患牙。片切时，应消除邻面倒凹区，颊舌侧的边缘达自洁区。砂片或车针要紧贴患牙切割，防止损伤邻牙，使用砂片片切时，最好使用切盘保护器，以防切伤软组织。颈部沿颈缘线预备，注意不要损伤牙龈。为加强固位可在片切面内作箱状、沟槽等固位形。

3. **后牙近中殆远中嵌体** 制备要点和方法基本同邻殆嵌体，但更应注意各轴壁相互平行，防止出现倒凹区；尽量保留牙体组织，注意洞形的抗力形。

4. **高嵌体**

（1）高嵌体适应证 殆面广泛缺损，或殆面严重磨损而作咬合重建者，也可以用于保护薄壁弱尖。

（2）高嵌体优缺点

1）优点：高嵌体殆面被修复体覆盖，壁的受力将由嵌体时的拉应力改为压应力，可大大降低牙折的风险。

2）缺点：牙体预备较复杂，固位力较差，边缘线较长。

（3）高嵌体固位 主要靠钉洞固位，也可视情况采用箱状洞形固位。

（4）牙体预备要求 首先在保持殆面外形的基础上，预备出与对颌牙均匀的间隙。功能尖磨除量1.5mm，非功能尖磨除量1.0mm，同时预备出功能尖外斜面。若为低殆而无咬合接触者，则应稍加修整，去除过锐尖嵴即可。磨牙常采用2～4个钉洞固位，如有局部缺损，可用箱状洞形固位。钉洞应分散于近远中窝及颊舌面沟内，深度超过釉质牙本质界，一般深为2mm，直径1mm，钉洞之间应相互平行（图11-13）。殆面边缘制备短斜面。

5. **嵌体冠** 适用于临床牙冠短、固位达不到要求者，牙体预备时，可在殆面制备钉洞、箱状洞固位形，以增强固位力。各轴面的预备同全冠修复，殆面固位形的制备同高嵌体（图11-14）。

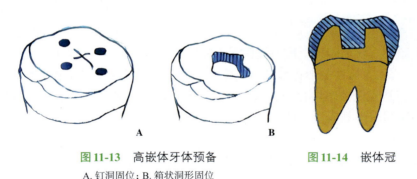

图11-13 高嵌体牙体预备 　　　　图11-14 嵌体冠
A. 钉洞固位；B. 箱状洞形固位

二、制 作 工 艺

金属嵌体的制作，是一个较为复杂而连续的过程。其工艺流程见图11-15。

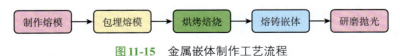

制作熔模 → 包埋熔模 → 烘烤焙烧 → 熔铸嵌体 → 研磨抛光

图11-15 金属嵌体制作工艺流程

（一）制作熔模

嵌体熔模是用嵌体蜡或树脂制成的金属嵌体的雏形。其制作质量的好坏，直接关系到嵌体修复的成败，是嵌体制作中的重要环节。

1. **熔模制作要求** ①与预备洞形密合无缺陷；②恢复牙体正确的解剖外形；③建立良好的咬合关系及邻接关系；④表面光滑，无体积改变。

2. 熔模制作的方法 有直接法、间接法、间接直接法三种。

（1）直接法 即在口腔内预备后的患牙上直接制作熔模的方法。常用于结构简单、制作方便的单面嵌体。

1）洞形准备：首先将预备后的患牙洞形及牙面冲净吹干，隔离唾液，然后涂一薄层液体石蜡作为分离剂。

2）加蜡成型：将嵌体蜡在酒精灯上微火均匀加热烤软，用小蜡刀取适量压入洞内，为使蜡充满窝洞点线角内，可将探针烧热后插入嵌体深部，使蜡充满窝洞各部。然后再加蜡使其充满整个窝洞，在蜡尚软时，嘱患者作正中及非正中咬合，待蜡冷却后修整外形至合适。邻𬌗面洞者，可用成型片帮助邻面成型。

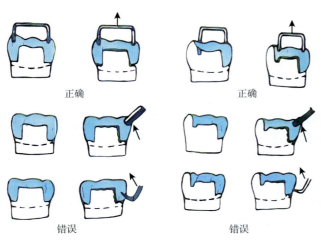

正确　　　　正确

错误　　　　错误

图 11-16 嵌体蜡型的取出方法

3）检查修整：将细金属丝弯成"∩"形，在小火上略加热，从𬌗面插入蜡型，待蜡硬固后沿就位道反方向轻轻取出（图 11-16），检查边缘及外形是否清晰完整，点线角是否清晰。如有不足可将其再放回洞内，用热探针插入加热蜡型，使其流满所有部位，嘱患者咬合，再修整边缘及外形，表面以小棉球蘸温水擦净。

4）恢复邻接区：先在蜡型邻面确定邻接区的部位，然后添加少许熔蜡，以防铸造收缩导致嵌体邻接关系不良，也给打磨抛光留出余地。

（2）间接法 适用于各种嵌体的蜡型制作。

1）模型准备：常规取印模、灌模型、制作可卸式模型、上𬌗架。要求印模、模型及代型十分准确，尽量减少各环节的误差。

2）加蜡成型：首先在嵌体洞形边缘画出边缘线，将患牙洞形内及邻牙上涂布一薄层液体石蜡，以便熔模取出。然后将适量嵌体蜡熔化，滴入制备好的洞形内并充满整个洞形。在蜡尚软时，在𬌗架上做正中咬合，待蜡冷却后雕刻成型，恢复咬合关系及邻接关系。

3）检查修整：同直接法。

（3）间接直接法 一般间接直接法制作熔模，多采用树脂材料，由于其强度高，在口腔内试合不会发生破裂变形，便于取戴。

1）模型准备：同间接法。

2）涂分离剂：在石膏模型窝洞处及邻牙涂藻酸盐分离剂。

3）熔模塑型：调和自凝树脂至丝状期时，取适量压入充满窝洞。在𬌗架上作正中咬合后，用雕刻刀蘸少许单体塑型。

4）取出修改：将大头钉倒置插入树脂内，以便熔模取出。在自凝树脂未完全凝固前，取出检查熔模，并去除进入邻面倒凹区的部分，随后放回患牙上。待树脂凝固后取出，打磨、抛光非粘接面。

5）试合：将在模型上制作的熔模戴入患者口腔内试合并进行调磨修改。不足之处可用自凝树脂或嵌体蜡修补，直到合适。

3. 安插铸道 原则上铸道应安插在蜡型最厚、最突出处且不破坏咬合、邻接关系，并有利于金属注入及补偿铸金收缩的部位。具体方法详见第6章相关内容。

（二）包埋熔模、烘烤焙烧、熔铸嵌体、研磨、抛光

完成熔模制作及安插铸道后，进行常规包埋熔模、烘烤焙烧、熔铸嵌体、研磨、抛光。具体方法详见第7章、第9章相关内容。

第3节 瓷 嵌 体

瓷嵌体是采用铸造陶瓷技术、可切削瓷块技术等加工制作的嵌体。瓷嵌体具有优良的美学性能，有较好的机械性能，适用于前后牙缺损的修复。

一、牙体预备

（一）牙体预备的基本特点

瓷嵌体牙体预备的基本要求同金属嵌体，但因陶瓷为脆性材料，与金属相比，陶瓷无延展性、不导热、不导电，可与牙体组织形成化学粘接等，因此瓷嵌体的牙体预备有不同要求：①洞壁外展度应适当增大，以利嵌体就位；②洞底点线角更圆滑；③𬌗面鸠尾峡适当放宽以增加抗折性；④𬌗面洞不做洞缘斜面，邻面洞不做片切面，边缘线处应保证瓷嵌体有足够的厚度。

（二）瓷高嵌体的牙体预备

𬌗面磨除量应满足材料强度所要求的厚度，如二硅酸锂单层瓷高嵌体厚度不少于1mm等。各轴壁可外展至15°～20°以方便就位；为保存牙体组织，轴壁局部的倒凹区可用玻璃离子或树脂填平；点线角应更圆钝以减小应力。修复体的边缘不做洞缘斜面，采用对接形式，避免洞缘处瓷层过薄而折裂。近髓处采用氢氧化钙垫底，暂封材料不能使用丁香油等酚类材料，以免影响树脂粘接效果。

二、制作工艺

瓷嵌体的制作常用热压铸瓷技术或CAD/CAM切削技术完成。热压铸瓷嵌体是在模型与代型上制作熔模、包埋，用相应颜色的瓷块于高温铸瓷炉上热压铸造成型，模型上试戴、染色、抛光或上釉完成。具体方法详见第8章相关内容。

CAD/CAM瓷嵌体或高嵌体的制作是在工作模型或口腔内采集光学数据印模，于椅旁或技工室对数字印模进行嵌体设计，再通过切削加工成型，调𬌗、染色、抛光或上釉完成。具体方法详见第13章相关内容。

第4节 嵌体试戴及粘接

嵌体在技工室制作完成后，由医师在患者口腔内试戴，合适后才能粘接。

一、试 戴

（一）试戴应达到的要求

1. 修复体边缘达到原设计位置，并完全覆盖预备过的牙体组织。
2. 修复体就位后稳定，无松动、翘动现象。
3. 邻接关系正常，接触松紧度以牙线能通过但有一定阻力为宜。

4. 咬合关系良好，正中、非正中均无障碍。

5. 边缘与预备牙体密合，且与牙体移行处无台阶感。

（二）试戴的方法

首先去除洞形内暂封材料并检查嵌体组织面有无金属瘤及附着物，然后将嵌体沿就位道轻轻试戴。若阻力过大，不可强行戴入，以免引起牙体折裂。应在进行标记后，逐步磨改阻力区，直至完全就位。

二、粘　接

（一）粘接前的准备

1. 修复体准备　将试戴磨改过的嵌体最后进行抛光，认真清洗，去除油物及其他残留物，金属嵌体用75%乙醇溶液消毒吹干后备用。瓷嵌体组织面涂5%氢氟酸酸蚀剂酸蚀，冲洗吹干。

2. 患牙准备　金属嵌体修复的窝洞用75%乙醇溶液清洁，瓷嵌体修复的窝洞隔湿，用磷酸酸蚀剂酸蚀，冲洗吹干，涂布粘接剂，光照固化。

（二）粘接方法

1. 选择合适的粘接材料　根据牙髓情况选择合适的水门汀材料。金属嵌体采用玻璃离子水门汀或聚羧酸水门汀粘接，树脂和陶瓷嵌体采用树脂粘接剂及树脂水门汀粘接。

2. 调和粘接剂　调和适量粘接剂，分别置于嵌体组织面和窝洞内。必要时先用探针挑少许粘接剂置入沟、钉洞中。

3. 修复体就位　把嵌体沿就位道压入洞内，嵌体就位后，置干棉卷于患牙𬌗面上，嘱患者咬紧3～5分钟，用牙线、探针仔细去除多余的粘接材料。

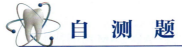

自　测　题

一、选择题

1. 与传统的银汞充填术相比，金属嵌体修复牙体缺损的优点是（　　　）

　　A. 制作简单　　　　　B. 牙体切割量小

　　C. 外形线短　　　　　D. 机械性能优良

　　E. 成本较低

2. 有关金属嵌体牙体预备的要求，哪项是错误的（　　　）

　　A. 各轴壁相互平行　　B. 各轴壁可外展2°～5°

　　C. 可制备倒凹区固位形　D. 应制备洞缘斜面

　　E. 洞底应位于牙本质上

3. 金属嵌体牙体预备洞缘斜面的角度一般应为（　　　）

　　A. 15°　　　　B. 25°　　　　C. 45°

　　D. 55°　　　　E. 60°

4. 金属嵌体𬌗面鸠尾的宽度一般为𬌗面颊舌径宽度的（　　　）

　　A. 1/2　　　　B. 1/3　　　　C. 1/4

　　D. 2/3　　　　E. 以上都不对

5. 制作金属嵌体的工艺流程包括（　　　）

　　A. 制作熔模　　　　　B. 包埋熔模

　　C. 烘烤焙烧　　　　　D. 熔铸嵌体，研磨抛光

　　E. 以上都是

6. 下列哪项不是瓷嵌体的特点（　　　）

　　A. 洞壁𬌗敞开2°～5°　B. 洞底点线角更圆钝

　　C. 不做洞缘斜面　　　D. 不强求底平

　　E. 需垫底处理

7. 下列哪项属于高嵌体的牙体制备要求（　　　）

　　A. 均匀磨除𬌗面0.5～1.0mm

　　B. 磨牙采用2～4个钉洞固位

　　C. 钉洞深2mm

　　D. 钉洞直径1mm

　　E. 以上都是

8. 合金嵌体窝洞制备时，需形成洞缘斜面，其目的是（　　　）

　　A. 增加抗力，防止游离釉柱折断

B. 增加固位力，防止脱位

C. 增加覆盖面积，增强殆力

D. 增加密合度，增强殆力

E. 增加密合度，防止侧向脱位

9. 制作合金嵌体，牙体预备洞形的特征是（ ）

A. 洞形无倒凹区，底平壁直

B. 洞壁预备成＜2°的外展，洞缘不做斜面

C. 洞壁预备成＜5°的外展，洞缘形成短斜面

D. 洞壁预备成＜5°的外展，洞缘长斜面

E. 洞壁预备成＜5°的外展，洞缘无斜面

10. 高嵌体主要依靠（ ）

A. 钉洞固位　　　　B. 箱状固位

C. 鸠尾固位　　　　D. 沟槽固位

E. 粘接固位

11. 下列哪项不是邻面片切的要求（ ）

A. 有共同就位道　　B. 片切面内可做固位形

C. 不必消除倒凹区　D. 消除倒凹区

E. 以上都是

12. 代表近中殆嵌体的是（ ）

A. MO　　　　　　B. BOD

C. BO　　　　　　D. LO

E. DO

13. 根据固位形式，嵌体可分为（ ）

A. 钉嵌体　　　　　B. 金属嵌体

C. 嵌体冠　　　　　D. 高嵌体

E. A+C+D

14. 嵌体洞壁必须有牙本质支持，其目的是（ ）

A. 增加固位力　　　B. 去除龋患

C. 增加摩擦力　　　D. 增加抗力

E. 增加覆盖面积

15. 增加多面嵌体的固位措施有（ ）

A. 增加辅助固位形　B. 扩大制备洞形

C. 降低牙尖高度　　D. 增加粘接强度

E. 选磨对颌牙

二、简答题

1. 简述铸造金属嵌体牙体预备的步骤与要求。

2. 简述金属嵌体的制作工艺流程。

3. 简述 CAD/CAM 瓷嵌体的制作工艺流程。

（李金媛）

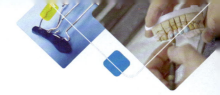

第12章
部 分 冠

部分冠是一种覆盖部分牙冠表面的固定修复体。部分冠可分为瓷贴面、3/4冠、开面冠和半冠。开面冠和半冠对美观影响较大，已被淘汰。

部分冠由于它只覆盖部分牙面，因而具有以下特点：①牙体预备时，牙体组织的切割量较全冠修复体少；②外露金属少，较美观自然；③颈缘线较全冠短，对牙龈组织刺激性小；④粘接时，粘接剂容易排出，因此部分冠容易就位；⑤3/4冠的𬌗面及切缘均有金属覆盖，可保护牙尖及薄弱的牙体组织；⑥部分冠的固位力较全冠弱，需加用沟、钉等固位形加强固位；⑦部分冠因边缘线较长，患龋率相对较高。

第1节　瓷　贴　面

贴面是一种覆盖部分牙面的修复体，即采用粘接技术，在保存活髓、少磨牙或不磨牙的情况下，对牙体表面缺损、着色牙、变色牙和畸形牙等，用全瓷或树脂等修复材料直接或间接粘接覆盖，以恢复牙体正常形态和色泽的一种修复方法。随着粘接技术的发展和各种贴面修复材料的广泛应用，加之贴面修复在牙体预备过程中，能够更多地保存自然牙体组织，前牙贴面修复已成为临床常用的修复技术。

贴面根据制作材料分为树脂贴面和瓷贴面。树脂贴面因打磨抛光困难，颜色不自然而且容易老化变色，目前已较少应用。而瓷贴面可在尽量少磨除牙体组织的情况下达到最佳的美观效果。本节主要介绍瓷贴面的修复技术。

瓷贴面有预成瓷贴面、个别制作铸造陶瓷贴面及烤瓷贴面三种。

一、适应证和禁忌证

1. 适应证

（1）轻、中度染色和变色牙，如釉质发育不良、氟斑牙及四环素牙等。

（2）牙体形态异常，如畸形牙、过小牙等。

（3）牙体排列异常，如轻度舌侧错位牙、扭转牙、牙间隙增大、中线偏移等。

（4）牙体缺损，如牙面小缺损、前牙切角缺损、大面积浅表缺损等。

2. 禁忌证

（1）上颌牙严重唇向倾斜、移位。

（2）深覆𬌗伴覆盖过小的下前牙。

（3）反𬌗牙。

（4）唇面严重磨损且无间隙者的下前牙。

链接 微创瓷贴面

　　传统标准瓷贴面修复体主体厚度为 0.7～0.8mm，当减小为 0.3～0.5mm 时，即可称为微创瓷贴面。经过数年的探索和发展，微创瓷贴面已经被越来越多的医师所接受。微创瓷贴面的优势和局限性都非常明显。优势包括：①减少牙体预备量甚至达到完全无预备；②治疗中完全不需要麻醉，减轻或基本消除术后敏感；③保留更多的牙釉质，可增强粘接性能；④因治疗过程相对可逆，舒适度高，易被患者接受。局限性主要在于：①因贴面厚度较小，其通透性较高，易产生遮色效果不足的问题；②没有充分的牙体预备，制作空间不足，有时难以达到最佳的修复效果；③完全不进行牙体预备，常使牙齿形态、凸度发生改变，有可能影响患者的感受、唇齿关系、牙龈健康；④如果改变了原有切端长度，可能会影响原有咬合状态，增加远期修复体折裂风险。总之，微创瓷贴面的临床应用对其适应范围的把握尤为重要。

二、牙体预备要求

　　1. **形成引导沟**　在牙釉质颈部、中央和切端分别磨出 0.3mm、0.5mm 和 0.7mm 三条引导沟（图 12-1）。

　　2. **唇面的磨切**　以引导沟为基准，从颈部到切缘逐渐磨切，注意从颈部到切缘贴面逐渐增厚的形态要求。为获得贴面与牙体组织的牢固粘接，也为了最大限度地防止继发龋、牙本质过敏等症状的发生，牙体预备应尽量少磨切牙体组织，并尽可能止于牙釉质内（图 12-2）。

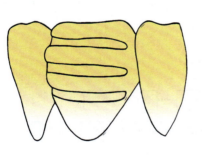

图 12-1　形成引导沟

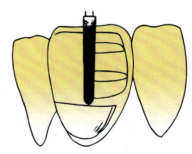

图 12-2　唇面的磨切

　　3. **切缘的预备**　根据咬合关系、美观要求及牙冠外形等决定切缘是否磨切。如果切缘较薄，应磨切薄而锐利的切缘部分，用贴面材料加以恢复。另外，从美观角度出发，磨切切缘用贴面恢复也可获得更好的切缘透明感；从强度和审美的角度出发，切缘磨除 1.0～1.5mm 较为合适（图 12-3）。

　　4. **边缘确定**　颈部边缘的设计有龈缘上、平齐龈缘、龈缘下三种形式。邻面及颈部边缘应预备成光滑的浅凹外形，颈部边缘位置要注意防止暴露颈部牙本质，要考虑贴面修复后边缘与牙周组织的关系，一般放置与龈缘平齐或在龈缘上较为理想。如基牙严重变色，为了更好地恢复牙颈部外观，防止暴露牙体组织，可将

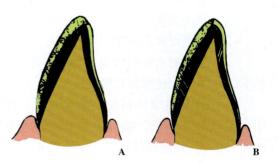

图 12-3　切缘的形成
A. 切缘磨切；B. 切缘未磨切

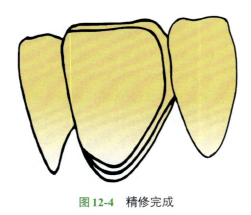

图 12-4　精修完成

边缘放在龈缘的稍下方。

邻接面的边缘通常放在邻接点的唇侧，保持牙齿原有的邻接关系，但要保证贴面与牙的交界线从外面观察不到，以利于美观；如需用贴面来恢复邻接关系时，贴面应超过邻接点止于其舌侧，并注意防止形成倒凹区。在牙体预备时，要确保贴面的边缘位置和厚度，防止外形过凸。

5. 精修完成　最后去除较薄锐的部分，修整凹凸不平的部位，使边缘形成连续、流畅、清晰的曲线，使预备过的牙体表面基本平整、光滑（图 12-4）。

三、制作工艺

（一）预成瓷贴面

按照预备牙的大小、形态挑选预成瓷贴面，对其进行修整，使之与预备的牙体完全密合并能恢复原天然牙的外形。最后抛光、粘接。

（二）个别制作铸造陶瓷贴面（以直接法制作蜡型为例）

当患牙预备好后，将两层铸造蜡片烤软并熔合在一起，修剪成一定形态，然后压贴于预备好的患牙表面，使蜡片覆盖其整个唇面。然后进行修整直至蜡型达到密合，厚薄及边缘合适，形态自然，最后利用失蜡铸造法铸出所需铸件。具体方法详见第 8 章第 4 节铸造陶瓷修复工艺技术相关内容。

（三）烤瓷贴面

烤瓷贴面的制作工艺流程见图 12-5。

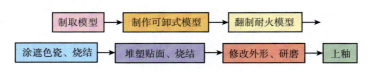

图 12-5　烤瓷贴面的制作工艺流程

1. 模型的制备

（1）牙体预备后，常规制取印模，灌注超硬石膏模型。

（2）制作可卸式模型，上𬌗架。

（3）翻制耐火材料代型　将预备牙可卸式模型部分取下，涂分离剂，用硅橡胶印模材料翻制印模，然后以专用耐火包埋材料灌注模型。

（4）耐火包埋材料模型的预烧结　耐火模型干燥后，要先置于烤瓷炉内预烧结，以排出模型中的杂质和可燃物，防止在贴面烧结过程中对贴面产生污染。一般预烧结温度要比瓷烧结温度高 50～100℃，并根据材料要求保持足够的时间。

2. 堆塑遮色瓷，烧结成型　耐火模型预烧结完成后，将模型在蒸馏水中浸湿，然后按选定的颜色开始堆塑成型。

（1）堆塑遮色瓷　根据牙变色的程度，决定是否采用遮色层。烤瓷贴面的颜色处理一般有两种方法：一种是采用遮色瓷，特别是用于变色牙的修复；另一种是用带遮色剂的粘接树脂进行贴面粘接。如果使用遮色瓷，其厚度一般不超过 0.1mm，然后置烤瓷炉内烧结。

（2）烧结成型　根据临床比色要求选配瓷粉，常规堆塑牙本质瓷、颈部瓷、牙釉质瓷、透明瓷，并烤结成型。

（3）修整外形、试验、抛光和染色上釉　上釉时要防止釉料流入贴面的组织面，以免影响其适合性。

（四）试戴和粘接

1. 试戴　主要检查其颜色、形态、大小是否与邻牙对称、协调；贴面是否与预备牙面密贴，并注意征求患者对修复体是否满意。

2. 粘接　以玻璃陶瓷材料制作的常规瓷贴面、微创瓷贴面和无预备瓷贴面为例。

（1）瓷贴面处理　用4%～10%的氢氟酸酸蚀瓷贴面组织面20～120秒，之后采用中和剂中和，再用水彻底冲洗、吹干后准备临床粘接用。

（2）牙面处理　患牙粘接表面彻底清洗干燥后，用磷酸处理液酸蚀15～30秒，对未预备的牙釉质酸蚀时间可延长至60秒，酸蚀后用水彻底冲洗、吹干。

（3）粘接　在患牙粘接表面涂表面粘接剂，吹干。粘接前应在瓷贴面的组织面上涂含有硅烷类化学偶联剂的结合剂，然后逐个进行粘接。先将粘接性树脂水门汀置于牙唇面和瓷贴面组织面一薄层，放置瓷贴面后轻轻加压紧贴牙面，用刷子或棉卷去除挤出的多余树脂水门汀。若使用光固化树脂水门汀，应根据光固化灯的光强和树脂水门汀材料的要求，确定光照固化时间，使粘接材料完全固化。然后再检查咬合关系，必要时调𬌗。

第2节　3/4冠

3/4冠是覆盖牙冠的邻面、舌面及切缘𬌗面的金属修复体。它显露金属少，能兼顾美观，固位良好，其固位主要靠冠的组织面与患牙牙体间形成的摩擦力。由于3/4冠的唇（颊）面无金属环抱，修复体容易向舌侧脱位，需要在牙冠的两个邻面制作邻轴沟来阻止其向舌侧方向脱位。邻轴沟对3/4冠的固位起着重要作用，沟越长、越宽、越深，则固位力越强。但其长度不能超出片切面，深度不能影响牙髓，宽度不能削弱抗力形，所以要求患牙有一定的切𬌗龈高度和较厚的唇、舌径。

一、前牙 3/4 冠

（一）适应证

1. 深覆𬌗、咬合紧、𬌗力大、覆盖小的前牙邻面缺损或涉及切面、切角缺损，而用烤瓷冠或光固化树脂贴面修复效果不佳者。
2. 前牙固定桥的固位体。
3. 牙周病矫形治疗的固定夹板或咬合重建。

（二）禁忌证

1. 前牙牙冠的唇舌径较薄。
2. 邻面、舌面缺损较严重，难以制成固位沟者。
3. 牙髓病和尖周病未彻底治愈者。

（三）牙体预备

1. 邻面预备
（1）目的　①去除修复体邻面覆盖区的倒凹区；②预备出3/4冠邻面足够的间隙。

（2）要求　①近远中两邻面相互平行或向切端方向聚合6°。②唇舌方向与邻面外形一致，由唇侧向舌侧聚合，以减少唇侧牙体组织切割。③唇侧边缘止于自洁区。④龈缘的位置应根据牙冠的长短和倒凹区大小决定。当患牙牙冠短、邻面倒凹区较小者，冠边缘应平齐龈缘或在龈缘稍下方；临床牙冠较长、邻面倒凹区过大者，冠颈缘可在龈缘以上，在消除倒凹区的基础上尽量少磨除牙体组织。⑤预备间隙根据邻面的倒凹区大小决定，一般不少于0.5mm。

（3）方法　通常选用金刚砂车针从邻面舌侧开始磨切，预备至邻面唇外展隙处，注意不要破坏邻接点的唇侧部分，在去除倒凹区的同时，预备出3/4冠的足够间隙（图12-6）。

2.切斜面预备

（1）目的　①使3/4冠的切端部分保护患牙切缘；②使3/4冠的切缘具有一定厚度，而尽可能少暴露或不暴露金属；③使修复体在前伸𬌗时无干扰。

（2）要求　①上前牙为唇侧斜向舌侧的切斜面，下前牙为舌侧斜向唇侧的切斜面；②切斜面应与牙体长轴成45°；③切斜面宽度因牙冠唇舌径大小而异，且预备时不要损伤唇侧切缘，否则切端会显露金属；④预备出0.7mm的间隙；⑤切斜面在近远中方向上成一平面；⑥尖牙可按其解剖形态形成近中和远中两个斜面。

（3）方法　用轮状石沿切缘舌侧从近远中方向磨除，磨切时要遵循3/4冠切斜面的预备要求（图12-7）。

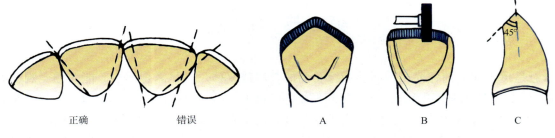

图12-6　3/4冠邻面预备方向　　　　图12-7　3/4冠切斜面预备
A、B.磨除方向；C.要求

3.舌面预备

（1）目的　①消除舌隆突处的牙体倒凹区；②预备出修复体的空间。

（2）要求　①舌面均匀磨除0.7mm间隙，确保3/4冠在舌侧的金属厚度；②消除轴壁倒凹区。

（3）方法　舌面预备可分为两步进行。第一步从切斜面的舌缘至舌隆突顶，按照牙体外形均匀磨除0.7mm的牙体组织；第二步从舌隆突顶至龈缘，要求与就位道一致，消除倒凹区。最后精修使邻舌轴面角光滑、圆钝（图12-8）。

4.切端沟预备　在牙体唇舌径较大的情况下，要求在切斜面内作一条切端沟，以增强义齿固位（图12-9）。

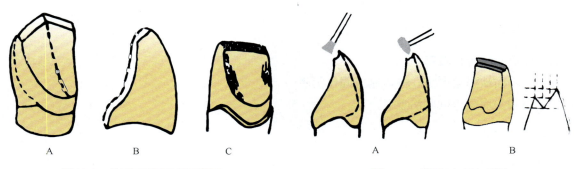

图12-8　前牙3/4冠的舌面预备　　　　图12-9　前牙3/4冠切端沟
A.磨除牙体组织；B.消除倒凹区；C.精修邻舌轴面角　　　　A.制作切端沟；B.切端沟的位置与要求

（1）目的　增强3/4冠的固位力，防止其舌向脱位。

（2）要求　①在切端斜面形成一个"V"形沟；②沟位于切斜面的舌1/3与中1/3交界处并平行于切嵴，深0.5mm，宽1.0mm。③沟底位于牙本质内，沟底顶角≤90°；④沟的唇侧壁高度是舌侧壁的2倍。

（3）方法　在切斜面的舌1/3与中1/3交界处，由近中向远中磨切，形成"V"形沟。尖牙应形成近中与远中两条切端沟并相交于牙尖顶，与两个切斜面相协调。如果切斜面的厚度较薄，制备切端沟后，余留的牙体组织抗力较差，试戴修改时容易出现牙体组织折裂，同时唇面切端会透露金属，影响美观。因此，切端较薄时，不宜做切端沟，可加用其他固位形加强固位，如在舌隆突上加钉洞等。

5. 邻轴沟的预备

（1）目的　增强修复体的固位作用，防止其舌向脱位。

（2）要求　①位于邻面的片切面内，其长度根据牙冠长度、倒凹区情况和固位需要决定，沟越长，固位越好；②沟的外形为半圆形，近切端略宽于龈端；③沟深约1mm，并由切端向龈端逐渐变浅，龈端可形成小肩台，也可采用无肩台形式；④沟的方向与唇面切2/3平行；⑤两邻轴沟应相互平行或稍向切端聚合；⑥沟的切端与切端沟两侧相互连接，与切端沟构成三面环抱形成固位形；⑦沟与邻面的线角应清晰而无明显棱角。

（3）方法　制备时先确定位置与方向，然后用裂钻或相应的金刚砂车针顺切端沟两端开始制备，沿沟的方向磨出应有的深度和长度，为防止邻轴沟制备过宽或位置出现偏斜，可用平行尺确保两条邻轴沟平行（图12-10）。

6. 龈缘预备与精修完成　龈缘通常制作成斜面肩台，并将各面及轴面角处修光滑、圆钝（图12-11）。

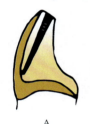 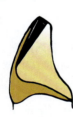 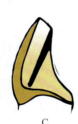 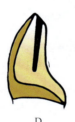 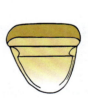 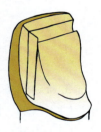

图 12-10　3/4冠邻轴沟的方向及位置　　　　　　　　　图 12-11　前牙3/4冠预备体

A. 邻轴沟方向位置正确；B. 邻轴沟方向偏唇侧；C. 邻轴沟起点偏舌侧；D. 邻轴沟方向偏舌侧

二、后牙3/4冠

（一）适应证

1. 后牙舌面、𬌗面缺损，舌尖折断等不宜做全冠或充填治疗者。

2. 𬌗面缺损或需要恢复咬合者。

3. 固定桥的固位体。

4. 牙周固定夹板或后牙的咬合重建。

（二）禁忌证

同前牙3/4冠。

（三）后牙3/4冠的牙体预备

牙体预备前，应仔细检查咬合关系及邻牙情况，对牙列中的伸长牙及𬌗干扰因素要先作处理后才可进行牙体制备（图12-12）。

后牙3/4冠覆盖了牙体的两个邻面、𬌗面及舌面。后牙3/4冠的牙体制备步骤和方法与前牙3/4冠基本相似，其主要特点如下：

1. 邻面预备

（1）目的　消除邻面的倒凹区，制备出修复体所占据的空间，保证修复体取得共同就位道。

（2）方法　选用细长的锥形金刚砂车针，紧靠切割牙的邻面，从舌侧向颊侧切割。切割时要使切割面与牙体长轴平行，亦可略向𬌗方聚合2°～5°。同时，应不断校正切磨的方向，避免在邻面上形成肩台，切割面应达龈缘稍下。也可选用单面金刚砂片或薄砂片进行，由𬌗方沿邻面方向缓缓切入，防止损伤邻牙。使用砂片应掌握好方向和支点，采用间断法，避免损伤牙髓。

2. 𬌗面预备　预备时先用刃状砂石或细裂钻，顺𬌗面颊舌沟磨出1.0～1.5mm深的沟，颊面涉及量不超过0.5mm。再参照此沟按𬌗面解剖形态均匀磨除，保持其原有形态，在颊侧𬌗缘嵴处形成小斜面或小肩台，修复体的颊𬌗边缘终止于颊侧𬌗缘嵴稍下方以保护牙尖，以免受力时折断。对经过牙髓治疗的牙、𬌗面缺损或有龋坏，应按铸造全冠𬌗面预备，即应包括整个𬌗面及所有牙尖（图12-13）。𬌗面完整时，冠的边缘也可不覆盖颊舌尖。

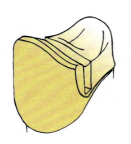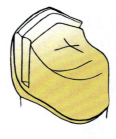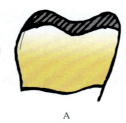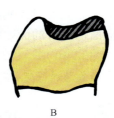

图12-12　后牙3/4冠牙体预备	**图12-13**　𬌗面预备 A. 覆盖整个𬌗面；B. 只覆盖舌尖

3. 𬌗沟预备

（1）目的　防止3/4冠舌向脱位，尤其是在舌尖缺损低平而牙冠又短的情况下。

（2）方法　是用刃状石先沿中央沟磨出宽深约1.5mm×1.5mm的沟，再以细裂钻修出底平壁直的外形，并与两邻面邻轴沟相连，修整沟缘的锐边使之圆钝。

4. 邻轴沟预备　后牙牙冠邻面一般较短，为增加邻轴沟长度，可将邻轴沟预备在邻面颊侧1/3与中1/3交界处，邻轴沟方向应与牙长轴相平行，与就位道一致。沟深与宽度均应大于1mm，各壁应平行。如邻面有缺损，可预备成箱状洞形。必要时邻面还可增加邻轴沟的数目，或𬌗面增加钉洞固位形。

5. 精修完成　用细金刚砂车针修整牙体各表面使其光滑平整，再用小的锥形圆头车针修整龈缘，使各面的龈缘彼此吻合。最后将轴面修整圆钝并仔细检查各制备面是否符合要求。

三、制作工艺

（一）3/4冠应达到的要求

3/4冠是通过铸造工艺制成的，其方法与铸造全冠或铸造嵌体相同，完成的3/4冠应达到如下要求：①修复体边缘与牙体预备面边缘密合；②邻面有正确的邻接部位及合适的紧密度；③唇颊面显露的金属较少，美观满意度较高；④在牙尖交错𬌗、前伸𬌗及侧向𬌗时无咬合障碍；⑤固位力较强，特别是有较强的抗舌向脱位的能力。

（二）制作工艺流程

3/4冠制作工艺流程（间接法）见图12-14。

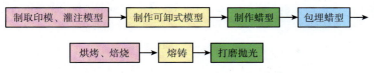

图 12-14 3/4冠制作工艺流程（间接法）

本节以直接法制作蜡型为例，介绍前牙3/4冠的蜡型制作，其操作要点如下：

1. 牙体准备 将患牙按要求预备好，并将牙体吹干、隔湿，用液体石蜡涂布所有预备过的牙面，否则蜡型难以脱位。

2. 制作蜡型

（1）通常将两层铸造蜡片烤软并熔合在一起，剪成一定形态，然后压贴于预备完的患牙表面使蜡片覆盖其整个舌面、切缘及部分邻面。

（2）待蜡型冷却后需轻轻取下，用蜡刀或剪刀修去多余的蜡边缘，再将蜡型复位于预备牙体舌侧，检查是否密贴、合适。

（3）用蜡勺烫取少量蜡，将邻轴沟充满，或用烤软的细蜡条压向轴沟，并用探针加热使之密合，恢复其邻面外形，再将其与舌侧蜡型烫在一起，用蜡刀修整切缘及邻唇轴面角处的蜡型边缘，去除进入邻间隙倒凹区的蜡。

（4）待蜡冷却后，将其取出仔细检查其组织面、轴沟、切缘及龈缘处是否完整、清晰。如有缺损或存在气泡，可将蜡型复位后，烫取少许蜡滴入或用热探针烫熔不密合处，直到蜡型达到密合、厚薄合适、完整为止。

（5）根据上下颌牙的咬合关系，用雕刻刀修整舌面形态，并修整出舌外展隙、唇外展隙、切外展隙，最后使表面光滑。蜡型制作完成后，在切端中央偏舌侧处安放铸道，轻轻取出蜡型。修整后的蜡型应准确、密合、完整、清晰和光滑。

3. 铸造完成 常规包埋，烘烤，焙烧，熔铸，打磨，抛光及粘接。

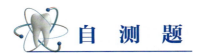 自 测 题

一、选择题

1. 下列哪项不是前牙瓷贴面的适应证（　　）

A. 釉质发育不良　　　B. 四环素着色牙

C. 氟斑牙　　　　　　D. 邻面龋坏和切端缺损

E. 牙冠严重缺损

2. 关于瓷贴面的牙体预备步骤，下列哪种说法是错误的（　　）

A. 形成引导沟

B. 切缘磨出2mm

C. 边缘确定

D. 唇面磨切尽可能止于牙釉质内

E. 精修完成

3. 以下哪项不是前牙3/4冠切端沟制备要求（　　）

A. 沟底顶角≥90°

B. 沟的唇侧壁高度是舌侧壁的2倍

C. 位于切斜面的舌1/3与中1/3交界处

D. 在切端斜面形成一个"V"形沟

E. 沟底位于牙本质内

4. 下列哪项不是3/4冠的制作工艺流程（　　）

A. 制取印模　　　　　B. 灌注模型

C. 上瓷　　　　　　　D. 制作蜡型

E. 熔铸

5. 3/4冠修复前牙时，若切缘太薄可不做（　　）

A. 邻面片切　　　　　B. 切缘磨除

C. 切端沟制备　　　　D. 舌面磨除

E. 针道制备

6. 3/4冠制备邻沟的目的是（　　）

A. 增加冠的强度　　　　B. 引导𬌗力方向
C. 消除倒凹区　　　　　D. 增强固位力
E. 以上说法都正确

7. 临床上常用的部分冠有（　　　）
　A. 瓷贴面　　　　　　B. 开面冠
　C. 3/4 冠　　　　　　D. A+C
　E. A+B

8. 以下哪项是前牙3/4冠的禁忌证（　　　）
　A. 前牙深覆𬌗　　　　B. 邻面缺损
　C. 切角缺损　　　　　D. 牙冠唇舌径较薄
　E. 以上都不是

9. 下列哪一项不是瓷贴面的禁忌证（　　　）
　A. 前牙邻面龋
　B. 上颌牙严重唇向倾斜
　C. 反𬌗牙
　D. 深覆𬌗伴覆盖过小的下前牙
　E. 唇面严重磨损且无间隙的下前牙

10. 瓷贴面的种类有（　　　）
　A. 预成瓷贴面、个别制作铸造陶瓷贴面及烤瓷贴面
　B. 预成瓷贴面、金属制作瓷贴面及烤瓷贴面
　C. 金属铸造瓷贴面、个别制作铸造陶瓷贴面及烤瓷贴面
　D. 预成瓷贴面、个别制作铸造陶瓷贴面及金属铸造贴面
　E. 以上都不对

11. 前牙3/4冠切缘沟的作用是（　　　）
　A. 防止继发龋
　B. 增进美观

C. 阻挡3/4冠舌向脱位
D. 阻挡3/4冠龈向移位
E. 保护切缘

12. 前牙3/4冠的固位力主要依靠（　　　）
　A. 邻面片切彼此平行
　B. 切缘沟
　C. 舌面与牙长轴平行
　D. 邻轴沟的长度和深度
　E. 邻轴沟彼此平行

13. 后牙3/4冠的邻面轴沟应位于邻面片切面的（　　　）
　A. 颊1/3　　　　　　B. 中1/3处
　C. 舌1/3处　　　　　D. 颊1/3与中1/3交界处
　E. 舌1/3与中1/3交界处

14. 以下不属于部分冠修复体的是（　　　）
　A. 贴面　　　　　　　B. 开面冠
　C. 3/4冠　　　　　　D. 7/8冠
　E. 桩核

15. 下列情况不适于用瓷贴面修复的是（　　　）
　A. 牙体表面轻度釉质缺损
　B. 四环素牙
　C. 发育畸形牙
　D. 前牙轻度排列不齐
　E. 严重深覆𬌗的下前牙

二、简答题
1. 瓷贴面牙体预备要求有哪些？
2. 试述烤瓷贴面的制作工艺流程。
3. 试述3/4冠的制作工艺流程。

（李金媛）

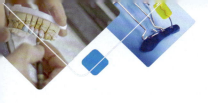

第13章 全冠

全冠是一种覆盖整个牙冠表面的帽状修复体。在各类固定修复体中，全冠占的比例较大，应用最广泛。它具有与牙体接触面积大、固位力强、对牙体损害小、保护作用好等优点，临床上可用于各种牙体缺损的修复，以及固定桥的固位体。

按照使用材料不同主要分为铸造金属全冠、非金属全冠、金属非金属联合全冠及CAD/CAM全冠。

1. 铸造金属全冠　是用金属材料采用铸造工艺制成的全冠，通常使用的金属材料有金合金、镍铬合金、钴铬合金和钛合金等。

2. 非金属全冠　是用非金属材料如瓷或树脂制成的全冠。与金属材料相比，树脂或瓷具有色泽与天然牙接近、美观性好的优点。按材料和制作方法的不同，又可分为瓷全冠、铸造陶瓷全冠和树脂全冠等。

3. 金属非金属联合全冠　是用金属和非金属材料联合制成的全冠。这类全冠同时具有金属全冠机械强度高和非金属全冠色泽美观的优点。按其制作材料的不同，可分为烤瓷熔附金属全冠、金属烤塑全冠等。

4. CAD/CAM全冠　是一种新兴的口腔修复新工艺。它利用计算机辅助设计和辅助制造，将光电子技术、微机信息处理及数控机械加工技术用于人造冠的设计和加工。该技术无需常规工艺，最快可在30分钟至2小时内将陶瓷块或金属材料切削成冠桥修复体，节省了时间，提高了精密度。

第1节　铸造金属全冠

一、概　　述

铸造金属全冠是用金属材料采用铸造工艺制作的全冠。

铸造金属全冠的固位力是依靠全冠内壁与牙齿预备体表面紧密接触而产生的静摩擦力、预备体几何形状形成的约束力或约束反力、粘接材料的粘接力而获得。

铸造金属全冠可以根据牙体外形恢复的需要调整厚度和大小，而且还可灵活地增加沟、洞等辅助固位形，从而获得良好的固位（图13-1）。

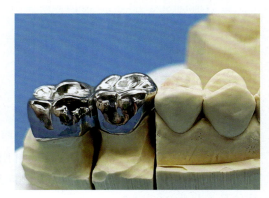

图13-1　铸造金属全冠

二、铸造金属全冠的设计

修复前的设计包括严格掌握适应证，设计修复用材料、外形、边缘、咬合、固位方式及粘接方式等，并对戴入后可能的状况做出预估。正确合理地设计是决定铸造金属全冠修复成功的基础。

1. 修复材料　应选用具有良好理化及生物学性能的金属材料。还应考虑到口腔内其他修复体的金属材料，预防修复后可能产生的微电流刺激及腐蚀问题。

2. **修复体** 龈缘应根据患牙的形态、固位、美观及牙周情况综合考虑。咬合力大、殆龈距离短小者，可将全冠的边缘设计到龈缘以下；老年人牙龈退缩严重、轴面凸度过大，应考虑设计龈上边缘。

3. **咬合力** 对固位形、抗力形不足的患牙，注意适当减少殆面面积，加深食物排溢沟，并注意咬合平衡，减少侧向力。

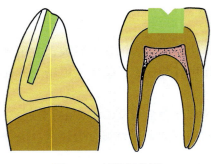

图13-2 辅助固位形

4. **缺损严重** 牙冠严重缺损者应考虑以桩、钉加固，形成银汞合金核或树脂核后再做牙体预备。

5. **抗旋转脱位** 对于牙冠殆面牙尖磨损成高陡状，或牙冠短小，有旋转脱位倾向者，应增加沟、钉洞等辅助固位形，或修平高陡牙尖，以减少侧向力（图13-2）。

6. **就位道** 根据患牙位置、方向及邻牙情况设计就位道。

7. **粘接方式** 对固位力差、承受殆力大的全冠，粘接时宜选用高强度的树脂粘接剂，并在粘接前作喷砂、电解蚀刻和粗化处理等措施强化固位效果。

三、牙体预备

铸造金属全冠的牙体预备是应用各种牙体切割器械（图13-3），开辟出足够的修复体空间，以恢复患牙的结构形态。其过程一般分五步进行。

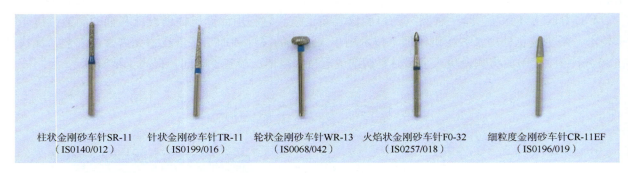

柱状金刚砂车针SR-11
（IS0140/012）　　针状金刚砂车针TR-11
（IS0199/016）　　轮状金刚砂车针WR-13
（IS0068/042）　　火焰状金刚砂车针F0-32
（IS0257/018）　　细粒度金刚砂车针CR-11EF
（IS0196/019）

图13-3 全冠牙体预备常用器械

（一）殆面预备

用柱状金刚砂车针或裂钻顺殆面颊、舌沟方向磨出深0.8～1.0mm的引导沟3条（图13-4），以引导沟为参照，按殆面解剖形态均匀磨切，并保持殆面尖、窝等正常解剖形态。可用软蜡片或咬合纸（大约6层）检查，注意在牙尖交错殆、前伸殆及侧向殆时均应有足够的间隙，一般牙体预备量为0.8～1.5mm。

（二）颊舌面预备

用柱状金刚砂车针先在颊舌面各预备出3条深0.5～1.0mm的引导沟。然后从颊舌面外形高点到龈缘处消除倒凹区，使颊、舌壁与就位道平行，保证全冠颈1/3区到龈缘处有合适的修复间隙。再从外形高点到

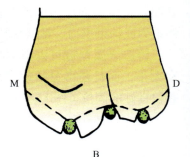

图13-4 殆面预备的引导沟
B. 颊面；D. 远中；M. 近中

殆缘处，顺牙冠的外形预备出修复体所需的空间，并注意调整咬合运动中所需要的间隙（图13-5）。牙冠颊、舌轴面的聚合度一般为2°～5°（图13-6）。

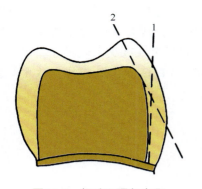

图13-5 颊舌面预备步骤

1. 轴面预备；2. 殆缘预备

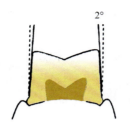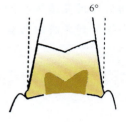

图13-6 颊舌面轴面聚合度

（三）邻面预备

用较细的柱形金刚砂车针将颊舌轴面角处预备出足够的间隙，以保证全冠颊舌外展隙的空间。用针形金刚砂细车针紧贴预备牙由颊向舌打开邻面，再换较粗的柱形金刚砂车针预备出足够的邻面空间。邻面预备深度一般要求达到龈嵴顶以下，使预备牙与邻牙完全分离，并完全消除倒凹区。预备后邻面应与就位道一致，殆向聚合度以2°～5°为宜（图13-7），避免殆向聚合度过大使固位力减小。

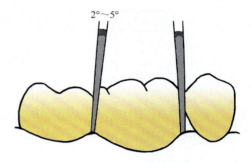

图13-7 铸造金属全冠邻面磨切方向

（四）牙颈部肩台预备

排龈处理，暴露龈沟后，用火焰状或135°的金刚砂车针，沿预备牙颈部均匀磨切一周。预备成位于龈缘以下0.5～1.0mm、宽0.5～0.8mm，清晰、圆滑的曲线，呈羽状（刃状）、圆凹形或135°凹面肩台（图13-8）。

（五）精修完成

先用粒度小的金刚砂车针将牙冠的轴面角、边缘嵴处的线角磨圆钝，再用牙颈部磨光车针或橡皮轮、橡皮尖等在低速下将所有预备的牙面磨光滑（图13-9）。

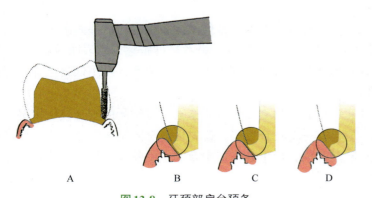

图13-8 牙颈部肩台预备

A. 肩台的预备；B. 羽状肩台；C. 圆凹形肩台；D. 135°凹面肩台

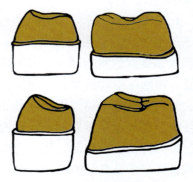

图13-9 精修完成后的模型

🔗 **链接** 牙体预备时要注意降温

研究表明髓室温度增高 4.1℃者，有 15% 的牙髓坏死；增高 8.2℃者，则有 60% 的牙髓坏死。所以在牙体预备时一定要注意降温并采用间歇、短时、轻压磨切手法，以避免或减少牙髓损害。所以，临床可用高速锐利切割器械磨切牙釉质，低速磨切牙本质，并间断用 3% H_2O_2 漱口，以减少从牙本质小管传到牙髓的刺激。

四、制作工艺

铸造金属全冠的制作工艺流程见图 13-10。

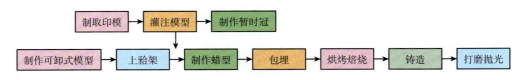

图 13-10 铸造金属全冠制作工艺流程

五、试戴与粘接

（一）试戴

1. 检查修复体　仔细检查粘接面有无金属瘤、石膏、抛光膏等，若有应清除干净，清水冲净后用 75% 乙醇溶液消毒后待试戴。

2. 检查就位情况　先检查金属全冠是否为该患者的修复体，然后取下暂时冠并清除牙冠上的粘接材料后，将铸造金属全冠沿就位道方向在患牙上试戴。若就位不完全，应检查全冠组织面是否有金属瘤，可借助薄咬合纸衬于冠内及邻接区检查早接触并磨除。完全就位后，用镊子检查其有无翘动、旋转及松动现象，固位力的大小是否合乎设计要求等。如全冠严重变形则必须返工重新制作。

3. 检查颈缘情况　金属全冠就位后，应仔细检查其颈缘的位置及颈部的密合情况。若患者咬紧全冠时患牙的牙龈苍白，放松则苍白现象消失，表明冠颈缘稍长，可将颈缘小心磨短直至合适。可用探针检查颈缘的密合度，若探到全冠颈缘与预备牙颈部延续一致，金属全冠稳固，则表明颈缘密贴；若感到全冠颈缘与预备牙颈部之间有台阶或小缝隙，则调改台阶宽度，但全冠颈缘过短或缝隙过大须返工重新制作。

4. 检查邻接关系　检查铸造金属全冠与邻牙的邻接情况，常借助牙线检查：沿邻面向下压牙线勉强通过接触点，表明接触点正常；若用力牙线也通不过接触点，患者自诉胀感，则表明接触点过紧，应磨改邻接点过紧的部分；若不用力牙线自由通过邻接点，则表明无邻接关系，可用低熔点焊金焊接恢复，接触区空间过大者，须返工重新制作。

5. 检查咬合关系　嘱患者作正中、非正中咬合，检查铸造金属全冠与对颌牙的咬合接触情况。若无接触，必须返工重新制作；若有接触，应检查是否咬合过高，首先检查全冠是否完全就位、颈缘是否过长，待完全就位后，用咬合纸放在全冠的𬌗面，让患者作正中及非正中咬合，检查早接触，并进行调𬌗直至恢复良好的咬合关系。

（二）粘接

铸造金属全冠试戴合适后，再行磨光、抛光。然后用 75% 乙醇溶液消毒，干燥。将患牙冲洗干净，隔湿、消毒、吹干。调拌适量粘接剂涂布在全冠组织面，并戴入患牙上就位，在𬌗面放置一棉球嘱患者咬紧，使金属全冠完全就位。待5～10分钟粘接剂凝固后，用探针去除多余的粘接剂即可。

六、全冠粘接后可能出现的问题及处理

（一）疼痛

1. 过敏性疼痛

（1）粘接后过敏性疼痛　患牙为活髓牙，在经过牙体磨切后，暴露的牙本质遇冷、热刺激会出现牙本质过敏现象。常见原因：牙体预备时损伤大，术后未采取保护措施；粘接时消毒药物的刺激，戴冠时的机械刺激、冷刺激加上粘接剂中的游离酸刺激。待粘接剂充分结晶后，疼痛一般可自行消失。

若粘接后长时间持续疼痛，说明牙髓受激惹严重，或发展为牙髓炎，则须做牙髓治疗，往往要破坏全冠。因此，在粘接前，应仔细对患牙牙髓状态有一个估计，过敏性疼痛严重者应先做安抚治疗。

（2）使用一段时间之后出现过敏性疼痛　这类疼痛出现的主要原因有继发龋、牙龈退缩、粘接剂脱落或溶解。处理时，除边缘粘接剂，重新封闭修复体边缘外，一般要将全冠破坏或拆除重新制作。

2. 自发性疼痛

（1）粘接后出现的自发性疼痛　多是由于牙体切割过多，粘接前未戴暂时冠，未作牙髓安抚治疗，牙髓受刺激由充血发展为牙髓炎。

（2）戴用一段时间后出现的自发性疼痛　多见于继发龋引起的牙髓炎；修复前根管治疗不完善，根尖周炎未完全控制；根管壁侧穿未完全消除炎症；咬合创伤引起的牙周炎。应作对症处理。

（3）邻接过紧时患牙或邻牙牙周膜受挤压而出现的胀痛　可拆除调磨过紧处。

3. 咬合痛　粘接后短期内出现咬合痛，多是由创伤𬌗引起，通过调𬌗，症状就会很快消失。调𬌗时根据正中𬌗及非正中𬌗的早接触仔细调整，磨改不合理的陡坡和过锐尖嵴。磨改完应注意抛光。如咬合过高而调𬌗有困难时，或粘接时全冠未就位，应拆除重新制作。

（二）食物嵌塞

食物嵌塞是食物嵌入或滞留在牙或修复体邻接面的现象。

1. 食物嵌塞的原因

（1）全冠与邻牙之间邻接关系不良或无接触。

（2）全冠轴面外形不良，如𬌗外展隙过大，龈外展隙过于敞开。

（3）𬌗面形态不良，𬌗边缘嵴过锐，颊舌沟不明显，食物排溢不畅。

（4）𬌗平面与邻牙高度不一致，形成台阶。

（5）全冠颈部有悬突或龈缘不密合。

（6）对颌牙有充填式牙尖。

2. 处理　食物嵌塞的治疗应针对其原因进行。属邻接不良、外展隙过大者，一般须拆除修复体重新制作。𬌗面形态不良者，在不影响全冠质量的前提下，可适当作少许磨改，如修去过锐边缘嵴，加深颊、舌沟，磨出食物排溢沟，调磨对颌充填式牙尖，磨改修复体的悬突，用树脂材料充填不密合缝隙等。

（三）龈缘炎

全冠粘接后可出现龈缘炎，表现为修复体龈缘处的牙龈组织充血、水肿、易出血、疼痛等。

1. 龈缘炎的原因

（1）全冠轴壁凸度过大或过小，食物冲击牙龈或牙龈得不到适当刺激。

（2）冠边缘过长，边缘粗糙或有悬突。

（3）试冠、戴冠时操作粗暴损伤牙龈。

（4）邻接面食物嵌塞。

（5）倾斜牙、移位牙全冠未能恢复正常排列和外形。

2. 处理　治疗时，消除致病因素，局部用消炎药物，调𬌗等。保守治疗后若症状不缓解，应拆除重新制作。

（四）松动、脱落

全冠松动、脱落是牙体缺损修复失败的主要表现之一。

1. 松动、脱落的原因

（1）全冠固位不足，如轴壁聚合度过大，𬌗龈距离太短，全冠不密合。

（2）创伤𬌗　咬合力过大，𬌗力集中，侧向力过大。

（3）粘接失败　如粘接剂性能差，粘接剂失效，粘接面清洁干燥不彻底，油剂、唾液污染粘接面，粘接剂尚未完全结固时患者即咀嚼食物等。

2. 处理　全冠一旦松动，应尽早取下，仔细分析松动、脱落的原因。如为设计、制作的原因应重新制作。如因创伤𬌗所致，应调𬌗。如因粘接失败，则选用优质粘接材料重新粘接。

（五）破裂、折断、穿孔

全冠戴用过程中可能出现破裂、折断及穿孔等现象。

1. 破裂、折断、穿孔的原因

（1）制作因素　如局部棱角锐边，应力集中处易折断以及铸造金属全冠表面砂眼、缩孔等。

（2）牙体预备不足，全冠制作过薄或调𬌗时将𬌗面磨得过薄，易出现穿孔及折断。

（3）𬌗力大，磨耗过快，如磨牙症等。

2. 处理　大范围破损及穿孔的全冠应拆除重新制作。

第2节　烤瓷熔附金属全冠

一、概　述

烤瓷熔附金属全冠（porcelain fused to metal crown，PFMC），又称金属烤瓷冠或金瓷冠，是一种用低熔瓷粉在真空条件下熔附到铸造金属基底冠上的金-瓷复合结构的修复体（图13-11）。

由于是先用合金制成金属基底冠（又称金属帽状冠），再在其表面覆盖与天然牙相似的低熔瓷粉，在真空高温烤瓷炉中烧结熔附而成，因此它既有金属全冠的机械强度高、抗折能力和抗冲击力强的特点，又具有瓷全冠外观逼真、色泽稳定、表面光滑、耐磨性和生物相容性好等优点。

烤瓷熔附金属全冠也存在以下不足：制作工艺复杂，设备要求高，技术难度大，牙体组织切割量多，瓷裂、崩瓷等。

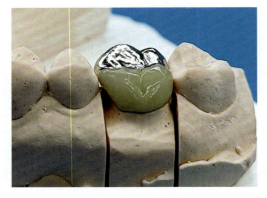

图13-11　烤瓷熔附金属全冠

> 🔗 **链 接** 瓷与金属热膨胀系数的关系对 PFMC 的影响
>
> 瓷与金属热膨胀系数相等，二者以相同速度冷却收缩，瓷裂和变形均不发生。然而要获得二者一致的热膨胀系数是非常困难的，这也是研究的理想目标。如瓷热膨胀大于金属热膨胀，瓷层就发生断裂。由此，瓷的热膨胀系数（瓷α）应略小于烤瓷合金（金α），这样在 PFMC 出炉冷却时，不致因瓷层受到张应力而发生瓷裂。

二、适应证及禁忌证

（一）适应证

（1）龋病或外伤等造成的严重牙体缺损，无法用充填治疗的前、后牙。

（2）前牙釉质发育不全、畸形牙以及四环素染色牙、氟斑牙等变色牙，不宜用其他方法修复或要求作永久修复者。

（3）前牙有错位、扭转等，不宜或不能作正畸治疗者。

（4）牙体存在低𬌗、邻接不良、牙冠短小、牙冠折断或半切除术后需要用修复体恢复正常解剖外形、咬合及邻接关系者。

（5）后牙纵折或严重牙本质过敏，经处理后，需要对患牙进行保护者。

（6）可摘局部义齿基牙的缺损需要保护或修改外形便于卡环固位者。

（7）固定桥的固位体。

（二）禁忌证

（1）青少年尚未发育完成的恒牙，髓室大、硬组织薄，不能做牙体预备者。

（2）牙体特别短小，无足够的固位形、抗力形者。

（3）牙髓病、根尖周病未治愈或有严重牙周病的患牙等，暂时不宜或不能制作全冠修复体。

三、牙 体 预 备

（一）基本要求

1. 前牙预备的要求

（1）切缘 应预备出 1.5～2.0mm 的间隙。上前牙切缘应预备成由唇侧向舌侧倾斜与牙体长轴成 45° 的斜面；下前牙切缘则预备成由舌侧向唇侧倾斜 45° 的斜面。近远中方向与牙弓平行。

（2）唇面 除颈缘外，唇面应均匀磨除 1.5mm 的牙体组织，切 1/4 向舌侧倾斜 10°～15°，切 1/3 磨除少许，外形与预备前形态相似，以保证切缘瓷层厚度。颈 1/3 去除倒凹区，并预备与牙体长轴成 2°～5° 倾斜的颈袖，增加前牙 PFMC 的固位。

（3）邻面 消除邻面倒凹区，保持邻面适当的切向聚合度 2°～5°。一侧邻面切割量通常为：上前牙 1.8～2.0mm、下前牙 1.6～2.0mm。

（4）舌面 设计舌侧若不覆盖瓷，则只须预备出金属的修复间隙并保证颈部肩台及肩台以上无倒凹区。若设计金-瓷覆盖，则要求在保证金属厚度的基础上增加瓷层的空间。通常舌侧均匀磨除 0.8～1.5mm（图 13-12）。

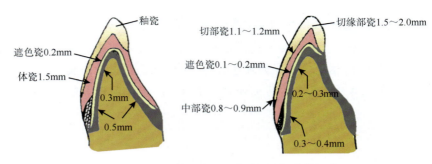

图 13-12　前牙 PFMC 牙体预备各部分的要求

（5）肩台　颈缘预备应根据全冠边缘的设计情况不同而有不同要求。设计为部分瓷覆盖的 PFMC，其舌侧或邻面颈部以金属为冠边缘者，颈缘可预备成羽状、凹形或直角斜面形肩台，肩台厚度为 0.5mm；若唇颊侧冠边缘设计为全瓷覆盖者，应将唇颊侧颈缘预备成直角或 135° 凹面肩台，以保证 PFMC 颈缘瓷的强度和美观，肩台宽度一般为 1.0mm，若预备不足则会使颈部瓷层太薄，露出金属色或使透明度降低，冠边缘的强度也会下降；为了保证强度而增加冠边缘厚度，可使颈部外形与牙颈部不一致，颈部呈现肿胀外观。若预备过多，则可能会损伤牙髓，因为颈部髓室壁厚度一般只有 1.7～3.0mm（图 13-13）。在不损伤附着龈的前提下，肩台一般可止于龈沟内 0.5～0.8mm 处。

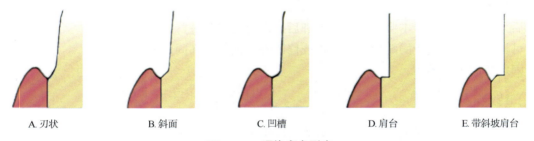

A. 刃状　　　B. 斜面　　　C. 凹槽　　　D. 肩台　　　E. 带斜坡肩台

图 13-13　颈缘肩台形态

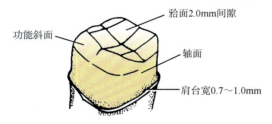

图 13-14　后牙 PFMC 牙体预备的要求

（6）精修完成　检查各个面是否符合要求，然后用粒度细的车针将各个面磨成光滑、圆钝面。

2. 后牙预备的要求　后牙 PFMC 牙体预备的要求与铸造金属全冠、前牙烤瓷全冠相近。𬌗面应根据对颌牙的咬合情况磨除，全瓷覆盖者应留出 2.0mm 的间隙，无瓷覆盖的金属咬合面则应留出 0.8～1.5mm 的间隙。𬌗面磨改后应与原牙冠外形相似（图 13-14）。颊舌侧及邻面颈缘肩台为 0.8～1.0mm。𬌗面在正中𬌗、前伸𬌗、侧方𬌗时，各牙尖嵴和斜面特别是功能尖，应保证足够修复间隙。

（二）基本方法

1. 前牙的预备

（1）切缘预备　用高速轮形车针或柱形金刚砂车针在预备牙切缘先磨出 2～3 条 1.5～2.0mm 深的引导沟，应注意车针磨切的方向：上颌前牙由唇侧向舌侧倾斜、下颌前牙由舌侧向唇侧倾斜，均与牙体长轴成 45°。检查深度合适后，沿引导沟的深度再依次向近远中方向扩展，均匀地磨除 1.5～2.0mm 的切缘牙体组织，并形成切斜面（图 13-15）。检查前牙对刃𬌗时的磨切量，保证前伸时有足够的空间。

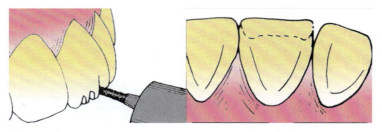

图13-15　PFMC切缘预备

（2）唇面预备　通常采用三步预备法进行（图13-16）。第一步先磨切唇面切1/2处。用车针在牙冠唇面切1/2处磨出三条深1.0～1.5mm的纵行引导沟，再以此为基准按牙冠外形向近远中方向扩展。第二步磨切唇面颈1/2处。磨切方法、要求同第一步。第三步磨切唇面切1/3少许，以保证PFMC切缘部分具有足够的瓷层厚度和透明度，在牙冠切1/4处要形成舌向倾斜10°～15°的斜坡，以保证前伸𬌗不受干扰（图13-17）。

（3）邻面预备　用细的金刚砂车针紧贴牙冠轴面角向邻面磨切，首先把颈缘至切缘的倒凹区磨除，再按肩台1.0mm的要求磨除邻面牙体组织，并且控制轴面切向聚合度在2°～5°，车针再沿邻面扩展到舌面及舌邻轴面角处。由于牙齿邻间隙的牙龈乳突呈弧线形，故预备过程中要注意车针移行方向，防止损伤牙龈乳突（图13-18）。

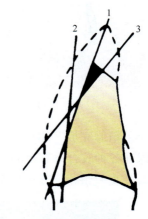

图13-16　唇面预备的三步预备法

1. 磨切唇面切1/2；2. 磨切唇面颈1/2；
3. 磨切唇面切1/3少许

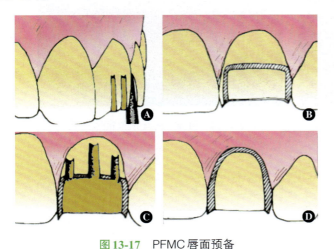

图13-17　PFMC唇面预备

A. 唇面切1/2磨出引导沟；B. 切1/2磨切结束；C. 颈1/2磨出引导沟；
D. 唇面磨切结束

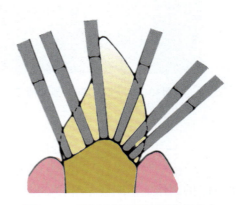

图13-18　PFMC邻面预备时车针方向

（4）舌面预备　可分两步进行。第一步磨切舌隆突至颈缘部分，消除该倒凹区。先用倒锥砂石沿舌面颈缘处磨出深1.0mm的沟，再以柱形金刚砂车针磨除舌隆突至龈缘处的牙体组织，消除倒凹区。第二步磨切舌隆突至切缘部分。用小轮形或桃状金刚砂车针从舌隆突到切缘，按舌面外形均匀磨除0.5～1.5mm的牙体组织。设计为部分瓷覆盖者仅磨除0.8mm的舌面间隙即可，若设计为全瓷覆盖者，则需要磨除1.0～1.5mm的舌面间隙（图13-19）。在前牙对刃𬌗时留出足够的修复体间隙。

（5）肩台预备　慢速手机使用肩台车针围绕牙体颈部预备。因美观的需要，PFMC的唇侧颈缘通常设计制作成唇侧宽1.0～1.5mm、邻面和舌面宽0.8～1.2mm的135°凹面肩台，并位于龈下0.5～0.8mm。各轴面角及唇、舌、邻面应光滑连续。为防止肩台形成过程中损伤牙龈，应采取先排龈后预备的措施（图13-20）。

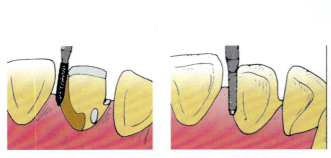
图13-19 PFMC舌面预备

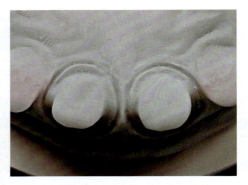
图13-20 PFMC肩台的形成

（6）精修完成 用精细的车针或橡皮杯将预备牙各磨切面修光，磨圆各轴面棱角，各轴壁无倒凹区，保证各种咬合下有足够的修复间隙（图13-21）。

2.后牙的预备 方法与前牙基本相同（图13-22）。

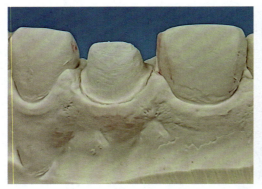
图13-21 PFMC前牙预备精修完成

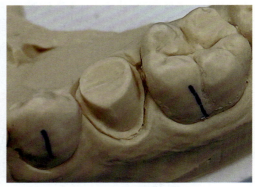
图13-22 PFMC后牙预备精修完成

四、制作工艺

PFMC的制作工艺流程见图13-23。

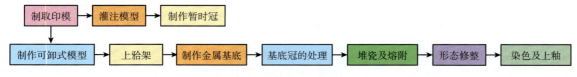
图13-23 PFMC的制作工艺流程

五、试戴与粘接

PFMC制作完成后，抛光、消毒及试戴、粘接等操作方法及要求同铸造金属全冠。

第3节 瓷 全 冠

一、概 述

瓷全冠是用全陶瓷材料制成的覆盖整个牙冠表面的修复体。瓷全冠是目前较为理想的修复体（图13-24）。

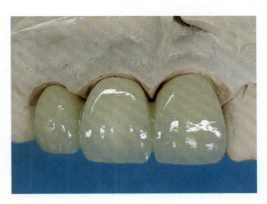

图13-24 瓷全冠

（一）瓷全冠的优点

1. 出色的美学性能，半透明性好、层次感强，具有与天然牙相似的美学效果。
2. 不存在金属成分，因此不会存在龈染、着色及某些金属元素可能造成的过敏问题。
3. 生物相容性好，优于金属。
4. 陶瓷为电的绝缘体，化学性能稳定，在口腔环境中不会被唾液、食物和微生物等腐蚀、溶解或变性。
5. 避免了金属对某些影像学检查（如干扰磁共振成像）的影响。

（二）瓷全冠的缺点

1. 由于陶瓷机械性能的限制，瓷全冠牙体预备要求高，预备量大，适应证相对严格。
2. 瓷全冠的远期修复效果与粘接面处理、粘接材料性能密切相关，粘接技术相对复杂。

二、分 类

（一）基于陶瓷材料成分的分类

1. 玻璃基全瓷材料

（1）白榴石增强长石质玻璃陶瓷 是以白榴石为晶相的长石质瓷，透明性良好，弯曲强度和断裂韧度有所提高，常用于制作前牙单冠、贴面和嵌体等。

（2）二硅酸锂增强玻璃陶瓷 弯曲强度和断裂韧度明显提高，二硅酸锂晶体的光折射率与玻璃基质接近，半透明性良好，常用于制作贴面、嵌体、高嵌体、单个前牙及后牙修复体，以及前牙、前磨牙在内的三个单位固定桥。

2. 氧化铝基全瓷材料
主要包括玻璃渗透氧化铝瓷和致密烧结全氧化铝瓷，其透明性介于玻璃基全瓷材料与氧化锆基全瓷材料之间，弯曲强度和断裂韧度通常高于玻璃基全瓷材料，但低于氧化锆基全瓷材料，常用于单个前牙及后牙牙冠，以及三个单位固定桥的基底核的制作。

3. 氧化锆基全瓷材料
氧化锆陶瓷因其特有的应力诱导相变增韧效应，弯曲强度和断裂韧度均优于玻璃基陶瓷和氧化铝基陶瓷，临床多用于制作单冠和多单位固定桥，因透明性较差，故需烧结饰面瓷来恢复牙冠颜色。

（二）基于全瓷制作工艺的分类

1. 烧结类全瓷材料 又称传统粉浆类全瓷材料。
2. 铸造全瓷材料。
3. 热压铸全瓷材料 又称注射成型全瓷材料。

4. 粉浆涂塑与玻璃渗透类全瓷材料。

5. 机械加工全瓷材料　主要指用于计算机辅助设计与计算机辅助制造（computer aided design/computer aided manufacture，CAD/CAM）的一类全瓷材料。包括：①直接切削完成修复体外形，通常为玻璃基陶瓷。②用于制作修复体的基底冠或内核。

6. 电泳沉积全瓷材料。

（三）基于全瓷结构的分类

1. 由单层瓷材料构成　一些透明度良好的玻璃基全瓷材料，可通过常规烧结法、铸造法或CAD/CAM制作方法一次形成全冠的最终外形。

2. 由基底冠和饰面瓷双层材料构成　先通过粉浆涂塑玻璃渗透、热压铸、CAD/CAM等方法制作瓷基底冠，然后在其上常规涂塑烧结或压铸饰面瓷。

三、牙体预备

瓷全冠修复的牙体预备与烤瓷熔附金属全冠的方法、要求基本相同。但受瓷修复材料特性的限制，也有所不同。因此，在牙体预备时，除了遵守全冠修复牙体预备的一般要求外，如去除龋坏组织、轴壁平行或向切端聚合度为2°～5°、牙冠的最大周径降至颈缘、各轴面平滑无倒凹区、在正中和非正中𬌗位时应有足够的修复间隙等，还应有以下要求。

（一）唇面预备

唇面预备时，先用柱状金刚砂车针沿唇面切2/3处磨出2～3条纵行的深1.2mm的引导沟，以引导沟深度为标记，逐渐向近远中扩展。同法再在唇侧龈1/3处磨出同样深的引导沟，方向与牙体长轴一致，按唇面外形均匀磨除唇面的牙体组织，经磨切修整得到1.2～1.5mm的修复间隙（图13-25）。

（二）舌面预备

舌面预备与唇面预备一样，先用倒锥或刃状金刚砂车针沿龈缘预备出深1.0mm的引导沟，用轮状或较大直径的柱形金刚砂车针，磨除舌隆突至龈缘处的倒凹区，再按舌面解剖外形均匀磨除舌隆突至切缘的牙体组织1.2～1.5mm（图13-26）。

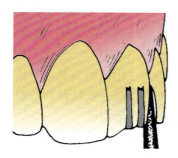

图13-25　唇面预备

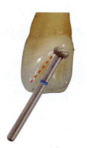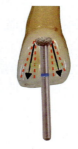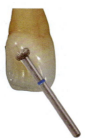

图13-26　舌面预备

（三）邻面预备

邻面预备要求颈部有1.0mm的肩台，且肩台以上无倒凹区。预备后近远中邻面应光滑。用细金刚砂车针紧贴预备牙的轴面角向邻面磨切，首先磨除颈缘至切缘的倒凹区，再按肩台1.0mm磨切邻面的牙体组织。理论上计算，上前牙邻面磨切的厚度为1.9～2.3mm；下前牙邻面磨切的厚度为

1.7～1.9mm（图13-27）。

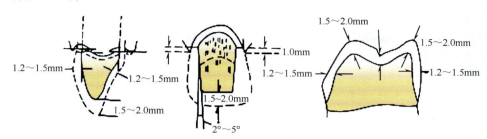

图13-27 瓷全冠的牙体预备要求

（四）切斜面预备

切端预备应开辟出1.5～2.0mm的间隙，以保证切端瓷的强度和美观。预备前可用记号笔在前牙唇面画出磨切范围，用金刚砂车针沿切端向龈方磨出2～3条1.5～2.0mm深的引导沟。然后用轮状或柱状金刚砂车针磨除剩余的切端部分，磨切修整后得到1.5～2.0mm的间隙。上前牙切缘在前伸及对刃时，要承受下前牙的唇向咬合力，故切端预备时，要求形成向舌侧倾斜与牙体长轴成45°的切斜面，使上下牙咬合力的方向接近垂直。同样的道理，下前牙切斜面应预备成向唇侧倾斜的斜面（图13-28）。

（五）肩台预备

全瓷冠修复颈缘必须预备出1.0mm的肩台。合适的肩台不仅能使瓷全冠颈缘与预备牙颈部密贴，而且保证了瓷全冠颈缘的厚度，防止发生瓷裂。要求各部分肩台为直角肩台或浅凹形肩台，宽度为1.0mm，连续一致，呈圆滑的流线形。其位置一般与龈缘平齐或在龈缘稍下方。

（六）精修完成

全瓷冠的牙体预备尤其强调预备后各轴面角、切角、颈缘等处都必须磨改圆滑，不能出现任何棱角，所以，牙体预备后，应仔细检查并用磨光车针或橡皮杯等将各个预备面磨成圆钝光滑面（图13-29）。

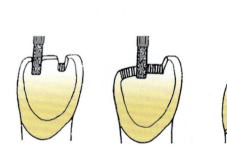

图13-28 前牙切斜面预备

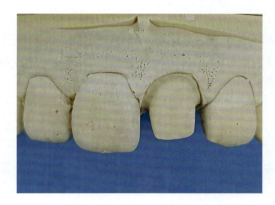

图13-29 前牙预备精修完成

🔗 **链接** 瓷全冠牙体预备的注意事项

1. 瓷全冠牙体预备切割牙体组织较多，深度可达牙本质层，因此活髓牙预备应在局麻下进行，以减少患者的痛苦。

2. 预备过程中采取间断磨切、冷水喷雾降温的措施以保护牙髓。避免在无水冷却情况下高速、连续磨切牙体组织，特别是在进行牙颈部预备时，应仔细操作。

3. 精修完成后的牙体表面应光滑、圆钝，防止出现任何尖锐棱角，以防瓷全冠相应部位产生应力集中的现象而造成瓷裂。

4. 取印模后，应及时戴暂时冠，以保护牙髓。

5. 青少年未发育完成的活髓牙不宜作瓷全冠。

四、制作工艺

详见第8章瓷修复技术相关内容。

五、试戴与粘接

（一）试戴

检查其就位、固位、稳定、色彩等方面情况，瓷全冠与对颌牙之间的咬合关系如有早接触，必须进行调𬌗，调𬌗时用金刚砂车针在低速、冷水喷雾降温的条件下作少许调磨。由于玻璃基全瓷冠强度较低，易折裂，试戴时应将修复体轻轻地戴入基牙上，切忌用力强行戴入，调𬌗需要在粘接后进行。

（二）粘接

基牙进行表面清洁、涂粘接剂，瓷全冠组织面经过表面清洁、表面粗化、硅烷化处理后，常规选择恰当颜色的树脂类水门汀粘接。树脂类水门汀与牙体硬组织、陶瓷的粘接性能及边缘封闭性好，能够增强陶瓷的机械性能。水门汀粘接后去除冠外多余的水门汀，对冠边缘进行抛光。

第4节　铸造陶瓷全冠

一、概　　述

铸造陶瓷全冠是用可铸造的新型陶瓷材料制作的全冠修复体。优点：可用常规的失蜡铸造法完成，强度高、收缩性小、边缘密合性好，有良好的生物相容性，根据需要配色，可更加美观自然。铸造陶瓷全冠可用于修复前、后牙。

二、牙体预备

铸造陶瓷全冠的牙体预备方法、步骤与全瓷冠基本相同。

三、制作工艺

详见第8章瓷修复技术相关内容。

四、试戴与粘接

铸造陶瓷全冠试戴同全瓷冠。

第5节 树脂全冠

一、概　述

树脂全冠亦称甲冠，是用树脂制成的全冠修复体。树脂全冠强度低、不耐磨、易老化及变色，所以这类全冠多用于暂时性修复。

树脂全冠种类较多，目前常用的有两类：一类是用普通热凝或自凝树脂制成的树脂全冠；另一类是由高强度、高硬度的新型树脂材料制成的硬质树脂全冠。

二、牙体预备

树脂全冠的牙体预备原则及方法同全瓷冠。

三、制作工艺

（一）普通树脂全冠的制作

普通树脂全冠是用甲基丙烯酸树脂制成的全冠修复体。制作方法包括用自凝树脂制作而成和用热凝树脂制作而成两种方法。

（二）硬质树脂全冠的制作

硬质树脂全冠是用高强度、高硬度新型树脂材料制作的全冠修复体。相对传统的丙烯酸树脂而言，硬质树脂是在其树脂基质中加入填料以改善其理化性能。按固化方式可分为热固化与光固化两类；按制作方法可分为预成硬质树脂全冠与个别制作硬质树脂全冠两种。目前因其制作简便、美观自然、价格低廉而被临床推广应用。

临床目前使用的硬质树脂全冠，主要有热固化硬质树脂全冠与光固化硬质树脂全冠两种。

1. 热固化硬质树脂全冠的制作（间接法）　其制作工艺流程见图13-30。

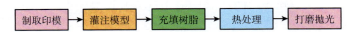

图13-30　热固化硬质树脂全冠制作的工艺流程

（1）制取印模　制取牙体预备前、后两副印模。修复牙牙冠外形完整者，直接制取第一副印模。若牙体有缺损，可用蜡恢复患牙外形之后再制取。等牙体预备完成后，再制取第二副印模。多采用藻酸盐印模材料。

（2）灌注模型　第一副印模不灌注模型，第二副印模用人造石或超硬石膏灌注模型。凝固脱模后，模型在第一副印模上试复位，检查就位情况，确认合适后取下备用。

（3）充填树脂　将比色选定的树脂调和，到丝状末期，取适量充填到第一副印模预备牙对应的阴模腔内，并将模型完全复位。

（4）打磨抛光　固化完成后常规打磨抛光，并在口内试戴、调𬌗。

2. 光固化硬质树脂全冠的制作　其制作工艺流程见图13-31。

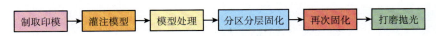

图13-31　光固化硬质树脂全冠制作的工艺流程

（1）制取印模　常规制取印模。

（2）灌注模型　用人造石灌注工作模型。

（3）模型处理　工作模型脱模后，用雕刻刀修去石膏瘤等，先在预备牙牙冠涂布一层间隙涂料，再涂布一薄层分离剂。为保证颈部的密合，颈部不能涂布。

（4）分区分层固化　将比色选好的光固化树脂按颈部色、牙体色、切缘色树脂分区、分层雕塑，分层光照固化。

（5）再次固化　将雕塑成型初步固化的冠连同工作模型放入光固化箱内，再固化10分钟，以达到完全固化。

（6）打磨抛光　将硬质树脂冠取下，常规修形、磨光、口内试戴，最后抛光。

四、试戴与粘接

（一）试戴

树脂全冠试戴前，应仔细检查粘接面上有无树脂小瘤或残留石膏。去除清洗后在口内试戴，调𬌗。试戴满意后，取下冲洗、擦干，用75%乙醇溶液消毒、吹干。

（二）粘接

粘接前患牙常规隔湿，牙面常规消毒、吹干。多余粘接剂应在其固化前用小棉球拭去，并用探针仔细清除龈沟内的残留粘接剂。

五、树脂全冠粘接后可能出现的问题及处理

可能出现龈缘炎，会有龈缘组织充血、水肿、疼痛。

树脂材料、粘接剂均不得进入龈沟内，以防刺激牙龈组织。尤其是冠边缘厚度都应与患牙牙体表面平齐，不得在龈缘处形成悬突，冠边缘距龈缘应保持0.5mm距离。

第6节　CAD/CAM全冠

一、概　　述

计算机辅助设计与计算机辅助制造（CAD/CAM），是将光电子技术、微机信息处理及自控机械加工技术用于制作人造冠的一门新兴的口腔修复新工艺。CAD是指借助计算机硬件和软件生成并运用各种数学和图形信息进行产品的设计。CAM是指由计算机控制的数控加工设备，如数控车床、铣床等对产品进行自动加工成型的制作技术。该技术可在30～110分钟内为患者制作可切削陶瓷或金属材料的嵌体和全冠。其既节省了制作义齿的烦琐工艺过程，又节约了时间，因而受到牙医学界和患者的欢迎。

（一）口腔CAD/CAM的组成

口腔CAD/CAM系统通常由数据采集（数字化模型）、CAD、CAM三部分子系统组成。

（二）CAD/CAM修复的特点

1. 摆脱了义齿制作烦琐的工艺，减轻了劳动强度。

2. 患者只需就诊一次，在短时间内即可完成修复。

3. 自动化程度高，除牙体预备外，义齿制作过程基本实现自动化。

4. 人造冠外形精确，与牙体高度密合，密合度一般小于50μm，设计过程自动进行。

（三）CAD/CAM系统的原理

利用光电原理将牙体预备后的三维形态以光电采集工作端信息，形成光学印模，再将光学信息数字化输入计算机，在屏幕上显示三维立体图像，即光学工作模型，然后再在图像上确定修复体的雏形，经仔细修改后形成计算机蜡型。最后，计算机把这些信息作为控制参数输入一台微型自动铣床，把事先固定好的一块修复体的原材料可切削陶瓷或合金切削成修复体的形状，完成修复体的制作。

二、适应证及禁忌证

CAD/CAM全冠适应证非常广泛，其适应证与禁忌证同烤瓷熔附金属全冠基本一致。

三、牙体预备

CAD/CAM全冠的牙体预备，与各类全冠的牙体预备要求、方法基本相同。

四、制作工艺

CAD/CAM全冠的制作，不仅依赖于先进的计算机设备、软件系统、光电测量设备、数控铣床、CAM修复材料等条件，而且要求操作者具有上述设施操作的技术和能力。制作工艺流程见图13-32。

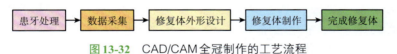

图13-32 CAD/CAM全冠制作的工艺流程

（一）患牙处理

常规牙体预备，清洁干燥，便于摄影头采取图像。

（二）数据采集

用微型激光探测扫描器采集预备牙体及邻牙等表面的图像，通过光感受器转换成数字，输入计算机并在屏幕上形成清晰的三维图像，即得到光学印模或光学模型。

（三）修复体外形设计（CAD）

在屏幕的预备牙牙体图像上用鼠标器标出修复体的边缘，修改后输入CAD系统，形成模拟的修复体模型，即计算机蜡型。可在屏幕上对冠蜡型的粘接面、牙合面、颊舌侧外形进行修改，也可在画面上模拟牙合架调整咬合。

（四）修复体制作（CAM）

将计算机与一台微型五轴精密铣床用数据线相连，铣床上先固定一块可切削玻璃陶瓷块或牙用合金棒，铣床起动后按照计算机设计的修复体尺寸自动完成修复体的铣、磨、钻、刨等精密机械加工。

（五）完成修复体

将加工制作的修复体从铣床上取下后，切除修复体上夹具卡抱柱，最后手工抛光。若为陶瓷修复体，根据需要在烤瓷炉内染色、上釉，最终得到所要求的修复体。

有些系统则采用立体照相法采集光学印模或取常规印模，再制取光学印模，计算机设计制作过程基本一样。

五、试戴与粘接

CAD/CAM全冠试戴同全瓷冠。

医者仁心　　　　　　　　　　**致敬国医大师——许润三**

　　"诗书典籍以润屋、救人治病以润德、饱学大度以润身"，年轻时的许润三以此意为自己取名，开启他追求仁术济世的一生。

　　从医70余载，他潜心医道，精通内外妇儿科，尤擅于妇科疾病诊疗，形成一整套行之有效的中医诊疗规范。许老到96岁高龄，依然坚守在临床一线。他说医乃仁术，不能做冷冰冰的医生，查房和出门诊时，坚持自己书写病历，耐心询问、悉心诊治，遣方用药仔细斟酌。

自　测　题

一、选择题

1. 下列关于全冠牙体预备的说法中，不正确的是（　　）
   A. 要除去腐质　　　　　B. 多磨牙体易于制作修复体
   C. 消除轴壁倒凹区　　　D. 去除无基釉
   E. 预防性扩展

2. 下列情况不适宜进行铸造金属全冠修复的是（　　）
   A. 后牙牙体严重缺损，固位形、抗力形较差者
   B. 活动义齿的基牙缺损需要保护、改形者
   C. 龋坏率高或牙本质过敏严重伴牙体缺损的后牙
   D. 汞合金充填后与对颌牙、邻牙存在异种金属微电流刺激作用引起症状者
   E. 美观要求较高的患者

3. 全冠固位情况与下列哪个因素无关（　　）
   A. 牙冠高度　　　　　B. 牙冠周径
   C. 所用合金种类　　　D. 牙体缺损情况
   E. 𬌗力大小

4. 以下哪条对全冠龈缘位置设计无影响（　　）
   A. 固位力大小　　　　B. 美观因素
   C. 牙龈的保护　　　　D. 边缘密合
   E. 牙体预备操作的难易

5. 对于舌侧倾斜较明显的下磨牙，全冠的舌侧龈缘最好为
   （　　）

A. 刃状　　　　　　　B. 凹状
C. 90°肩台　　　　　D. 135°凹面肩台
E. 带斜面的肩台

6. 铸造金属全冠预备时，轴壁正常聚合度一般为（　　）
   A. 0°　　　　　　　　B. 2°～5°
   C. 6°～10°　　　　　D. 10°～20°
   E. 无具体要求

7. 全冠牙体预备𬌗面磨除的目的是（　　）
   A. 为了摘戴方便
   B. 有很好的咬合关系
   C. 为全冠制造𬌗面的金属空间
   D. 为制作方便
   E. 为了更好地恢复𬌗面解剖形态

8. 全冠试戴时检查邻面接触点最好用（　　）
   A. 探针　　　　　　　B. 金属薄片
   C. 纸片　　　　　　　D. 牙线
   E. 金属成型片

9. 全冠龈缘过长的主要临床表现是（　　）
   A. 就位困难　　　　　B. 固位差
   C. 边缘可探到间隙　　D. 戴入后牙龈苍白
   E. 外形下凸

10. 全冠口内试戴时应检查的问题是（　　）

A. 咬合、就位　　　　B. 就位、龈缘

C. 龈缘、咬合、就位　D. 接触点、咬合、就位

E. 接触点、咬合、就位、龈缘

11. 以下哪项不是影响全冠就位的原因（　　　）

A. 预备体有倒凹区　　B. 蜡型变形

C. 铸造收缩　　　　　D. 全冠过短

E. 邻间过紧

12. 全冠戴用后出现食物嵌塞的可能原因是（　　　）

A. 接触点不良　　　　B. 冠轴面外形不良

C. 牙殆形态不良　　　D. 对颌牙有充填式牙尖

E. 以上都对

13. 牙体预备时，为减小对牙髓的损害所采取的措施是（　　　）

A. 水雾冷却　　　　　B. 间歇切割

C. 短时切割　　　　　D. 轻压磨切

E. 以上都对

14. 做全瓷冠修复时，为保证瓷冠的强度，切端应保持的最小瓷层厚度为（　　　）

A. 3.1～3.5mm　　　B. 2.6～3.0mm

C. 2.1～2.5mm　　　D. 1.5～2.0mm

E. 1.0～1.4mm

15. 全瓷冠预备时，轴壁正常聚合度一般为（　　　）

A. 0°　　　　　　　　B. 2°～5°

C. 6°～10°　　　　　D. 10°～20°

E. 无具体要求

16. 下述修复体不属于全瓷冠的有（　　　）

A. 压铸瓷全冠　　　　B. 渗透陶瓷全冠

C. CAD / CAM瓷全冠　D. 瓷沉积全冠

E. PFMC

17. 以下哪种情况不宜做金属烤瓷冠修复（　　　）

A. 牙体缺损较大而无法充填治疗者

B. 氟斑牙、变色牙

C. 前牙错位、扭转

D. 青少年恒牙

E. 小牙畸形

18. 前牙金瓷冠切端应至少磨除（　　　）

A. 1.0mm　　　　　　B. 1.5mm

C. 2.0mm　　　　　　D. 2.5mm

E. 3.0mm

19. 下列关于全瓷冠的优点，说法不正确的是（　　　）

A. 色泽稳定　　　　　B. 美观

C. 生物相容性好　　　D. 价格低廉

E. 不会出现金属烤瓷牙的龈染、着色

20. 全冠粘接后出现龈缘炎，其可能的原因除了（　　　）

A. 轴壁凸度不良　　　B. 冠边缘过长

C. 冠边缘不密合　　　D. 龈沟内粘接剂残留

E. 咬合早接触

二、简答题

1. 烤瓷熔附金属全冠的牙体预备要求和前牙的预备方法有哪些？

2. 全瓷冠的牙体预备方法有哪些？

3. 全冠粘接后出现食物嵌塞的原因和处理方法有哪些？

（史勇勇）

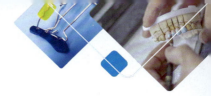

第 **14** 章
桩冠与桩核冠

第1节　概　　述

桩冠是利用固位桩插入根管内获得固位的一种冠修复体，桩和冠为一整体。桩核冠是在桩核上制作全冠的一种冠修复体，由桩、核、冠三个部分组成，根据需要，三者可以进行不同的组合，使牙体缺损的修复更加多样化和个性化。本章主要以桩核冠为例进行介绍。

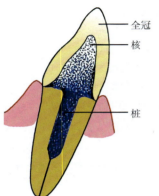

图14-1 桩核冠的组成

桩核冠由三部分组成：

1. **桩**　是插入根管内的部分，包括金属桩和非金属桩，金属桩是铸造金属桩、成品金属桩；非金属桩是纤维桩、陶瓷桩。

2. **核**　是与桩连接，与剩余牙体组织共同形成的全冠预备体结构，是全冠的固位形。包括金属核和非金属核，金属核是铸造金属核，非金属核是复合树脂核、陶瓷核。

3. **冠**　是全冠，包括铸造金属全冠、烤瓷熔附金属全冠、全瓷冠。

桩核冠的设计可根据需要进行组合应用，如纤维桩、树脂核、铸瓷冠组合；成品金属桩、树脂核、氧化锆全瓷冠组合；氧化锆桩核、氧化锆全瓷冠组合；铸造桩核、烤瓷熔附金属全冠组合等（图14-1）。

> **链接**　金属桩潜在问题
>
> 金属桩及金属冠的使用有一个潜在的问题，那就是随着磁共振成像技术的应用越来越广泛，要做该项检查而需拆除的口内金属修复体越来越多。因为金属的传导性会导致即刻射频场发生变形，继而造成显著的图像扭曲变形。
>
> 金属冠的拆除较容易，对牙体也不会造成损伤。而金属桩的拆除较难，会造成根管壁过薄，再次修复时易致根折，甚至是在拆桩时引起侧穿，导致牙根拔出，因此，非金属桩便应运而生。经多年研究改进，现各种非金属桩的抗折强度均已能满足临床需要。

一、适应证与禁忌证

（一）适应证

1. 牙冠大部分缺损，已无法用其他充填方法或嵌体和其他冠类修复者。

2. 牙冠缺损面达到牙龈下，牙周健康，且牙根有足够长度，经牙龈切除术或牙根牵引后，暴露出断面以下根面高度至少1.5mm，磨牙未暴露根分叉者。

3. 牙冠短小的变色牙、畸形牙，全冠修复不能获得良好固位者。

4. 错位牙、扭转牙而非正畸适应证者。

（二）禁忌证

1. 未做完善根管治疗的患牙，如有明显的根尖周感染症状未能控制或瘘管未愈合者。
2. 牙周健康状况差，牙槽骨吸收超过根长的1/3者，或有严重的根尖组织破坏和吸收者。
3. 根管弯曲细小或牙根无足够长度，无法取得桩的长度和粗度者。
4. 根管壁过薄，抗力形及固位形较差者。
5. 根管壁有侧穿，且伴有慢性根、骨吸收和根管内有感染者。

二、桩核冠修复前的处理和要求

1. 患牙必须经过完善的根管治疗，并观察1～2周后，无临床症状且牙周健康、无骨质吸收时方可行桩核冠修复。
2. 若根尖病变广泛，则须在根管治疗后做较长时间的观察，待根周病变完全控制后才能修复。
3. 有瘘管的患牙，虽做了完善的根管治疗，但瘘管长期不愈合者，应做根尖刮治或根尖切除术，待完全愈合后再行桩核冠修复。

三、桩核冠的固位力和抗力

桩核冠的固位力主要依靠桩和根管壁的摩擦力和粘接剂的粘接力，而摩擦力的大小取决于桩的长度、直径、形态及牙本质肩颈的形态和位置。

1. **桩的长度** 是影响桩核冠固位的主要因素，在其他因素相同的条件下，桩越长，固位越好。但桩长度受到根管解剖条件的限制。若桩接近或超过根尖孔，一方面会破坏根尖孔充填材料的封闭作用，引起根尖周感染；另一方面由于此处根管细小壁薄，抗力性差，容易出现根折。为避免根尖周组织的继发感染，并达到抗力及固位的要求，一般要求根尖部保留不少于4.0mm的充填材料（图14-2），桩的长度为根长的2/3～3/4，保证桩的长度大于临床冠的长度或与完成后的临床牙冠等长（图14-3）。

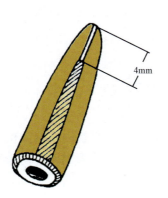

图14-2 根尖4.0mm的封闭

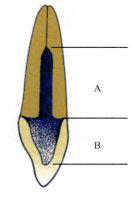

图14-3 根长（A）大于冠长（B）

2. **桩的直径** 与桩核冠的固位和抗力都有关。桩直径大者，可增加自身的强度及粘接固位力。但由于桩直径受根直径的限制，直径过大的桩必然要磨除过多的根管壁，造成根管壁强度下降，桩核冠侧向受力后容易发生根折（图14-4）；相反，桩过细，也会影响其固位力及自身的抗折能力（图14-5）。理想的桩直径应为根横径各部位的1/3。按此比例计算，上前牙桩直径为1.5～2.5mm，下前牙为1.1～1.5mm，上下后牙为1.4～2.7mm。另外，桩应与牙根外形一致，直径向根尖方向逐渐减小。

3. 桩的形态　按桩的几何形态在大体上可分为平行桩、锥形桩（图14-6、图14-7）。平行桩聚合度小，固位力大，适用于根长且粗大者；锥形桩适用于细根、短根、继发牙本质少的患牙，只要符合设计要求，密合度好，就不会导致固位力不足。按桩的表面形态还可分为光滑桩、锯齿状桩和螺纹状桩，除主动螺纹外，表面纹理对固位力的增加作用并不很明显。

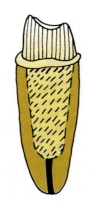

图14-4　根管壁过薄，桩过粗

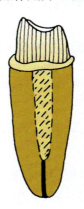

图14-5　桩过细

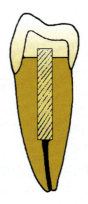

图14-6　平行桩

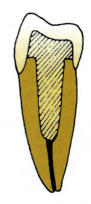

图14-7　锥形桩

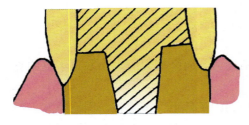

图14-8　牙本质肩领的冠边缘

4. 牙本质肩领　按口腔修复学要求，残留牙根根面如果有足够牙体组织，最好将最终修复体的边缘覆盖所有缺损与原有修复体，并在其边缘下1.5mm处的健康牙本质上建立冠边缘。冠边缘以上、核根面以下这段大于1.5mm的牙本质，称为牙本质肩领（图14-8）。

四、桩冠与桩核冠的类型

根据制作方法、结构及材料的不同，可分为树脂桩冠、铸造基底桩冠、铸造桩核冠、多桩桩核冠及各类预成桩。

第 2 节　简易树脂桩冠

树脂桩冠是选用一种合适的成品桩或用不锈钢丝弯制的桩，插入根管内获得固位，并在其切端连一树脂冠的修复体。其制作分为三步，即牙体预备、冠桩制作和人工牙冠制作。树脂桩冠现多用于前牙的暂时性修复和过渡性修复。

一、牙体预备

牙体预备的方法与本章第4节铸造核桩冠的牙体预备方法步骤基本相同。

二、冠桩制作

树脂冠桩可选用成品桩，也可用不锈钢丝弯制。

（一）预成冠桩

预成冠桩有金属桩和非金属桩（预成纤维桩、预成氧化锆陶瓷桩等），有不同长短及粗细的型号、配套的根管制备钻及印模、蜡型用塑料桩型，操作方便，可一次性完成桩核的制作。预成冠桩的根管预备根据牙根长度和直径选择合适的型号，用相应型号根管钻预备，并进行预成冠桩的试戴，使其尽量与根管壁密合，桩能被动就位，桩的根外段应露出根面3.0～4.0mm，位于牙冠的中1/3处，距切端应有2.0mm距离。

1. 金属桩　预成金属桩通常都具有标准化的尺寸，种类有镍铬合金桩、钛合金桩等（图14-9）。

2. 非金属桩

（1）预成纤维桩　是以有机聚合体为基质，连续纤维为增强剂，相结合而成的复合材料桩。纤维桩具有良好的生物相容性，其物理性能与天然牙本质相似，与金属桩相比，纤维桩不易引起牙根的折裂；纤维桩具有较高的抗疲劳性能；可通过树脂粘接剂与牙本质粘接；当发生修复失败或根尖炎时，有易于从根管内去除等优点（图14-10）。

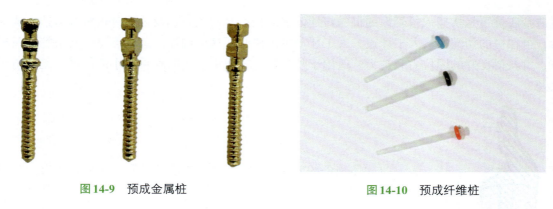

图14-9　预成金属桩　　　　　　　　图14-10　预成纤维桩

（2）预成氧化锆陶瓷桩　具有良好的组织相容性和稳定性，美学效果良好。

（二）不锈钢丝弯制冠桩

不锈钢丝弯制冠桩是根据根管的粗细选用不同直径的不锈钢丝弯制、磨改、调整而成。弯制的方法有两种。

1. 用直径0.7～0.8mm的不锈钢丝，将中部弯成直径2～3mm的环形，再将钢丝的两端互相扭结成螺旋状并磨成锥形，使之与制备的根管粗细、长短相适合。

2. 用直径为1.2～1.8mm的不锈钢丝，一端弯成钩状，再将钩锤扁或磨成锯齿状，以增强与人工牙冠的固位力；另一端磨成锥形，使之与制备的根管粗细、长短相适合。

三、人工牙冠的制作

（一）自凝树脂人工牙冠

自凝树脂人工牙冠制作流程见图14-11。

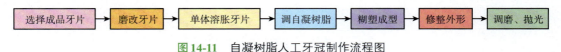

选择成品牙片　→　磨改牙片　→　单体溶胀牙片　→　调自凝树脂　→　糊塑成型　→　修整外形　→　调磨、抛光

图14-11　自凝树脂人工牙冠制作流程图

（二）热凝树脂人工牙冠

热凝树脂人工牙冠制作流程见图14-12。

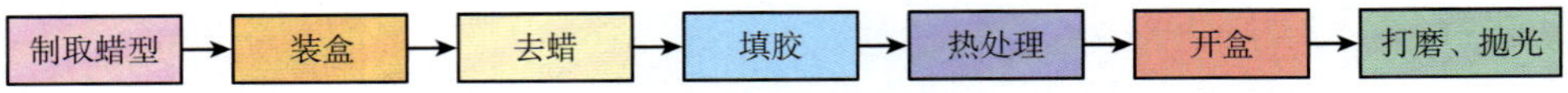

制取蜡型 → 装盒 → 去蜡 → 填胶 → 热处理 → 开盒 → 打磨、抛光

图14-12 热凝树脂人工牙冠制作流程图

（三）复合树脂人工牙冠

复合树脂多选用光固化型复合树脂。其制作方法为：将准备好的桩用粘接剂粘接于根管内，根据邻牙、同名牙的大小、形态、排列及与对颌牙的咬合关系，用光固化树脂形成人工牙冠，修整、抛光。光固化树脂每层的照射厚度不超过2mm。

第3节 铸造基底桩冠

铸造基底桩冠是指插入根管内的桩、与牙体根面相接触的根面板及舌面背板整体铸造而成，冠桩就位后，再在桩的切端连接人工牙冠，人工牙冠可由树脂或烤瓷制作。其优点是：与根管壁及根面密合性好，可获得良好的固位力和抗力。适用于咬合紧、𬌗力大、冠的唇舌径小的患者，尤其适用于深覆𬌗患者。

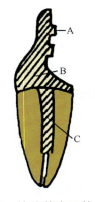

图14-13 铸造基底冠桩舌面背板及固定装置
A.固定装置；B.舌面背板；C.基底桩

一、牙体预备

牙体预备的方法与本章第4节铸造核桩冠的牙体预备方法步骤基本相同。

二、冠桩制作

在模型上制作熔模，具体操作见第6章。包埋、铸造的具体操作方法详见第7章。如人造冠是烤瓷熔附金属冠，在根外段加蜡形成金属基底核；如人造冠是金属树脂冠，则形成根面板、舌面背板及应有的固位装置（图14-13）。

三、人造冠的完成

（一）树脂人造冠的制作

其操作步骤同树脂桩冠。

（二）烤瓷人造冠的制作

其操作步骤同金属烤瓷冠。

第4节 铸造桩核冠

铸造桩核冠是先完成桩核冠的金属桩和核，在患牙上粘接后，再完成冠的修复。凡是需要做桩核修复者，都可用桩核冠来修复。

一、牙体预备

对于已确定适应证的患牙，在牙体预备前，应再次检查口内情况，参照X线片，了解牙根的长度、方向、根管充填情况与根尖周情况，选择好器械，调整体位。

（一）根面预备

1. 去净残冠上所有旧充填体和龋坏组织。

2. 不论牙体组织还有多少，均应按烤瓷全冠预备要求和方法进行牙体预备，但此时不必作出龈沟边缘，也不要修整。待桩核完成并粘接后，再按颈部要求预备（图14-14）。

3. 应尽量保留健康且有抗力的牙体组织，去除薄弱的、无支持的牙体组织，并将余留的根面修平整，确定最终边缘，如有可能，牙本质肩领厚度不小于1.0mm，高度不小于1.5mm。

（二）根管预备

1. 选用直径较小的根管诱导钻或小球钻放于根管口充填材料的正中，沿根管方向缓慢去除充填材料，采用缓进缓退的手法，随时校正钻入方向。预备过程中应随时参考X线牙片，并观察切割出的粉末性质，以及借助根管探照灯或口镜反射光，观察充填材料在根管腔中的位置，以判断钻头的方向是否正确，如遇到阻力，应立即停止，调整钻头方向，向根端方向钻磨，达到根长的2/3～3/4，确保根尖部保留不少于4.0mm的根充封闭材料（图14-15）。

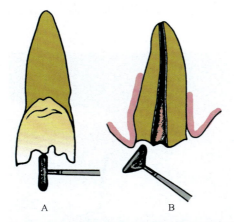

图14-14 残冠修整（A）和根面修整（B）

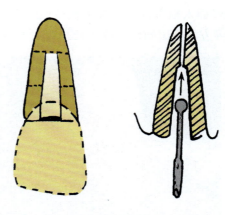

图14-15 桩核冠的根管制备

2. 换用直径较大的麻花钻，根据根管外形将根管修平滑并稍微扩大，直径应不超过根横径各部位的1/3。特别注意的是避免在根管壁上形成倒凹区甚至侧穿。

（三）根管预备应避免的问题

1. 预备后根管呈喇叭口状，导致固位力差。

2. 管腔过大，管壁过薄，易造成根折。

3. 根管长度或粗度不足，导致桩核冠抗力差。

4. 根管预备过深，破坏根尖部封闭，造成根尖周感染。

5. 根管壁侧穿，常导致桩核冠修复失败。

二、制 作 工 艺

通常分两个阶段完成铸造桩核冠。先完成桩核，在患牙上粘接后，再完成全冠。冠部分可用烤瓷熔附金属或金属烤塑等完成，现以铸造桩核、烤瓷熔附金属全冠组合为例说明桩核的制作。

（一）铸造桩核的制作

1. 熔模的制作 有直接法和间接法两种。现仅讲述核的制作要求（具体步骤和方法见第6章第2节）。

（1）核的唇面应留出1.5mm，切缘应留出2.0mm，舌面应留出0.8～1.5mm，上前牙邻面应留出1.8～2.0mm，下前牙邻面应留出1.0～1.6mm，即留出烤瓷熔附金属冠的间隙。

（2）各轴面无倒凹区，邻面及唇、舌面颈1/3切向聚合2°～5°，以便增加前牙全冠的固位。核的各轴面与根面相互移行成为一体。

2. 包埋、铸造 熔模完成后，按常规方法进行包埋、铸造。具体操作方法详见第7章第3节铸造技术。

（二）铸造桩核的试戴与粘接

1. 去除根管内的暂封物，并清洗干净。

2. 检查桩核铸件的组织面有无金属瘤及附着物。

3. 轻轻插入根管内，要求桩核就位无阻力，且与根面密合，有足够的固位力。若就位时有阻力，可用染色等方法找出妨碍就位之处并磨除（图14-16）。

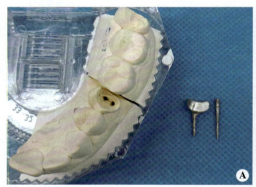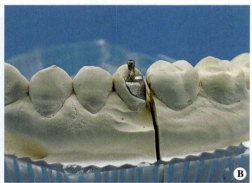

图14-16　铸造桩核

A. 桩核铸件；B. 桩核试戴

4. 用水门汀粘接，可用螺旋充填器将水门汀送至根管最深处，并迅速插入桩核，使之完全就位。然后常规完成烤瓷熔附金属全冠的牙体预备及制作。

🔗 **链 接**　氧化锆桩核全瓷冠

一、氧化锆桩核

氧化锆桩核，用间接法扫描桩核蜡型，通过计算机辅助设计与计算机辅助制造（CAD/CAM）整体研磨或切削成型，致密烧结。完全烧结后的氧化锆桩核（全冠预备体）强度增高，兼有金属铸造桩核的高强度和陶瓷的美学效果。氧化锆桩核的试戴与粘接同金属铸造桩核（图14-17）。

二、全瓷冠的制作工艺

全瓷冠，通常选择氧化锆全瓷冠的制作工艺技术进行修复。

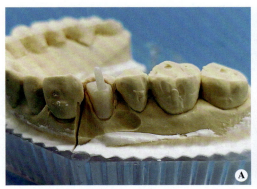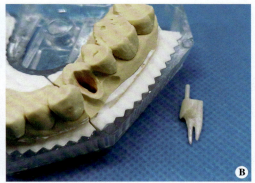

图14-17　氧化锆桩核

A.桩核试戴就位；B.桩核取出准备粘接

第5节　多桩桩核冠

多桩桩核冠是指有两个或两个以上冠桩的桩核冠。适用于多根管的后牙或需要并联在一起的两个前牙。制作方法根据各根管制备后能否取得共同就位道而有所不同。

一、根管制备后能取得共同就位道的多桩桩核冠的制作

有两个根管的前磨牙或须连在一起的两个前牙，经根管预备后能取得共同就位道者，可采用铸造的联合桩核。磨牙牙根多数是不平行的，制作整体铸造桩核有一定的难度，如只利用一个根管，桩核固位就要受到影响，且牙根易受侧向力的影响而发生根折。对这类牙的修复，制备时可选择一个较直的、粗的牙根作为主根管，而其他牙根作为副根管。主根管放置长度合适的桩，以起到主要固位作用；副根管可放置较短的桩，主要是引导就位和防止桩核的扭转。牙冠部分由树脂或烤瓷冠完成。其具体制作方法与铸造桩核冠相同。

二、根管制备后不能取得共同就位道的多桩桩核冠的制作

大面积缺损的磨牙需要选择双根管或三根管固位桩道，根据根管方向选择主桩道和次桩道，可以制作成分叉式桩核冠。

分叉式桩核冠可以先制作一个根管的桩核蜡型A，经包埋、铸造后在根管内试戴合适。然后再制作另一个根管的桩核蜡型B，要求两桩核形成精密的匹配关系，共同形成一个桩核。先后分别将A、B粘接于根管内，再作全冠牙体预备，完成全冠的制作（图14-18）。

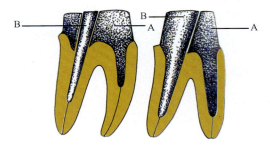

图14-18　分叉式桩核冠

A、B：桩核蜡型

自 测 题

一、选择题

1. 桩核冠的桩直径为不超过牙根直径的（　　）
   A. 1/2　　　　　B. 1/3　　　　　C. 1/4
   D. 1/5　　　　　E. 1/6

2. 桩核冠根管预备的长度为根长的（　　）
   A. 1/3～1/2　　B. 1/4～1/3　　　C. 1/3～2/3
   D. 2/3～3/4　　E. 1/2～3/4

3. 桩核冠根管预备时，一般要求根尖部保留的充填材料不少于（　　）
   A. 1.0～2.0mm　　　　B. 2.0～3.0mm
   C. 4.0mm　　　　　　D. 10.5mm
   E. 以上均可

4. 下列哪种方法，不能有效增强桩核冠的固位（　　）
   A. 延长桩核长度
   B. 增加粘接剂的稠度
   C. 减小桩核的锥度
   D. 增加桩核与根管壁的密合度
   E. 以上都可以增强桩核冠的固位

5. 下列哪项不是进行桩核冠修复的必要前提（　　）
   A. 患牙经过完善的根管治疗
   B. 根尖周无炎症或炎症已经完全控制
   C. 牙冠缺损至龈下
   D. 无骨质吸收或骨质吸收不超过根长 1/3
   E. 骨吸收稳定者

6. 桩核冠修复开始需要做的准备工作，不必要的是（　　）
   A. 牙周洁治　　　　　B. X线牙片
   C. 根管治疗　　　　　D. 与患者讲明治疗方案
   E. 曲面断层像

7. 一般条件下，哪一类桩固位最好（　　）
   A. 光滑柱形　　　　　B. 槽柱形
   C. 铸造桩　　　　　　D. 螺纹形
   E. 弯制桩

8. 下列情况不适宜作桩核冠修复的是（　　）
   A. 残根根面达龈下，牙周健康，而剩余牙根有足够长度
   B. 错位牙、扭转牙无条件作正畸治疗或非正畸适应证者
   C. 畸形牙直接牙体预备固位形不良者
   D. 牙槽骨吸收达到根 1/3 的残根
   E. 牙槽骨内残根的根长和根径能够满足支持与固位，经过冠延长术或牵引术后可暴露出断根面者

9. 桩核冠切端为金瓷全冠留出的间隙应为（　　）
   A. 1.0mm　　　　B. 2.0mm　　　　C. 3.0mm
   D. 5.0mm　　　　E. 以上都不是

10. 根管预备时，容易出现的错误是（　　）
    A. 根管口预备过多，呈喇叭形
    B. 根管长度，直径预备不足
    C. 根管壁预备有倒凹区，蜡型无法取出
    D. 牙胶尖被推出根尖
    E. 以上都是

11. 理想桩外形的要求是（　　）
    A. 与牙根外形一致的一个近似圆锥体
    B. 从根管口到根尖逐渐缩小呈锥形，各部横径保持为根径的 1/3
    C. 与根部外形一致
    D. 与根管壁密合
    E. 以上都正确

12. 桩核冠所需牙本质肩领的高度不少于（　　）
    A. 0.5mm　　　　B. 0.8mm　　　　C. 1.5mm
    D. 1.0mm　　　　E. 以上都不是

13. 完善的根管治疗后一般观察多长时间，无临床症状且牙周健康、无骨质吸收时方可行桩核冠修复
    A. 1天　　　　　B. 2天　　　　　C. 1～2周
    D. 3天　　　　　E. 以上都不正确

14. 选择桩核冠进行修复时，牙冠缺损面达到牙龈下，经牙龈切除术或牙根牵引后，一般需要暴露出断面以下的根面高度为（　　）
    A. 不需要考虑　　　　B. 0.5mm
    C. 1.5mm　　　　　　D. 10mm
    E. 以上都不正确

15. 铸造桩核的制作，要使各轴面无倒凹区，轴壁正常聚合度一般为（　　）
    A. 0°　　　　　B. 2°～5°　　　　C. 10°～25°
    D. 10°～20°　　E. 以上都不正确

二、简答题

1. 桩冠与桩核冠的区别有哪些？
2. 桩核冠的适应证与禁忌证有哪些？
3. 铸造桩核冠的牙体预备方法有哪些？

（史勇勇）

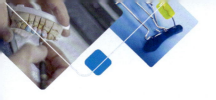

第15章
固 定 桥

第1节 概 述

一、牙列缺损的概念及修复方法

（一）概念

牙列缺损是指单颌或上下颌牙列内，在不同部位有不同数目的牙齿缺失，但牙列内尚有天然牙存在。龋病、牙周病、外伤、颌骨缺损、发育障碍等均可造成牙列缺损。牙列缺损会影响患者咀嚼、辅助发音的功能和美观，同时还可能影响口颌系统的健康。因此，要及时进行修复。

（二）修复方法

牙列缺损的修复方法有固定桥修复、可摘局部义齿修复及种植义齿修复。

1. 固定桥修复 是牙列缺损的常用修复方法之一。固定桥是利用缺牙间隙两端或一端的天然牙或牙根作为基牙，在其上制作固位体，并与人工牙连接成为一个整体，借粘接剂将固位体粘接在基牙上，患者不能自行摘戴的修复体，由于其结构与桥梁相似，故称为固定桥。

2. 可摘局部义齿修复 也是牙列缺损的常用修复方法之一。可摘局部义齿是利用天然牙和基托覆盖的黏膜、骨组织作支持，依靠义齿的固位体和基托来固位，用人工牙恢复缺牙的形态和功能，用基托材料恢复缺损的牙槽嵴及软组织形态，患者能自行摘戴的一种修复体。

3. 种植义齿修复 是以牙种植体为固位、支持的修复体。种植义齿基本解决了游离端缺失或全口牙缺失修复时固位支持较差的问题，较好地恢复了咀嚼、美观及发音功能，被誉为人类第三副牙齿。

二、固定桥修复的生理基础

固定桥在行使咀嚼功能时，所承受的力主要由基牙承担，即基牙要承担自身的𬌗力和分担桥体的𬌗力。基牙的这种承受额外𬌗力的能力，是固定桥修复的生理基础，即牙周储备力。

咀嚼功能的发挥与咀嚼力大小有着密切的关系。咀嚼力是指咀嚼肌收缩时所能发挥的最大力量。在咀嚼运动中，个别牙或部分牙承担的力量，称咀嚼压力，又称𬌗力。𬌗力为咀嚼力的一部分，其大小因年龄、性别、牙体及牙周组织的健康情况、全身健康情况的不同而异。𬌗力的平均值为22.4～63.8kg，而日常生活中，咀嚼食物时所需𬌗力一般为10～23kg，仅用了牙所能承受𬌗力的一半。因此，牙周组织还有相当一部分𬌗力未发挥，这部分未发挥的𬌗力称为牙周储备力或牙周潜力。当牙列缺损采用固定桥修复时，应用基牙的牙周储备力来承担桥体的𬌗力，是固定桥修复的生理学基础。

🔗 **链接** 咀嚼力大小的计算方法

咀嚼肌力大小的计算，可通过计算参加咀嚼运动的肌横断面积总和而求得，正常肌横断面积所能发挥的力，平均为10kg/cm^2。成年人颞肌、咬肌、翼内肌的横断面积分别约为8cm^2、7.5cm^2、4cm^2，三肌发挥的力合力为 195kg。故单侧的咀嚼肌力理论为 195kg。实际中咀嚼肌力的大小，应根据参与咀嚼的肌纤维的多少和食物的性状而定，并存在个体差异。

在固定桥修复中，基牙承担殆力的大小取决于基牙牙周组织的面积和健康状况。因此，临床上常用牙周膜面积的大小来衡量邻近缺牙区的天然牙是否能作基牙或作为选择基牙数目的依据。上下颌第一磨牙牙周膜面积最大，其次是第二磨牙，尖牙又次之，上颌侧切牙和下颌中切牙牙周膜面积最小（表 15-1）。由此可见，第一磨牙是最好的基牙，而上颌侧切牙和下颌中切牙是最差的基牙。当牙周组织萎缩，牙周膜面积相应地减少，以至于牙周储备力也相应降低；当牙周膜面积减少到一定的程度时，就不能作为基牙。单根牙以牙颈部的牙周膜附着面积最大；多根牙以牙根分叉处的牙周膜附着面积最大，颈部次之，然后向根尖逐渐减小（表 15-2）。

表 15-1　上下颌牙的牙周膜面积（mm^2）

上颌牙位	牙周膜面积	下颌牙位	牙周膜面积
1	148	1	122
2	140	2	131
3	217	3	187
4	178	4	148
5	177	5	140
6	360	6	346
7	290	7	282

表 15-2　牙槽骨吸收后余留牙牙周膜面积的百分比

牙周膜面积	牙位						
	1	2	3	4	5	6	7
总面积	100%	100%	100%	100%	100%	100%	100%
上颌牙吸收 1/4	62.85%	62.21%	61.84%	64.94%	63.84%	74.16%	73.44%
上颌牙吸收 1/2	35.13%	34.42%	33.44%	36.60%	35.59%	38.88%	33.10%
上颌牙吸收 3/4	13.50%	13.78%	12.28%	16.26%	14.69%	13.88%	10.34%
下颌牙吸收 1/4	64.26%	65.24%	63.64%	63.96%	61.91%	72.02%	69.50%
下颌牙吸收 1/2	37.54%	36.81%	33.00%	36.91%	34.14%	39.46%	36.84%
下颌牙吸收 3/4	14.67%	14.25%	11.44%	16.22%	13.45%	15.01%	12.76%

牙槽骨的主要作用是支持基牙，承受由牙周膜传递而来的殆力。健康的牙槽骨在 X 线片上显示骨质致密，骨小梁排列整齐，能承受较大的咀嚼压力，因此具备较多的牙周储备力。长期失用的牙，牙槽骨骨质疏松，骨小梁排列紊乱，牙槽骨出现失用性吸收，牙周膜部分丧失，使这类牙的牙周储备力下降，承受的殆力减弱，此类牙不宜选为基牙。

第 2 节　固定桥的组成及分类

一、固定桥的组成

固定桥由固位体、桥体和连接体三部分组成（图 15-1）。

（一）固位体

固位体是指在基牙上制作的嵌体、部分冠和全冠等。它与桥体相连接，并通过粘接剂与基牙稳固地连接在一起，以获得良好的固位。

（二）桥体

桥体是固定桥上修复缺牙的解剖形态和生理功能的部分，即人工牙。桥体的两端或一端与固位体相连接。其作用是将所受殆力通过连接体传递给固位体和基牙。因此，要求制作桥体的材料既要符合美观的要求，还要具备一定的强度，才能承受殆力，恢复咀嚼功能。

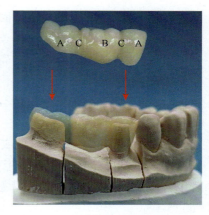

图15-1　固定桥的三个组成部分
A. 固位体；B. 桥体；C. 连接体

（三）连接体

连接体是指固定桥的桥体和固位体之间的连接部分。因其连接方式不同而分为固定连接体和可动连接体。固定连接体是用整体铸造法或焊接法将固位体与桥体连接成整体；可动连接体则是通过桥体一端的栓体与固位体一端的栓道相嵌合，形成一可动的连接体。

二、固定桥的分类

（一）根据固定桥的结构分类

根据固定桥结构不同可分为双端固定桥、半固定桥、单端固定桥，为固定桥的三种基本类型，统称为简单固定桥。采用以上两种或三种基本类型联合制成的固定桥称为复合固定桥，此种分类法是临床上最常用的。

1. 双端固定桥　又称完全固定桥。固定桥两端的固位体与桥体的连接形式为固定连接，当固位体粘接于基牙上时，则基牙、固位体、桥体连接成一个整体，从而组成一个新的咀嚼单位。这种固定桥所承受的殆力能较均匀地分布到两端基牙上，再通过牙周膜传到牙槽骨。因此，其设计较符合生物力学原理。故双端固定桥在临床上被广泛采用（图15-2）。

2. 半固定桥　又称应力中断式固定桥。桥体的一端与固位体为固定连接，另一端与固位体为可动连接，或称活动连接。桥体与固位体的活动连接端是在桥体上制成一定形状的栓体，将其嵌合在基牙固位体的栓道内。半固定桥一般适用于基牙倾斜度大，难以求得共同就位道的病例（图15-3）。

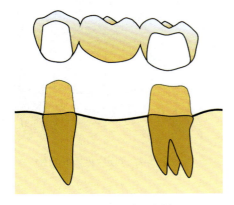

图15-2　双端固定桥

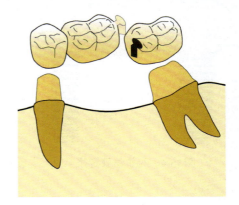

图15-3　半固定桥

3. 单端固定桥　又称悬臂固定桥。此种固定桥仅一端有固位体，桥体与固位体之间为固定连接，另一端完全游离、无任何支持，或仅与邻牙有邻接关系。当这种桥体受力时，传给基牙的力是以基牙为中心，以桥体为力臂的杠杆扭力，使基牙扭转倾斜，常易引起基牙牙周组织损害或固位体松动脱落。因此，临床上不适用于修复𬌗力大的缺牙，而只适用于基牙支持力强大、桥体所受𬌗力较小的病例。如以上颌尖牙为基牙，修复缺牙间隙小、𬌗力小或与对颌牙无咬合接触的侧切牙（图15-4）。

4. 复合固定桥　是由两种或三种的简单固定桥组合而成。如在双端固定桥的一端再连接一个半固定桥或单端固定桥。复合固定桥一般包括4个或4个以上的牙单位，常包括前牙和后牙，整个固定桥中含有2个以上基牙。因基牙数目多且分散，要获得共同就位道比较困难，所以使用时应合理设计（图15-5）。

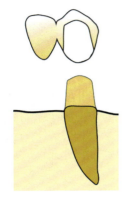

图15-4　单端固定桥

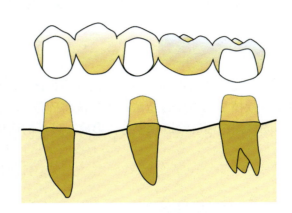

图15-5　复合固定桥

（二）其他分类

除上述分类外，还可根据制作工艺分为：烤瓷熔附金属固定桥、铸造金属固定桥和锤造固定桥。根据桥体与牙槽嵴之间的关系分为：悬空式固定桥和黏膜接触式固定桥。根据材料不同分为：金属桥、金属烤瓷桥、金属树脂桥和全瓷固定桥。根据义齿在牙列上的位置不同分为：前牙固定桥、后牙固定桥和混合固定桥。此外，随着技术的进步，又出现了几种特殊结构的固定桥，如种植体固定桥（图15-6）、固定-可摘联合桥（图15-7）、粘接固定桥和弹簧固定桥等，从而进一步扩大了固定桥的应用范围。

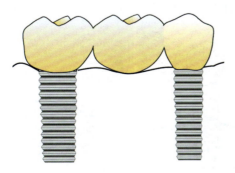

图15-6　种植体固定桥

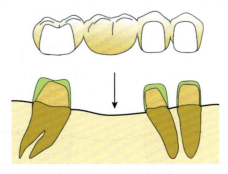

图15-7　固定-可摘联合桥

第3节 固定桥的适应证和禁忌证

一、适 应 证

牙列缺损的情况多种多样，修复方法的选择应根据缺牙数目、基牙条件、缺牙部位、咬合关系、缺牙区牙槽嵴吸收程度、年龄、职业、患者的要求及口腔卫生等进行全面考虑和综合分析。

（一）缺牙数目

固定桥一般适用于修复1～2个牙缺失，缺隙两端余留牙的牙体、牙周条件较好，而且牙齿排列位置正常者。若4个切牙缺失，2个尖牙条件良好，牙弓较平直，亦可以选用固定桥修复。

（二）基牙条件

一般固定桥选用缺隙两端的牙为基牙。要求基牙除负担本身的𬌗力外，还能够负担来自桥体的𬌗力，因此，理想的基牙应符合下列条件。

1. 临床牙冠高度适宜、形态正常、牙体组织健康，不存在未经处理的龋坏。
2. 牙根长而粗大，最好为多根牙，要求牙根坚实稳固，不存在病理性松动。
3. 基牙牙髓以活髓最佳。若牙髓有病变，经过彻底治疗后亦可选为基牙。
4. 基牙牙周组织健康才能支持桥体的𬌗力。要求基牙牙龈无炎症，牙周膜正常，根尖周无病变、无叩痛。牙槽突结构正常、无吸收或吸收不超过1/3，并且为停滞性水平吸收。
5. 要求基牙排列位置正常，无扭转错位及过度的倾斜，使得各基牙之间容易获得共同就位道。

（三）缺牙部位

牙列的任何部位缺牙，只要缺牙数目不多，基牙条件符合要求，都可以选择固定桥修复。但后牙游离端缺失，因后牙承受的𬌗力较大，一般不选用单端固定桥，而最好选用种植体固定桥或其他修复方法。

（四）咬合关系

固定桥适宜修复咬合关系基本正常者。缺牙区的牙槽嵴顶与对𬌗牙的𬌗面之间应有正常的𬌗龈距离，邻牙无倾斜，对𬌗牙无伸长。如有邻牙倾斜或对𬌗牙伸长者，通过磨改恢复到正常位置后仍可选用固定桥修复。

（五）缺牙区牙槽嵴吸收程度

一般在拔牙后3个月，牙槽嵴吸收趋于稳定时方可进行固定桥修复。对于拔牙创口未愈合者，暂不宜选用固定桥修复，若须立即修复者，也只能做暂时固定桥，待拔牙创愈合后，再做永久固定桥修复。

（六）年龄

一般认为固定桥修复的适宜年龄为20～60岁，最适合的年龄为30～45岁。但也应视患者的具体情况而定。如为老年患者，全身及口腔情况良好，除个别牙缺失外，余留牙健康、稳固，此时也可用固定桥修复。

（七）职业

固定桥修复能较好地恢复缺牙的解剖形态，尤其是近年来瓷修复技术的广泛应用，能很好地恢复患者的发音功能，因而特别适合于演员、教师等职业的患者。

（八）患者的要求

牙列缺损后，修复的目的在于恢复缺牙的形态和功能，并满足患者的要求，但患者的口腔条件必须符合固定桥修复的要求。

（九）口腔卫生

口腔卫生情况的好坏，对固定桥的适应证亦有影响。修复前应作必要的口腔清洁，修复后应指导患者保持口腔卫生，以降低牙菌斑产生的机会，避免因基牙继发龋和牙周病造成修复失败。

二、禁 忌 证

1. 缺牙数目较多者不宜采用固定桥修复。
2. 严重的深覆𬌗不宜采用固定桥修复。
3. 正处在生长发育时期的青少年，由于临床牙冠短、髓室大、髓角高、牙根也尚未发育完成，不宜采用固定桥修复；年龄较大，牙周萎缩，牙周支持力降低者，也不宜采用固定桥修复。
4. 因缺牙时间长，牙槽嵴吸收过度，或因外伤手术等使牙槽嵴缺损过大者，前牙区设计困难，不能满足美观和卫生要求，故不宜采用固定桥修复。
5. 基牙患有牙周病，牙槽骨有明显的吸收，牙齿松动在Ⅱ度以上者，不宜采用固定桥修复。
6. 严重的全身疾病，身体衰弱、不能耐受长时间口内操作者，不宜采用固定桥修复。

第 4 节　固定桥的力学分析

固定桥作为一个新的咀嚼单位，在行使功能时所承受的𬌗力，是通过基牙的牙周膜传递到牙槽骨上，由颌骨来支持。所以研究和了解固定桥基牙及其支持组织受力的情况，是设计固定桥修复的关键。由于固定桥的基本结构与普通桥梁相似，固定桥咬合时的受力反应与普通桥梁相似，因此可以用固定桥梁的力学原理作为固定桥设计的参考。

一、简单支持梁的受力反应

将一支梁放置于 A、B 两支点上，构成简单支持梁，称简支梁。当简支梁上受 Pkg 的压力时，A、B 两支点上都有负重反应，其和等于 P，即 $A+B=P$，如 P 力作用于梁的中心，两支点的负重反应相等，即 A、B 两支点的负重为 $P/2$kg（图15-8），如果 P 力作用不在梁的中心，简支梁全长15m，距 A 点5m处受900kg的压力（不计梁的本身重量），此时两支点的负重大小可以用力矩反应公式来计算。设此力矩反应以 A 为中心，要使横梁静止不动，则顺时针向下的力矩与逆时针向上的力矩相等，即 $5\times900=15B$，所以 $B=300$kg。因为 $A+B=900$kg，所以 $A=600$kg（图15-9）。可见简支梁受力不在中点处，两支点的负重不相等。

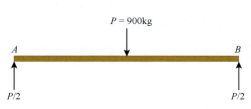

图 15-8 简支梁受力在中点

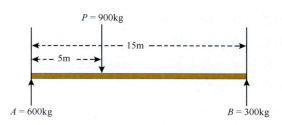

图 15-9 简支梁受力不在中点

简支梁上承受压力时，梁内部的分子要产生反应，即受力反应。在 P 点处受垂直的压力，梁的平面内构成一个假设中性平面，在中性平面以上的内部分子，两侧向受力点压缩，称内压力；在中性平面以下的内部分子，则向受力点两侧伸张，称外张力；内压力和外张力总称弯曲应力。梁受压时，若内压力与外张力相互平衡时，即弯曲应力在材料的应力极限内，则梁无弯曲变形。如内压力大于外张力时，即弯曲应力超过材料的应力极限，则可使梁在受力点向下弯曲，两端向上翘起，梁的这种变形称为挠曲变形。若挠曲变形过大，则使梁发生断裂（图 15-10）。

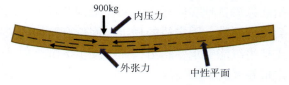

图 15-10 弯曲应力及挠曲变形

二、简单固定梁的受力反应

将简支梁的两端固定在两桥基内，即形成了简单固定梁。其受力反应与简支梁不同。简单固定梁有三种形式（图 15-11）。

1. **双端固定桥** 梁的两端固定在桥基内。

2. **半固定桥** 梁的一端固定在桥基内，另一端支持于桥基上。

3. **单端固定桥** 梁的一端固定在桥基内，另一端无固定和支持。

当双端固定梁受到的压力不足以破坏弯曲应力平衡时，两桥基只表现为单纯的负重反应，这与简支梁的受力反应相似。但是，当压力继续加大到足以引起梁发生扭曲变形时，因固定梁的两端固定于桥基内，不能自由向上翘起，在桥基内则出现了抵抗或阻止两端向上翘起的应力，此应力所引起

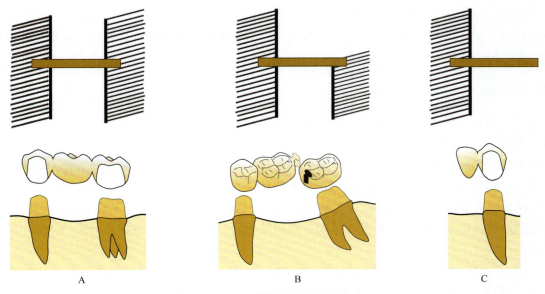

图 15-11 简单固定梁的形式

A. 双端固定桥：梁两端固定在桥基内；B. 半固定桥：梁一端固定在桥基内，一端可动；C. 单端固定桥：梁一端固定在桥基内，一端游离

的力矩反应，称为屈矩。因此，固定梁的桥基内既有负重反应，又有屈矩反应，而简支梁受力后则只有负重而无屈矩反应。与简单固定梁结构相似的固定桥中，双端固定桥的桥基牙既有负重反应又有屈矩反应，而半固定桥的活动连接端桥基牙只有负重反应而无屈矩反应，固定端负重反应和屈矩反应并存。

第5节　固定桥的固位与稳定

固定义齿的固位是指在口腔行使各种功能时，固位体能牢固地固定在基牙上，抵抗外力，充分发挥使义齿固定的功能作用，不致松动脱落。良好的固位是固定桥必备的重要条件。固定义齿的稳定是指能抵御各种功能运动时义齿受到的各个方向的外力，使其在受力时能够保持固定桥的平衡稳定而不会出现翘动。固定桥的稳定与固位有密切的关系。固定义齿的支持是指在行使咀嚼功能时，基牙及其支持组织能够承受拾力，而不发生下沉、松动、移位等，这就要求基牙有良好的负重能力，这也是固定桥修复的重要条件。

一、固定桥的固位

（一）固位原理

固定桥的固位力主要依靠摩擦力、约束力和粘接力。在这三种力的协同作用下，修复体与各基牙形成一个牢固的整体。

1. **摩擦力**　主要依靠基牙预备时各轴面之间的相互平行，固位体与预备后的牙面紧密接触，产生摩擦力。摩擦力的大小与基牙牙体预备的轴面平行度、固位体与基牙之间的密合程度以及接触面积的大小有密切关系。

2. **约束力**　依靠在基牙上设计沟、针道、箱状等辅助固位形，使其符合固位形和抗力形要求，当固定义齿受到外力时，固位体有足够的支持力来保持稳定。约束力的大小与接触面的物理性能和约束力的结构形式有关，即约束力的大小与固位体和基牙预备是否符合抗力形与固位形的要求有关。

3. **粘接力**　主要依靠粘接剂在固位体与基牙之间产生的机械锁结和化学粘接作用，起到阻止固位体移位的作用。粘接力的大小与基牙和固位体之间的接触面积、接触的密合程度、粘接过程中的操作技术等有关。

（二）影响固定桥固位的因素

1. **基牙受力的运动方式**　牙列中的每个牙齿在正常情况下，当承受颊舌方向、近远中方向和垂直方向的外力时，可显示这三个方向的生理运动。固定桥借助于粘接剂的作用牢固地固定在基牙上，使固定义齿与基牙形成一个整体。因此，作用于固定桥上任何部位、方向和大小的力量，都会影响到每一个基牙。一端基牙的运动，将受到另一端基牙的制约，形成有别于单个牙受力时的运动方式。由于固定桥所在牙列上的位置、桥的长度、各基牙受到的复杂的外力作用，产生不利于固定桥固位的因素。现以双端固定桥为例来说明固定桥受到不同方向的外力时，基牙运动的方式和对固位体固位及牙周组织的影响。

（1）颊舌运动　当固定桥受到均匀而平衡的颊舌向外力时，两端基牙稳固，固位体的固位形亦符合要求，则固定桥的固位良好。表现为两端基牙受第一类杠杆作用，形成舌向或颊向旋转运动，其支点线位于两基牙根尖1/3与根中1/3交点的连线上（图15-12）。如果一端基牙受到从舌侧向颊侧的外力，即不平衡的外力时，该基牙本身会出现第一类杠杆作用，表现为牙冠部向颊侧移动，而根尖略向舌侧移动，其支点位于根尖1/3与根中1/3交点处（图15-13）。固定桥受到这种不平衡力而产生的旋转移动，会影响到固定桥的固位。当两端基牙都比较稳固时，则固定桥的旋转移动度小，对固位的影响较小；当两端固位体的固位力悬殊时，则固位力较小的一端很容易引起松动，导致继发龋甚至脱落；当两端基牙条件悬殊时，则容易引起条件较差的一端基牙牙周组织损伤，导致基牙松动。

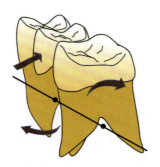

图15-12　固定桥颊向均衡受力后的旋转

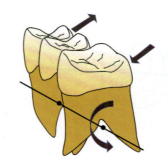

图15-13　固定桥单端舌向受力后的移动

（2）近远中向运动　当固定桥受到近中方向的斜向外力时，将迫使两端基牙以支点（在根中1/3与根尖1/3的交点处）为中心向近中移位，根尖向远中移位（图15-14）。由于受到邻牙的限制，固定桥向近中移位量很小。基牙近远中方向移位与固位体的固位力、桥体的长度、受力是否平衡及基牙稳固性等有关。当固位体的固位形较差时，如全冠过短、轴壁过分内聚等，则固位体将因基牙的移动引起松动而脱离基牙，导致固定桥的松动和脱落。

（3）垂直向运动　当固定桥受到垂直向均衡的𬌗力时，两基牙同时被压向牙槽窝，𬌗力基本上沿两基牙长轴方向传导，此时，绝大多数牙周膜纤维受到牵引力，此力有利于基牙牙周组织健康和固定桥的固位（图15-15）。

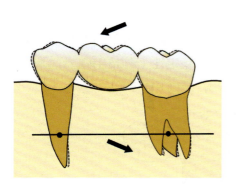

图15-14　固定桥近中斜向受力后的移动

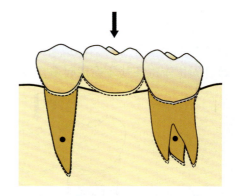

图15-15　固定桥受垂直向均衡𬌗力后的移动

2. 上下颌牙的排列关系　在正常咬合情况下，上颌牙列呈弓形覆盖于下颌牙列的唇颊侧，形成正常的覆𬌗、覆盖关系。前牙切割食物时，下颌向下前方伸出后再向上，下前牙切缘与上前牙切缘接触，沿上前牙舌面滑行施力切断食物，再回到正中颌位。后牙磨碎食物时，下颌向下侧方移动，下颌后牙颊尖颊斜面沿上颌颊尖舌斜面滑行施力磨碎食物，再回到正中颌位，周而复始形成𬌗运循环。

二、固定桥的稳定

固定桥的稳定性是指固定桥在生理咀嚼运动中，在承受来自各个方向的咬合力时，仍然保持义齿的平衡，无潜在翘起现象。固定桥不稳定最易破坏固位体与基牙预备面之间粘接剂的密封作用，导致义齿松动、脱落。

固定桥的稳定性与义齿受力时产生的杠杆作用力有关，而杠杆作用力的大小又取决于义齿本身的结构形式。

（一）后牙双端固定桥

桥体位于两端基牙连成的支点线上，𬌗面承受垂直向𬌗力时，不易产生杠杆作用，故稳固性好（图15-16）。

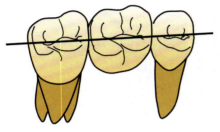

图15-16 固定桥桥体位于支点线上

（二）前牙双端固定桥

左右两侧上颌中切牙、侧切牙同时缺失，以左右两侧上颌尖牙为基牙，则桥体位于两基牙连成的支点线前方，当桥体受力时，易产生杠杆作用，其稳定性差，容易引起固位体松动（图15-17）。增加左右两侧第一前磨牙为基牙时，支点线由直线型改为平面型，固定桥的稳定性增强（图15-18）。

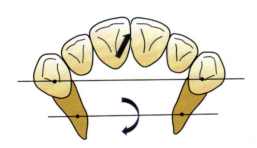

图15-17 双端固定桥桥体不在支点线上

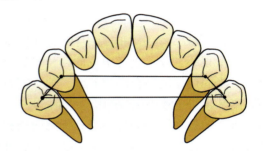

图15-18 增加基牙后支点线直线型改为平面型

（三）单端固定桥

由于桥体一端无基牙支持，形成游离端，当桥体承受𬌗力时，最易产生杠杆作用力；若增加同一端基牙并通过固位体将各基牙连接起来，可以增大抗力臂，提高稳定性（图15-19）。

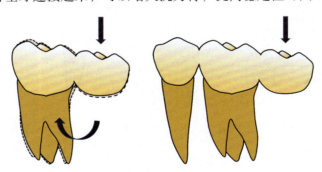

图15-19 增加基牙对抗杠杆作用

（四）连接前牙和后牙的多基牙固定桥

各基牙间连成的支点线应形成三角形或四边形的支持面，这样有利于保持固定桥的稳定性。当一处桥体承受𬌗力时，会受到远离桥体端基牙的牵制，而不易产生杠杆作用，义齿固位良好（图15-20）。

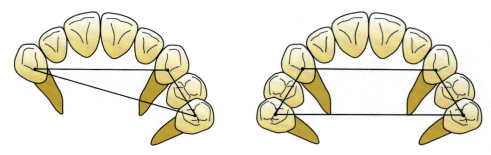

图15-20 多基牙固定桥的稳定性良好

第6节 固定桥的设计

固定桥成功修复在很大程度上取决于正确的设计。因此，在设计时必须根据患者的年龄、全身情况、口腔整体情况来制订适合患者的修复方案。

一、基牙的选择

（一）基牙的要求

1. 牙冠

（1）要求临床牙冠应有足够的长度，体积大，形态正常，可以增加与固位体的接触面积，并能制备辅助固位形，以获得较大的固位力。

（2）牙体组织结构正常，固位体支持在坚实的牙体上，则基牙的抗力作用良好，不易引起牙体组织损伤。对于龋损较小的牙齿，一般不影响固位体的固位形，治疗后可以选作基牙，若龋损范围较大时，应在去净龋坏组织后，根据剩余牙体组织的情况来判断能否保留作基牙，有时需要先治疗或充填后，方能满足固位体固位形和抗力形的要求；若龋坏已涉及牙髓，还须经过彻底的牙髓或根管治疗，再决定是否适宜作基牙。

（3）对于有严重磨耗的牙，牙冠高度降低，咬合接触紧，牙本质暴露或已接近牙髓，有牙本质过敏现象，在做牙体预备时，很难制出固位体殆面间隙。这类牙在选作基牙时必须慎重，要充分估计能否取得足够的固位形而又能保持牙髓健康，否则须将牙髓失活，以便取得辅助固位形，才能选作基牙。

2. 牙根

（1）选作基牙的牙根应稳固，多根、根长且粗壮者为最佳。多根优于单根；单根为扁根或根尖部弯曲者优于锥形牙根；牙根分叉大者优于牙根融合者。

（2）临床牙冠与牙根的比例适当，才能使固定桥所承受的殆力传导至牙周组织产生生理性反应。一般临床冠根比例以1∶2或2∶3较为理想（图15-21）。临床冠根比例1∶1是选择基牙的最低限度（图15-22），否则须增加基牙。

3. 牙髓 理想的基牙应为活髓。但对于有牙髓病变的患牙进行完善的牙髓治疗或根管治疗，消除了髓室和根尖组织的感染，并经过一段时间的观察，确认患牙已经治愈，同时患牙又有足够的牙体组织可以支持固位体和桥体的殆力，牙周组织健康，同样可以选作基牙。

4. 牙周组织

（1）临床上以牙周膜面积大小来衡量一个牙是否为良好的基牙，牙周膜面积大，对固定桥的支持作用就大。因为固定桥的殆力是通过牙周膜传至牙槽骨，牙周膜是固定桥得以支持的基础。牙周膜面积的大小与牙根的长短、数目、形态及牙槽骨吸收程度有关。

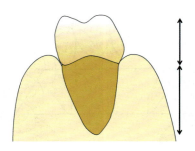

图 15-21 冠根比 2 : 3

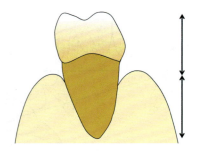

图 15-22 冠根比 1 : 1

（2）牙槽骨的健康与否，直接影响固定桥的支持作用。健康的牙槽骨骨质致密，骨小梁排列整齐，牙槽骨无吸收，其支持力较强。若牙槽骨有吸收，超过根长的 1/3，则牙周膜面积大大减小，支持力下降，此类牙不宜选作基牙。

5. *基牙的位置和方向*　固定桥的基牙最好选择位置正常、不倾斜、不扭转的牙。因为当其承受𬌗力时，则力量沿着基牙长轴方向传导，有利于基牙健康，同时也有利于在基牙牙体预备时获得各基牙间的共同就位道。对于轻度倾斜的天然牙，经适当消除倒凹区或稍改变就位方向就能获得共同就位道者，也可选作基牙；对于基牙严重错位或倾斜者，为获得各基牙间的共同就位道，须磨除较多的牙体组织，这样不但容易伤及牙髓，而且使倾斜基牙的𬌗力不能顺牙体长轴传导，易致牙周组织受损，故不应选作基牙。

（二）基牙数目的确定

一般来说，两个健康基牙可以修复一个缺牙。但若缺牙较多，或基牙不够理想，或两端基牙条件悬殊，要决定基牙的数目就比较困难。下面介绍临床上较常用的确定基牙数目的原则。

1. *以牙周膜面积决定基牙的数目*　Ante 曾提出以牙周膜面积来决定基牙的数目，即基牙牙周膜面积的总和应大于或等于缺牙牙周膜面积的总和。如果缺牙牙周膜面积的总和大于基牙牙周膜面积的总和，则给基牙带来创伤，而导致固定桥失败。

例如：2| 缺失，13| 作基牙。根据测量的牙周膜面积，两个基牙牙周膜面积的总和为 217mm²+148mm²=365mm²，而 2| 的牙周膜面积仅为 140mm²，这样选择基牙比较合理。又如 23| 缺失，用 14| 作基牙，基牙牙周膜面积的总和为 178mm²+148mm²=326mm²，而缺牙牙周膜面积之和为 217mm²+140mm²=357mm²，这种设计必将引起基牙牙周组织创伤。为了防止损伤基牙牙周组织，必须增加基牙的数目，加大基牙牙周膜的总面积。

用牙周膜面积来决定基牙的数目，在临床上有一定的参考价值，但并不适用于所有缺牙的情况。按 Ante 的计算法，如 78| 缺失，8| 无对颌关系，只需修复 7|。6| 基牙牙周膜面积为 335mm²，而 7| 牙周膜面积为 272mm²，6| 完全可以单独作为基牙。但从机械学原理和临床的经验证明，这种单端固定桥受到较大杠杆力的作用，必然导致修复失败。又如 21 | 12 缺失，3 | 3 为基牙，4 个切牙的牙周膜面积总和为 576mm²，2 个尖牙牙周膜面积之和仅为 434mm²。按照 Ante 的计算，这种设计是不恰当的，必须增加基牙。但临床实践证明，若尖牙牙冠形态正常，牙根长大，牙周组织健康，而牙弓较平，对尖牙产生的倾斜扭力不太大时，3 | 3 作为基牙支持 21 | 12 的双端固定桥设计是可以的。因此，以牙周膜面积来决定基牙数目的方法，只是临床设计的一个参考方面，具体设计还要结合患者具体情况全面考虑。

2. *以𬌗力比值决定基牙的数目*　Nelson 根据各牙的𬌗力、牙冠、牙根形态以及牙周组织等因素综合考虑，以上、下第一磨牙𬌗力比值 100 为基础，制定出各牙𬌗力的相关比值（表 15-3）。

表15-3 上下颌各牙殆力比值

牙位	上颌牙殆力比值	下颌牙殆力比值
1	60	20
2	40	30
3	80	80
4	70	60
5	60	70
6	100	100
7	90	90
8	50	50

Nelson规定：基牙殆力比值总和的2倍，应大于或等于各基牙和缺牙殆力比值的总和。例如：|6缺失，选择|57作双端固定桥，则基牙殆力比值之和的2倍为（60+90）×2=300，而固定桥两端基牙以及缺牙的殆力比值总和为90+100+60=250，此种固定桥的殆力不会超过桥基牙所能承受殆力的耐受力，这种设计是合理的。又如，|23缺失，选择|14作固定桥的基牙，则基牙殆力比值的2倍为（60+20）×2=160，而两端基牙殆力比值和缺牙殆力比值的总和为60+80+30+20=190，后者大于前者，设计不合理。如果增加|1作为基牙，基牙殆力比值仍小于基牙加缺牙殆力比值，即200＜210，仍然不符合原则。若增加|5为基牙，其基牙殆力比值总和的2倍为340，基牙及缺牙殆力比值总和为280，从数字上看是符合要求的，但此种固定桥位于牙弓的转角处，承受扭力较大，同时磨除牙体组织量也多，增加患者的痛苦，制作的难度大，因此这种固定桥的设计也不够理想，在实际中是不可取的。

综上所述，以殆力比值来决定基牙数目的方法，只是临床设计的一个参考方面，具体设计还要根据临床缺牙的部位、基牙的牙周健康状况、殆力的大小、制作的难易程度、桥体两端固位条件及基牙支持力的均衡因素全面考虑。

（三）增加基牙的位置

在固定桥设计时，若以缺牙的两侧邻牙作为桥基牙，其牙周储备力不足时，就应增加基牙的数目。增加基牙数目是为了分散殆力，减弱某个较弱基牙的负担。但是若增加基牙的位置不同，各桥基牙所减少的负荷并不完全一样。以双端固定桥为例，当外力P施于桥体正中时，两端基牙各承受压力P的50%。如果设计成三个基牙的固定桥，则第一个基牙承受压力P的57%，第二个基牙承受压力P的29%，而第三个基牙承受压力则为P的14%。若设计为四个基牙的固定桥，则各基牙承受P的25%。根据机械学原理，增加的基牙应在较弱的桥基牙一侧，这样才能分散殆力，使两端基牙所承受的殆力接近平衡（图15-23）。

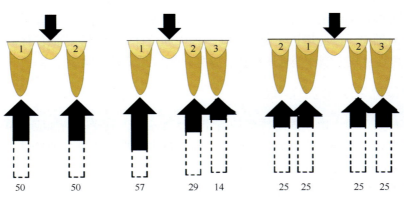

图15-23 增加基牙，各基牙受力情况

二、固位体的设计

固位体是固定桥中连接基牙与桥体的部分。固定桥的功能发挥，需要固位体与基牙间有良好的固位，才能达到满意的修复效果。

（一）固位体的设计原则

1. 固位体应具有良好的固位形和抗力形，能抵抗各种功能运动的外力，不致松动变形和破损。

2. 固位体外形能够恢复基牙的解剖形态和生理功能。

3. 固位体能保护基牙的牙体、牙髓组织，使基牙不因受外力而折断，避免因物理和化学性刺激产生病理性变化。

4. 固位体能获得所需的共同就位道。

5. 固位体所用的材料要有良好的加工性能和机械强度，化学性能稳定，生物相容性良好。

6. 固位体的边缘必须与基牙预备面密合，与基牙牙面连续，不刺激软组织，适合性好。

（二）固位体的类型

固位体可分为三种类型，即冠外固位体、冠内固位体和根内固位体（图15-24）。

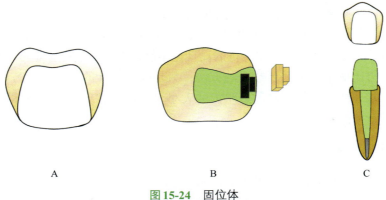

A   B   C

图15-24 固位体

A. 冠外固位体；B. 冠内固位体；C. 根内固位体

1. **冠外固位体** 包括部分冠和全冠。全冠是最理想的一种固位体，其固位力最强。

2. **冠内固位体** 即嵌体固位体，因其固位力差，外形线长，容易产生继发龋。因此，目前临床上已很少采用嵌体作固位体。

3. **根内固位体** 即桩冠固位体。其固位作用良好，能够恢复牙冠外形，符合美观要求。根内固位体主要用于经过完善根管治疗的死髓牙。对于某些牙位异常，且没有条件做正畸治疗的患者，可通过根内固位体改变牙的轴向，以此增进美观。目前，根内固位体一般与全冠固位体联合使用，即将根内固位体作成桩核，再在桩核上制作全冠固位体，这样可更容易获得共同就位道。

（三）固位体设计中应注意的问题

1. **提高固位体的固位力** 由于固定桥将各基牙连接为一体，其受力的反应与单个牙修复不同，它要求固位体的固位力高于个别牙修复体。固位体固位力的大小取决于基牙的条件、固位体的类型、固位体与基牙之间的密合度和基牙牙体预备的质量。

在各类固位体中，全冠固位力最好。作为固定桥的固位体时，基牙轴面制备的𬌗向聚合度不宜过大，应控制在5°以内，保证固位体有足够的固位力。

2. **固位体的固位力大小** 应与殆力大小、桥体跨度和曲度相适应，桥体跨度越大，越弯曲，殆力越大者，要求固位体的固位力越大。因此，有时须增加基牙数目来提高固位力。

3. **基牙两端固位体的固位力应基本相等** 若两端固位体的固位力悬殊，固位力较弱一端的固位体与基牙之间易松动，而固位力较强一端的固位体又暂时无松动，使固定桥不会发生脱落，但松动端的基牙易产生龋坏，甚至引起牙髓炎。因此，若一端固位力不足时，应设法提高固位力，即固位弱的一侧设计固位力较大的固位体。必要时增加基牙数，以便与另一端固位体的固位力相均衡。

4. **各固位体之间必须有共同就位道** 固定桥的各固位体与桥体连接成一个整体，固定桥在桥基牙上就位时只能循一个方向戴入，所以各桥基牙间必须形成共同就位道（图15-25），若无共同就位道就很难使固定桥就位。在基牙预备时，要求基牙的每个对应轴壁彼此平行或略聚合，与固定桥的就位道方向一致。基牙轻度倾斜时，可通过调磨基牙获取共同就位道（图15-26）；基牙倾斜明显，无条件先用正畸治疗复位者，可改变固位体的设计，寻求共同就位道。如可采用套筒冠（图15-27）或者核桩冠来取得共同就位道（图15-28）。

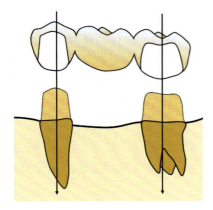

图15-25 共同就位道

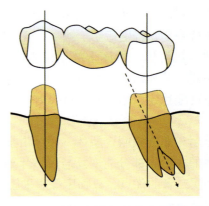

图15-26 基牙轻度倾斜的共同就位道

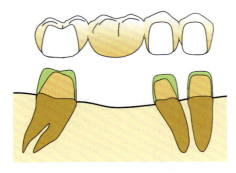

图15-27 套筒冠固位体

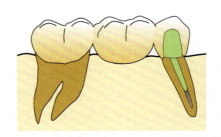

图15-28 利用核桩冠固位体寻求共同就位道

5. **基牙牙冠缺损的固位体设计** 如基牙牙冠原有充填物，固位体应尽可能覆盖充填物，避免充填物边缘发生继发龋。如充填物为金属，牙髓有活力时，应该考虑拆除充填物，采用树脂修复，以免固位体与金属充填物之间产生电位差，刺激牙髓组织。牙冠严重缺损的死髓牙，若牙根稳固，缺损未达龈下，经过彻底的牙髓治疗和根管充填后，可设计核桩冠固位体。

6. **固位体的边缘设计** 全冠固位体的边缘位置视基牙的条件和固定桥对固位力要求大小而定。在不损伤牙周组织的前提下，其边缘应尽可能向根方延伸。对牙冠凸度大，牙颈部明显缩小的基牙，在征求患者同意的前提下，不必把固位体的边缘延伸至龈缘下，以免磨除过多的牙体组织。前牙唇侧固位体的边缘一般设计在龈缘下；前牙部分冠的固位体边缘不能伸展到唇面；冠内固位体的边缘应伸展到自洁区。

三、桥体的设计

（一）理想桥体应具备的条件

1. 有恢复缺牙形态和功能的良好外形。
2. 高光滑度，自洁作用良好，符合口腔卫生要求，有利于口腔软硬组织健康。
3. 形态和色泽应符合美观和舒适的要求。
4. 桥体的长度、宽度和形态与基牙条件和固位条件相适应。
5. 桥体龈端面积适当，不压迫和刺激黏膜，有清洁作用。
6. 有足够的机械强度、稳定的化学性能和良好的生物相容性。

（二）桥体的类型

1. 根据桥体所使用的材料不同分类

（1）金属桥体　桥体全部用金属制作而成。此类桥体机械强度高，但因影响美观，只适用于后牙缺失的固定桥修复，特别适用于缺隙小或𬌗龈距离小的情况，并可增加桥体的强度以防桥体折断。

（2）非金属桥体　桥体全部用树脂或全瓷制成。树脂桥体因材料硬度低、易磨损，体积和化学性能均不稳定，易变形和老化变色，且对黏膜刺激性大，故一般适用于制作暂时固定桥。全瓷桥体硬度大，化学性能稳定，组织相容性良好，美观，舒适，随着其韧性的提高，全瓷固定桥已广泛应用于临床。

（3）金属与非金属联合桥体　桥体由金属与树脂或金属与烤瓷联合制成，金属与烤瓷桥体应用较广泛。桥体的非金属部分能恢复与天然牙相协调的形态和色泽，满足美观的要求。由于此种桥体兼有金属与非金属二者的优点，故临床普遍采用。

2. 根据桥体龈端与牙槽嵴黏膜接触关系分类

（1）接触式桥体　桥体的龈端与牙槽嵴黏膜接触。当固定义齿行使咀嚼功能时，桥体随基牙的生理性动度对牙槽嵴黏膜起到按摩作用，有利于牙龈组织的健康；部分𬌗力经桥体龈端传递到牙槽嵴，可减缓牙槽嵴的吸收。同时桥体龈端与牙槽嵴黏膜接触，便于恢复缺牙的颈部边缘外形，也有利于恢复发音功能。因此，接触式桥体在临床上被广泛采用。接触式桥体又按其龈面与牙槽嵴黏膜的接触形式分为：

A. 鞍式桥体：由于缺牙区牙槽嵴一般呈圆凸形，桥体龈面与之接触的部分易形成鞍状的凹面形，又称为鞍式桥体。因自洁性差，易引起黏膜发炎，这种形式的桥体在临床上不宜采用（图15-29A）

B. 改良鞍式桥体：桥体的唇颊侧龈端与牙槽嵴相接触，使颈缘线的位置与邻牙一致，符合美观要求。而龈面自牙槽嵴顶向舌侧延伸的同时，逐渐缩小与牙槽嵴黏膜的接触面积，尽量扩大舌侧邻间隙，与牙槽嵴呈"T"形接触，"T"形的垂直部分终止在牙槽嵴顶，故又称为"T"形桥体（图15-29B）。此种桥体接近天然牙冠外形，美观舒适，自洁作用良好，是较理想的桥体形式。

C. 单侧接触式桥体：仅桥体唇颊面与牙槽嵴的唇颊面呈线式接触。虽然接触面积小，但其与牙槽嵴间形成楔形间隙，易积存食物及出现舌感不适（图15-29C）。

D. 船底式桥体：桥体颊舌两侧均呈凸形，似船底而得名，与牙槽嵴顶的接触呈点式接触（图15-29D）。常用于美观要求不高的后牙。

（2）悬空式桥体　又称卫生桥，该桥体的龈端与牙槽嵴黏膜不接触，留有3mm以上的间隙，此间隙便于食物通过，有较好的自洁作用。适用于缺牙区牙槽嵴吸收过多、后牙缺失的病例（图15-29E）。

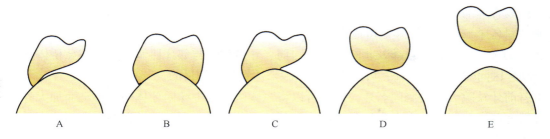

图15-29 桥体的形态

A.鞍式桥体；B.改良鞍式桥体；C.单侧接触式桥体；D.船底式桥体；E.悬空式桥体

（三）桥体的具体设计

桥体的设计可以从桥体的𬌗面、龈面、轴面、大小、形态、色泽、排列位置和强度几方面综合考虑。

1. 桥体的𬌗面 即咬合的功能面，包括上前牙的切嵴、舌面，下前牙的切嵴以及后牙的𬌗面。𬌗面形态恢复是否合理，直接关系到固定桥的咀嚼功能。𬌗面的恢复应从形态和大小两个方面考虑。

（1）𬌗面的形态 桥体的𬌗面应根据缺牙的解剖形态，参照邻牙的磨损程度以及对颌牙的咬合关系来恢复。

（2）𬌗面的大小 咬合面积的大小与咀嚼效能有关。咬合面积大者，咀嚼效能高，但基牙承受的𬌗力也大。为了减轻基牙的负担，保持基牙健康，可通过适当缩小桥体𬌗面的颊舌径宽度和增大𬌗面的舌外展隙来达到此目的。一般来说，若两端基牙条件良好，桥体仅修复一个缺牙者，可恢复该牙原𬌗面面积的90%左右；修复两个缺牙时，可恢复其原𬌗面面积的75%左右；修复三个相连的缺牙时，可恢复原𬌗面面积的50%左右。

适当减小桥体颊舌径的目的，在于发挥基牙牙周潜力的同时，又不至因超负荷而损害基牙健康，并使固定桥能获得良好的功能恢复效果。在临床设计时，这些数值仅作参考，还须结合患者年龄、缺牙部位、咬合关系以及咀嚼习惯等具体情况灵活运用。

2. 桥体的龈面 是指桥体与缺牙区牙槽嵴黏膜相接触或与其相对的部分。在恢复桥体龈面时，应注意以下几个方面的问题。

（1）固定桥修复时间应在牙槽突吸收基本稳定后进行。一般在牙齿拔除后1～3个月内牙槽突的吸收快，以后逐渐稳定。所以，用固定桥修复缺牙，最好在牙齿拔除后3个月左右进行，这时桥体龈面与牙槽嵴间不易因牙槽突吸收而出现间隙。

（2）桥体龈面的形式应有利于保持固定桥的清洁卫生。

（3）桥体龈面与牙槽嵴黏膜接触的紧密度应适当。桥体龈面与牙槽嵴黏膜应保持良好的接触，无静压力，既不存在间隙，又不至于使黏膜受压，这样才不会积存食物残屑，激惹黏膜发炎，还能在咀嚼运动中，随着基牙的生理性动度，桥体龈面对黏膜产生的间歇性按压作用，促进黏膜血液循环，有益于牙槽嵴黏膜健康。

（4）桥体龈面应高度光滑。桥体龈面无论与牙槽嵴黏膜接触与否，都应当高度光滑。粗糙的龈面最易吸附牙菌斑，导致黏膜发炎。烤瓷桥体表面上釉后最为光滑，对黏膜无刺激性，最为理想。

3. 桥体的轴面 是指桥体的唇颊面和舌腭面。它能恢复缺牙的解剖形态，满足患者对美观的要求，而且在咀嚼运动中，随食物的排溢流动，对牙龈组织产生生理性按摩作用，有益于牙龈组织的健康和自洁作用。在设计中应注意以下几个方面。

（1）正确恢复桥体唇颊面和舌腭侧的外形凸度 应按照天然牙的解剖形态特点，结合缺牙区的具体情况来建立唇舌面外形，注意恢复轴面外形凸度。若轴面凸度恢复过小或无凸度，软组织会受到食物的过大撞击；而轴面凸度过大，会失去生理性按摩作用，使食物滞留，不利于自洁作用。

（2）形成合理的邻间隙　在恢复桥体轴面外形的同时，注意形成合理的邻间隙。唇颊侧邻间隙形态尽可能与同名牙一致。后牙颊侧可适当扩大，舌腭侧邻间隙应扩大，便于食物溢出和清洁。

4. 桥体的大小、形态、色泽及排列位置　与同名牙对称，与邻牙协调，这对前牙桥体的美观尤其重要。若缺牙区间隙过宽或过窄，可采用以下措施来达到美观的目的。

（1）若前牙缺隙大于对侧同名牙，轻者可以将冠唇侧近远中缘向牙体中心移动而加大外展隙、加大桥体牙唇面凸度、制作轴向发育沟和纹、加深邻接面色泽等，利用视觉误差来达到美观的目的；严重者，可酌情添加一个小牙。

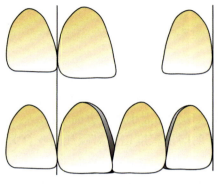

图 15-30　上颌切牙间隙过小的调整

（2）若前牙缺隙小于对侧同名牙，可以通过适当磨除基牙的近缺隙面牙体组织，以加宽间隙（图15-30），同时减小桥体牙唇面凸度，制作近远中向横沟、横纹；或排牙时将桥体牙适当扭转或与邻牙重叠，这样，可显示桥体牙的形态、大小接近正常。

（3）若前磨牙缺隙大于同名牙，如上颌第二前磨牙缺失而缺隙较大，可将桥体牙颊轴嵴向近中移动，使近中面至颊轴嵴间的宽度与第一前磨牙的相应宽度相等（图15-31）。若缺牙间隙小于对侧同名牙时，可将颊轴嵴向远中移动，使颊轴嵴近中颊面的宽度与第一前磨牙相等（图15-32），以达到改善美观的目的。

（4）桥体颜色、光泽和透明度应与邻牙接近。金属烤瓷和金属树脂桥体，通过临床配色，结合邻牙特征分层塑型，能达到与邻牙色泽基本相同，符合患者要求的目的。烤瓷桥体的光泽更优于树脂桥体。金属桥体一般只能用于后牙缺失。

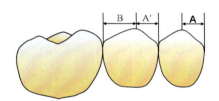

图 15-31　第二前磨牙桥体间隙过大的调整

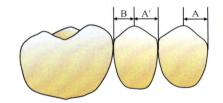

图 15-32　第二前磨牙桥体间隙过小的调整

（5）前牙桥体唇面颈缘线的位置应与邻牙相协调。牙齿拔除后，牙槽骨有吸收，若将桥体牙排列于原天然牙的位置，使其颈缘与牙槽嵴黏膜接触，则桥体牙会显得过长；若要保持桥体与原天然牙的长度一样，并使颈缘与吸收的牙槽嵴相接触，桥体颈部必然偏向舌侧，这样桥体会显得过短。为使颈缘线与邻牙协调，又保持桥体牙的正常位置和长度，可以将桥体牙颈部略偏向舌侧，同时加大唇面龈1/3至中1/3的凸度。这样才能使其唇面颈缘线的位置与邻牙协调，又不会影响桥体牙的形态、大小和美观（图15-33）。

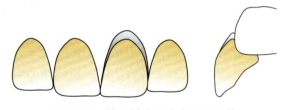

图 15-33　前牙桥体龈缘位置的调整

5. 桥体的强度　主要指桥体的抗挠强度。桥体在承受𬌗力时会产生挠曲，桥基牙会产生屈矩反应，当屈矩应力大于固位体的固位力时，会使固位体松脱。若固位体固位力强大时，则会损伤基牙健康或造成固定桥破坏。提高桥体抗挠曲变形的措施有以下几点。

（1）用具有足够机械强度的金属材料制作桥体的金属部分。

（2）适当增加桥体金属部分的厚度。用铸造法制作桥体金属𬌗面，其厚度可根据需要而增加。唇颊侧应留出非金属部分的适当空间，以保证所恢复的牙色泽美观。若后牙桥体的𬌗龈距离或近远中径很小时，桥体可整体铸造。

（3）正确设置增力桥架。对于承受𬌗力不大而桥体牙唇舌径较厚的前牙桥，可增加金属增力桥架。增力桥架应具有一定的厚度，置于桥体牙的适当位置，提高抗挠曲变形能力。

（4）烤瓷熔附金属桥体的金属底层桥架应制作得当。在制作金属底层桥架时，应使各桥体之间的连接部分与固位体的连接部分具有一定的厚度，并使相连处形成圆弧形，以增强抗挠曲变形能力。

（5）适当减轻𬌗力。𬌗力过大是引起挠曲变形的原因之一。𬌗力过大，不仅损害基牙健康，还会引起桥体挠曲变形，甚至破坏固定桥。减轻𬌗力的方法：①减小𬌗面颊舌径宽度；②扩大𬌗面舌外展隙；③加深𬌗面颊舌沟；④降低牙尖斜度。

四、连接体的设计

连接体是连接桥体与固位体的部分。因其连接方式不同而分为固定连接体和活动连接体。连接体是固定桥的薄弱环节，在不影响美观、功能和自洁作用的前提下，应增加连接面积，特别是磨牙𬌗龈方向的高度。

（一）固定连接体

将固位体与桥体完全连接形成一个不活动的整体者为固定连接体。除半固定桥的活动连接端使用活动连接体外，其他各类型的固定桥连接体都需用固定连接体。

固定连接体的制作方法有整体铸造法与焊接法两种。整体铸造法是在制作桥体和固位体熔模时就将两者连接为一体，经整体铸造而成。焊接法是当固位体与桥体金属部分分别制成后，用焊接的方法连接为整体，适用于铸造的多单位长桥。为保证铸造精密度，宜将固定桥分段铸造后，再把各段焊接在一起。

（二）活动连接体

将固位体与桥体通过活动关节相连接者为活动连接体。其活动关节通常是由栓体和栓道组合而成。栓道位于活动连接端的固位体上，呈凹形，栓体则位于该端桥体上，呈凸形。当栓体嵌合于栓道内即形成活动关节，亦可称为栓道式附着体。在制作固定桥时，将成品栓体与栓道分别固定于桥体和固位体蜡型内铸造而成。

活动连接体用于半固定桥的活动连接端。由于该端固位体只作为容纳活动关节的栓道，对其固位形的要求不如固定连接端者严格，一般用于基牙倾斜，难以取得共同就位道的后牙固定桥。

五、不同类型牙列缺损的固定桥设计

以下是对几种不同类型的牙列缺损的固定桥修复设计，仅供临床参考。

（一）单个牙缺失的固定桥设计

1|缺失：常以1|2作基牙，设计双端固定桥，如果|2支持力量较弱，缺牙间隙较大，固定桥受力时容易引起|2受创伤，导致基牙松动。此时应增加基牙，以1|23作基牙。这种设计缺点需对三个基牙做牙体预备，磨除的牙体组织较多。

|2缺失：以|13作基牙，设计双端固定桥。如果|2缺牙间隙小，患者的𬌗力较小，|3的冠根长大，可设计|3为基牙的单端固定桥。

|3缺失：设计比较困难，因|2的冠根均短小，支持能力较弱，而|3位于牙弓转角处，承受的𬌗力较大；如选用|24作基牙，设计双端固定桥，一般修复的远期效果不好。如选用|124作基牙，磨除牙体

组织较多。但当缺牙区两端邻牙有牙体缺损时，采用|124作基牙，设计双端固定桥修复缺损，效果比较理想。

|4或|5缺失：一般都利用缺牙区邻牙作基牙，设计成双端固定桥。

|6缺失：一般用|57作基牙，设计双端固定桥。但必须注意|4上固位形的设计，如果|7近中倾斜而且很坚固或|5比较弱，也可设计成半固定桥。在|5的远中固位体上设计栓道作为活动连接，桥体设计尽量采用减轻𬌗力的方法，修复效果也比较好。

|7缺失：如果|8存在而且牙冠形态比较正常，可设计成|68作基牙的双端固定桥。如|7游离端缺失，或|8的体积小、牙冠短，也可考虑以|56作基牙，设计单端固定桥修复|7；|5或|6的固位体为固定连接。此设计必须缩小|7的近远中径和颊舌径，减小固定桥在承受𬌗力时的杠杆作用力，这样既可恢复缺牙的部分咀嚼功能，还可防止对颌牙伸长。

（二）两个或多个牙缺失的固定桥设计

1|1缺失：只有在缺牙间隙小，前牙咬合不紧，2|2的牙冠、牙根、牙周条件好时，可设计以2|2为基牙的双端固定桥。如果2|2条件差，只能增加3|3为基牙，但磨除的牙体组织偏多。

|12缺失：因1|3的支持力量都比较强大而稳固，其基牙牙周膜面积的总和大于缺牙牙周膜面积的总和，因此，可以设计成双端固定桥。

|24缺失：可选用|135作基牙，设计多基牙复合固定桥；|3为中间基牙，能分担两端基牙的负荷。

|25缺失：可以分别设计以|13和|46为基牙的两个双端固定桥，也可以设计以|346为基牙的复合固定桥。

1|12缺失：可选用32|3作基牙，设计双端固定桥。若21|12缺失，不能用3|3作基牙设计双端固定桥，因不符合选择基牙的原则，此时应考虑增加基牙数目。如21|12缺牙间隙小，前牙弓凸度小，3|3牙根粗长，或21|12与下颌牙之间无接触关系，可选用3|3作基牙，制作双端固定桥。

1‾|‾1缺失：可以用双侧下颌侧切牙作基牙，设计双端固定桥。

‾|24间隔缺失：可选用‾|135作基牙，设计多基牙复合固定桥，‾|3为中间基牙分担两端基牙的负荷。

‾|46缺失：可选用‾|357作基牙，设计多基牙复合固定桥，‾|5为中间基牙，使基牙承受的𬌗力比较均衡，‾|357基牙牙周膜面积的总和大于缺牙牙周膜面积的总和，修复效果较好。

54‾|缺失：因63‾|的支持力量都比较强大，其牙周膜面积的总和大于缺牙牙周膜面积的总和，因此，可以设计成双端固定桥。

67‾|缺失：8‾|未萌，不宜采用固定桥修复。

第 7 节　固定桥的制作工艺

牙列缺损的患者，在经过详细检查和诊断后，确定作固定桥修复时，需经过如图15-34所示步骤。由于制作固定桥所用材料不同，其制作方法各不相同，现将临床较常见的固定桥的制作方法分述如下。

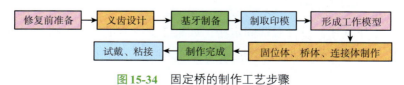

图15-34　固定桥的制作工艺步骤

一、烤瓷熔附金属固定桥

烤瓷熔附金属固定桥是用金属制作固定桥的底层桥架，于其上用瓷恢复缺牙的解剖形态和生理功能。它具有瓷质硬，耐磨损，色泽近似于天然牙，美观，化学性能稳定，不易腐蚀变色，生物相容性良好，不刺激口腔组织等优点。金属桥架可提高固定桥的机械强度，克服瓷脆性大的弱点。其制作过程与烤瓷熔附金属全冠基本相同，区别在于桥体与连接体的设计方面。

（一）基牙预备

一般按金属烤瓷全冠牙体预备的原则和要求预备基牙，若基牙牙冠大部分缺损且已经过完善的根管治疗，则可先制作金属核桩并粘接于根管内，再按要求预备基牙外形。预备基牙时应注意设计基牙的共同就位道和增加固位体的固位力。

1. 各基牙间应有共同就位道　预备的各基牙轴面必须相互平行，并与就位道方向一致，才能使固定桥顺利就位。

2. 增强固位体的固位力　基牙的轴面制备尽可能向龈方延伸，以增加基牙殆龈距离而加大固位力；各轴面相互平行或略聚合，注意过分聚合会使固位力降低。若固位力不足时，还应增加辅助固位形，并使两端固位体的固位力相接近。

（二）印模制取、记录殆关系、暂时固定桥修复

制取印模的具体方法参照相关章节。固定义齿修复通常在3个牙单位以上，是一组牙的修复，可以采用咬蜡堤的方式记录咬合关系，为上殆架及修复体的制作提供方便，并恢复良好的咬合功能。暂时固定桥通常由速凝树脂类材料制作，制作的方法因所使用的材料而有所不同。在完成制取印模的工作后，将制作好的暂时固定桥采用对牙髓有安抚作用的暂时粘接剂进行粘接。

（三）灌注模型、制作可卸式模型和上殆架

灌注人造石工作模型并制作可卸式模型。固定桥熔模的制作必须在殆架上进行，按临床取得的咬合记录上殆架。

（四）制作金属基底桥架

金属基底桥架包括固位体的金属基底和桥体基底及连接体。其制作方法有以下两种。

1. 整体铸造法　是将固位体与桥体的熔模连接成整体进行铸造，是目前普遍使用的方法。其制作步骤如下。

（1）制作金属基底层桥架蜡型　①固位体金属基底蜡型的制作方法与金属烤瓷冠基底基本相同，但其邻接区需用金属恢复，以便与桥体相连接。②桥体金属基底的外形设计，与固位体基底的外形设计基本相同，一般设计为实体。制作桥体金属基底时，要考虑其上瓷层覆盖的范围，即部分瓷覆盖桥体和全瓷覆盖桥体。部分瓷覆盖的桥体多适用于前牙桥唇舌径较薄、后牙桥殆龈距离较小的情况。前牙桥体舌侧龈端的大部分和后牙桥体殆面、舌面以及两者邻面接触区用金属恢复，其余部分用瓷覆盖（图15-35）。全瓷覆盖的桥体，除桥体舌侧颈环和邻面接触区为金属恢复外，其余全部用瓷覆盖（图15-36）。

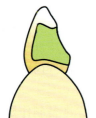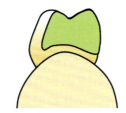

图15-35　部分瓷覆盖桥体

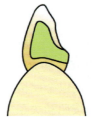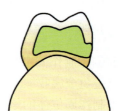

图15-36　全瓷覆盖桥体

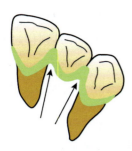

图15-37 前牙固定桥
连接体呈平缓曲面

金属基底层桥架蜡型制作的要求：①凡被瓷层覆盖的金属基底表面应留出1.0～1.5mm的空隙（包括唇颊面、切缘、殆面及部分舌面和邻面），以保证固位体和桥体表面的瓷层厚度均匀一致。②桥体龈端间隙：桥体龈端与牙槽嵴黏膜之间应留出约1mm的空隙，由瓷层恢复龈端形态。③桥体与固位体之间的连接体应位于天然牙接触点的位置，为保证强度，亦可将连接体延伸到接近切缘或殆面附近；连接体四周应呈平缓的曲面，不能形成锐角或狭缝（图15-37）；其龈端应留出足够的龈间隙，利于恢复良好的桥体外形和保持清洁；连接体应稍靠近舌侧，尤其是前牙和前磨牙区，以免唇颊面牙间隙瓷层过薄而透露金属色泽，影响美观。

（2）包埋、铸造完成金属基底桥架　固定桥金属基底桥架蜡型完成后，按常规方法包埋和铸造。

2. 分段焊接法　是完成固位体和桥体蜡型、切割成若干段分别包埋和铸造、完成铸造后，再通过焊接形成金属桥架。其优点是可避免整体铸造时固定桥金属基底桥架的收缩。该制作方法适用于固定桥长桥和牙列间隙缺损的固定桥制作。其焊接方法有两种，上瓷前焊接和上瓷后焊接，具体方法步骤详见第10章。

（五）完成烤瓷熔附金属固定桥

具体操作方法同烤瓷熔附金属全冠。

（六）试戴及粘接

固定桥粘接前首先进行试戴，检查基牙与邻牙的接触点位置及接触的紧密程度；检查固位体颈缘是否到位、密合；检查固定桥殆面与对颌牙是否有良好的接触；检查桥体组织面与黏膜接触情况；试戴中还可观察修复体的色泽是否满意。粘接时应注意活髓牙应选择刺激性小的水门汀材料等。待常规消毒、干燥后进行粘接即可。

二、铸造固定桥

铸造固定桥的固位体多采用铸造全冠（后牙）或铸造3/4冠（前牙），桥体多为金属与树脂联合桥；由于铸造固定桥暴露的金属颜色与邻牙差距过大，不易被患者接受，临床应用已逐渐减少。

（一）基牙牙体预备

根据固位体的设计形式进行牙体预备，若设计铸造金属全冠（后牙）作为固定桥的固位体，则基牙预备方法同铸造全冠的牙体预备。若设计铸造金属3/4冠（前牙）作为固定桥的固位体，则基牙预备方法同铸造3/4冠的牙体预备。制备后的各基牙应有共同就位道。

（二）取印模、灌制工作模型及制作可卸式模型

其制作方法、步骤与要求同烤瓷熔附金属固定桥。

（三）制作金属桥架

目前临床制作固定桥的金属桥架多采用整体铸造法完成，省工省时，若为长桥，可分段铸造再行焊接，以避免金属收缩变形。现以金属桥架整体铸造法为例介绍其制作方法步骤。

首先制作固位体的蜡型，按照殆关系完成固位体蜡型。待固位体蜡型完成后，准备制作桥体蜡型。

1. 前牙桥体蜡型　前牙桥体的金属部分根据口腔具体情况，可采用两种形式，即金属增力桥架和

金属舌背。

（1）金属增力桥架　多用于牙齿唇舌径较厚、咬合不紧者。在制作增力桥架时，对桥架的宽度、厚度、形态及安放位置等应有一定的要求，桥体才不至于因受力而变形或折断。增力桥架可做成"十"字形或倒"T"形，应位于牙冠的中份承受殆力最大的部位，即桥体切龈向的中1/3区，切端短于人工牙2～3mm，龈端距牙槽嵴黏膜约1mm处；还应安放在桥体唇舌向的中1/3处，若偏向唇侧，易透露金属颜色，影响美观；若偏向舌侧，则桥体舌面树脂太薄，易磨损，导致桥体树脂部分脱落。增力桥体应与牙弓的弧度一致，尤其是跨度长的桥体，应特别注意在前伸殆、侧向殆时，其舌侧都应留出树脂的足够空隙。桥架的两端与固位体蜡型连接处应略扩展，以增强连接体强度（图15-38）。

（2）金属舌背　适用于前牙唇舌径薄、咬合紧的病例，它位于桥体的舌面及切缘，直接与对颌牙相咬合，故在蜡型制作时应恢复正确的舌面外形，切缘形成功能斜面，与对颌牙有良好的接触关系，在正中殆、前伸殆和侧向殆中不应有高点或殆干扰。舌背厚0.5～1.0mm（视金属强度大小而定），唇侧应做与树脂连接的机械固位装置，如钉形、固位环、固位珠，或在结合面采用失晶粗化金属表面的方法形成外形规则的凹陷等。舌背与两端固位体蜡型连接处应略微扩展，以增强连接体强度（图15-39）。

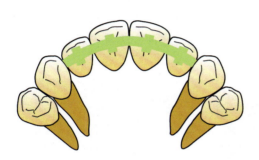

图15-38　前牙桥体铸造金属增力桥架

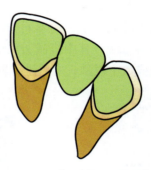

图15-39　前牙桥的金属舌背

2. 后牙桥体蜡型的制作　后牙桥体可以只铸造金属殆面，其余部分用树脂恢复，利于美观。蜡型的制作方法是，先在缺牙区牙槽嵴处垫上一层基托蜡或印模膏，使与对颌牙间留出约2mm间隙，在垫底材料的表面涂上液体石蜡，取一适当大小的嵌体蜡烤软后置于垫底材料上，将浸透水或涂过液体石蜡的对颌模型，按正中殆关系咬合，蜡的殆面即印出与对颌牙接触的雏形；用热蜡刀使固位体蜡型与桥体蜡型连接，按照设计需要，修整桥体的解剖形态以及与固位体的正确接触关系；在与固位体接触的邻面，蜡型应适当向龈方延伸以加强连接；连同固位体一起仔细取下蜡型，检查其厚度是否合适；如过薄或过厚，都可以在桥体蜡型的龈面添加蜡以增加厚度，或去除过厚的部分；然后在桥体龈面做与树脂连接的固位装置如"U"形或倒"十"字形（图15-40），然后将模型缺牙区的垫底材料去除，仔细将蜡型循就位道方向戴入模型，检查固位的装置是否得当，它应离开牙槽嵴约1mm；最后在固位体和桥体的殆面分别安插铸道，并固定在成型座上，进行包埋和铸造。

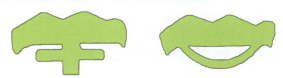

图15-40　后牙桥体铸造殆面

（四）桥体塑料部分的制作

固定金属桥架经过试戴、调殆及校正邻接关系后，进行初步磨光，再用树脂恢复桥体的整个外形，并建立桥体底面与牙龈组织的正确接触关系。通常是先在桥体的金属部分上用蜡恢复桥体外形，再行装盒，填塞树脂后用热处理法完成。

树脂恢复桥体唇颊面外形时，在彻底清洗金属表面并使之干燥后，按烤塑冠及热压固化硬质树脂冠的制作方法完成桥体外形。

（五）粘接

铸造固定桥完成后，在𬌗架上进一步检查固定桥体的外形、固位及咬合情况，将基牙、固位体分别进行清洁、消毒、干燥，用粘接剂将固位体粘接于基牙上，完成铸造固定桥修复。

三、全瓷固定桥

全瓷固定桥是以特制瓷工艺（如铸瓷、切削瓷、渗透瓷等）全部用瓷材料制作的固定桥。其特点是美观、生物相容性好。目前，随着全瓷修复材料的性能改进，特别是机械性能的提高，全瓷固定桥已可用于前牙和后牙的缺失修复。

全瓷固定桥修复的基牙预备按全瓷冠的牙体预备要求进行，其余的临床步骤基本与烤瓷熔附金属固定桥相同。不同之处，主要是基底桥架的制作。

全瓷基底桥架的制作包括固位体的全瓷基底、全瓷桥体支架和连接体的整体制作。然后在桥架上堆筑饰面瓷，制作全瓷固定桥。临床试戴和粘接的程序及要求同烤瓷熔附金属固定桥。

全瓷桥架按制作工艺的不同分为多种形式，有粉浆涂塑渗透陶瓷烧结、陶瓷热压铸成型和机械加工切削成型等方法。其中机械加工切削成型法的应用日益广泛。这种方法首先对石膏模型或印模进行扫描，转换成数字模型，之后进行数字化设计（图15-41）。

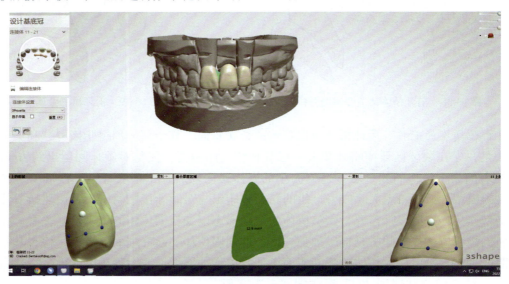

图15-41 数字化全瓷固定桥的设计

🔗 **链接** 口腔 CAD/CAM 技术

计算机辅助设计（computer aided design，CAD）与计算机辅助制造（computer aided manufacturing，CAM）技术，简称 CAD/CAM 技术，最早产生于工业领域。1983 年第一台牙科 CAD/CAM 样机在法国问世，开创了口腔数字化的新时代。口腔 CAD/CAM 系统由三部分构成，分别为数字化扫描设备、数字化 CAD 软件及数字化 CAM 设备，分别完成口腔三维数据采集、义齿数字化设计和义齿数字化制造。

第8节 固定桥修复后可能出现的问题及处理

一、基牙疼痛

1. 固定桥粘接后，短时间内出现基牙疼痛，多因有早接触引起咬合创伤，产生咬合痛，经调𬌗去除早接触后，疼痛即可消失。

2. 若由于固位体与邻牙接触过紧，或基牙的共同就位道稍差，勉强就位而引起牙周膜损伤，产生轻微疼痛，一般数日内会自行消失。

3. 由于牙体预备量大（尤其是金属烤瓷修复），备牙时的激惹、牙髓暴露或接近髓室、预备后未采取保护措施、粘接剂的刺激等引起牙髓炎，基牙疼痛逐渐明显，此时应拆除固定桥，待牙髓治疗后再重新修复。

4. 若使用一段时间后，基牙出现疼痛，可能为牙颈部暴露或有继发龋，应及时拆除固定桥，经治疗后再考虑重新修复。

5. 若固定桥与对颌牙的修复体为不同金属，在唾液中产生的电位差也可引起基牙疼痛，此时消除电位差，疼痛即可缓解。

6. 若固定桥设计不合理，如缺牙数目多或基牙承受力的能力差，使桥基牙超过能承受的限度，引起牙周组织炎症、基牙疼痛，此时必须拆除固定桥，重新设计。

二、龈 炎

固定桥粘接后引起牙龈充血、水肿，患者刷牙、咀嚼食物时，有少量出血。其原因为：

1. 粘接剂未去净 固定桥粘接后，位于牙间隙内多余的粘接剂没去净，压迫刺激黏膜组织，引起龈炎。

2. 牙龈组织受压 修复体边缘或桥体龈端过长，直接压迫和刺激牙龈，形成创伤性龈炎。

3. 接触点不正确 固位体与邻牙接触点位置恢复不正确或接触点松，造成食物嵌塞；桥体龈端与黏膜组织不密合，造成食物积存，引起龈炎。

4. 桥体和固位体轴面外形恢复不正确 使固定桥缺乏自洁作用，引起牙菌斑附着，造成局部炎症。

上述原因除多余粘接剂未去净可通过去除粘接剂、消除龈炎外，其余原因引起的龈炎，一般在口内无法修整，应拆除重新修复。

三、基牙松动或移位

造成基牙松动的原因，主要是咬合力过大或基牙支持力不够所致。

四、固定桥松动、脱落

造成固定桥松动或脱落的原因很多，可能是单一原因，也可能是多原因的集中表现。

1. 固位体设计不当 如双端固定桥，两端固位体的固位力悬殊，当基牙一端出现松动时，另一端的基牙也会受到影响而产生松动，固位体的固位力不足或固位体未完全就位时，引起固定桥翘动而勉强粘接；固定桥的力分布不平衡，𬌗力集中在一端的基牙上，或侧向力过大，也是造成固定桥一端松动的原因。

2. 基牙制备不当 基牙预备体不能满足固位形的要求。

3. 基牙折断 这是采用死髓牙作基牙常发生的问题。因死髓牙使用较久后发生失水变脆现象，在功能运动中接受或传递应力较大时，就会产生冠颈部横折或薄弱处折断现象。因此，临床对死髓牙的牙体预备应尽量保留更多的牙体组织，必要时应加用金属铸造桩冠。

4. 材料不符合要求 若制作固定桥的金属机械强度不足，抗磨性差，金属厚度又不够，则固位体易磨耗而穿孔，或桥体弯曲、折断等，都可使固定桥松动。若使用的粘接剂变质，粘接剂调拌时的粉液比例不当，粘接时基牙不够干燥或粘接过程中由于震动破坏了粘接剂的结晶过程等，都会影响粘接效果。

5. 继发龋 由于各种原因使基牙产生继发龋，导致基牙牙冠的牙体组织软化或缺损，失去固位力。固定桥一旦出现松动，必须及时拆除、分析原因，及时处理和重新制订修复方案。

五、固定桥破损

固定桥在戴用一段时间后，可能出现破损。如固位体𬌗面破损穿孔，桥体树脂部分折断脱落，烤瓷桥折裂或剥脱，桥体弯曲下沉，连接体脱焊或折断等。其原因多与设计和制作不当有关，有些由咀嚼磨损或因咬硬物时的用力过大造成。上述固定桥破损除树脂牙面变色或磨损，可在口内通过更换桥体牙面，或用光固化复合树脂修补外，其他原因引起的固定桥破损，都应拆除后分析原因，重新制作或改变修复设计方案。

医者仁心

路生梅医生五十余载见证

1968 年，北京姑娘路生梅响应号召，来到陕西省榆林市佳县从医，佳县位于黄土高原和毛乌素沙漠交界处，这里自然环境恶劣，医疗条件十分落后。看到这里群众缺医少药，路生梅许下承诺"为党工作 50 年，为佳县人民服务 50 年"。路生梅背着医疗箱，进村入户，足迹遍布佳县 24 个乡镇。下乡看病，她头顶大雪走山路，一路上摔倒四十多次；为治疗婴儿的百日咳，她嘴对嘴吸痰；为了更好服务群众，她白天看诊，晚上读书，从儿科医生变成全科医生。外地大医院多次高薪聘请她，儿女想接她到大城市生活，都被她拒绝，她从北京来到陕北老区，扎根黄土高原 54 年，不仅为缺医少药的患者解除了病痛，还致力于提升当地的医疗水平。她退休后依然坚持义诊，用无言的奉献书写了人间大爱。

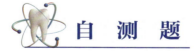

自 测 题

一、选择题

1. 日常咀嚼食物所需𬌗力约为最大𬌗力的一半，剩余部分未被发挥的𬌗力为（ ）
   A. 咀嚼力 　　　　B. 咀嚼效率
   C. 最大𬌗力 　　　D. 牙周潜力
   E. 𬌗力

2. 以下哪项不是固定桥的组成部分（ ）
   A. 固位体 　　　　B. 小连接体
   C. 桥体 　　　　　D. 活动连接体
   E. 固定连接体

3. 固定桥的固位体不包括（ ）
   A. 冠内固位体 　　B. 冠外固位体
   C. 根内固位体 　　D. 根外固位体
   E. 以上都不是

4. 固定桥的基本类型包括（ ）
   A. 单端固定桥 　　B. 双端固定桥
   C. 复合固定桥 　　D. 半固定桥
   E. 以上都是

5. 下列作为固定桥的固位体中固位力最好的是（ ）

A. 全冠 　　B. 3/4 冠 　　C. 开面冠

D. 嵌体 　　E. 桩冠

6. 固定桥修复的最佳时机是在拔牙后（　　）

A. 1 周 　　B. 1 个月 　　C. 3 个月

D. 5 个月 　　E. 6 个月

7. 衡量一个牙是否为良好基牙的最重要的指标是（　　）

A. 牙槽骨的量 　　B. 牙槽骨的密度

C. 牙周膜面积 　　D. 牙根数目

E. 牙根长度

8. 选择固定桥基牙的最低限度是（　　）

A. 临床冠根比为 1 : 2 　　B. 临床冠根比为 2 : 3

C. 临床冠根比为 1 : 1 　　D. 临床冠根比为 2 : 1

E. 临床冠根比为 3 : 2

9. 固定修复体的模型要求，关键的是（　　）

A. 颈缘清晰 　　B. 𬌗面光滑

C. 牙冠有足够的长度 　　D. 轴面光滑

E. 以上都不是

10. 单端固定桥的适应证，哪一项是错误的（　　）

A. 基牙有良好的支持条件

B. 基牙有良好的固位

C. 缺隙小

D. 𬌗力小

E. 为了少磨牙

11. 以下关于双端固定桥固位体的说法中错误的是（　　）

A. 要有共同就位道

B. 两端的固位体固位力要求基本相等

C. 固位体固位力应与𬌗力大小相适应

D. 共同就位道应与牙长轴平行

E. 固位体固位力应与桥体跨度相适应

12. 行双端固定桥修复试戴时桥体下黏膜发白，最可能的原因是（　　）

A. 就位道不一致

B. 邻接触点过紧

C. 有早接触

D. 制作的桥体龈端过长

E. 固位体边缘过长

13. . 以下关于固定桥连接体的说法哪个是错误的（　　）

A. 分为固定连接体和活动连接体

B. 连接体接触区的大小应与天然牙列相近

C. 是固定桥结构中的应力集中区

D. 连接体的外形应圆钝

E. 焊接连接体常用于长桥

14. 最适宜作桥体龈面的材料是（　　）

A. 钴铬合金 　　B. 金合金

C. 塑料 　　D. 复合树脂

E. 瓷

15. 有关烤瓷熔附金属固定桥连接体的说法错误的是（　　）

A. 分整铸法和焊接法两种

B. 应尽量宽大

C. 不要压迫牙龈

D. 应高度抛光

E. 不能形成狭缝

16. 下列哪项不是固定义齿的特点（　　）

A. 𬌗力由牙周组织承担

B. 咀嚼效率高

C. 舒适、稳定

D. 磨除牙体组织少

E. 坚固耐用

17. 上颌牙列中牙周膜面积最大的是（　　）

A. 8|8 　　B. 7|7

C. 6|6 　　D. 3|3

E. 1|1

18. 下列哪项不是与固定桥基牙牙周潜力有关的因素（　　）

A. 牙周膜 　　B. 牙龈

C. 牙槽骨 　　D. 咀嚼肌

E. 结合上皮

19. 减轻固定桥桥体所受𬌗力的方法中错误的是（　　）

A. 减小𬌗面颊舌径 　　B. 扩大𬌗面舌外展隙

C. 加深𬌗面颊舌沟 　　D. 增加𬌗面副沟

E. 脱离咬合接触

20. 以下关于固定桥龈端的描述中错误的是（　　）

A. 与牙槽嵴黏膜接触面要尽量小

B. 与牙槽嵴黏膜紧密接触，轻度加压

C. 高度光滑

D. 最好为凸形

E. 扩大舌侧邻间隙

二、简答题

1. 影响固定桥固位的因素有哪些？

2. 固定桥基牙牙体预备时如何协调各基牙关系？

3. 固定桥固位体设计时应注意哪些问题？

4. 固定桥修复后可能出现的问题及处理方法有哪些？

（李少华）

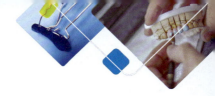

第16章
种植固定修复

第1节 牙列缺损种植固定修复

一、概　述

种植义齿（implant denture）是将替代天然牙牙根的种植体植入颌骨，获取类似天然牙根固位、支持的修复体。种植义齿能显著改善咀嚼功能，具有近似天然牙的舒适性并且无异物感，因此被患者广为接受。许多传统修复方式无法解决的疑难病例，通过种植义齿修复得到了良好的治疗效果。口腔种植学的发展使得种植义齿成为牙列缺损和牙列缺失的常规修复方法之一。

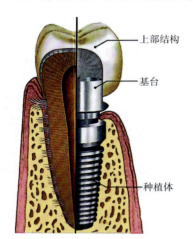

图16-1　种植义齿结构

上部结构

基台

种植体

二、制作种植义齿的特殊辅助构件

种植义齿由种植体、基台、上部结构三部分组成（图16-1）。种植修复过程中还包含一些其他部件。

（一）种植体

种植体（implant）是指埋入骨组织内替代天然牙根的结构，起支持、传导、分散𬌗力的作用（图16-2）。它用人工材料制成（主要是钛或钛合金），可分为颈部、体部、根端三部分（图16-3）。

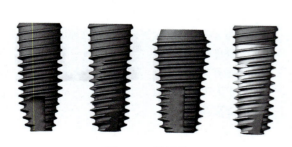

图16-2　种植体

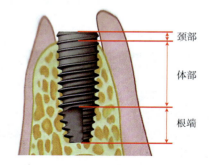

颈部

体部

根端

图16-3　种植体结构

1. 颈部　种植体穿过牙槽嵴顶黏骨膜处的部分称为颈部，其冠方的平面用于连接基台和（或）修复体，称为颈部平台。根据颈部平台位置的不同分为以下几种。

（1）骨水平种植体　种植体颈部平台位于骨内或与骨平齐。

（2）软组织水平种植体　种植体颈部平台位于软组织内或穿出黏膜组织表面。平台边缘为平面或斜面，平台中心设计有向冠方凸起或凹陷到种植体内部的端口结构，这是防止基台自旋的抗旋结构。

2. 体部　种植体植入骨组织内，获得支持、固位、稳定的部分。体部形态有柱状和螺纹状两种。

由于螺纹状种植体的初始稳定性显著高于柱状种植体，抗剪切力大，能够最大限度地满足各种临床需求，所以体部设计以螺纹状为主。

3. 根端　种植体的末端，也是种植体承受负荷时应力较集中的位置，一般有圆钝形和带自攻切削刃状两种形态，圆钝形有利于应力分散，带自攻切削刃状有利于楔入和早期的稳定性。

（二）基台

基台（implant abutment）是指种植义齿穿过牙龈、暴露于口腔中的部分。基台与种植体通过中央螺丝连接，为上部结构提供固位和支持。基台的材质、结构、被动适合性及连接结构的抗旋转性对上部结构的稳定和功能十分重要。

1. 概述　结构基台可分为头部、体部、尾部三部分。头部结构有实心和空心管两种。空心管设计有中央螺丝孔，而实心的没有。体部轴面设计有增加修复体固位力的结构，如平面、多面形、沟槽等，主要用于单颗种植体上部修复的情况。尾部有抗基台自身旋转结构，它与种植体抗基台旋转设计相匹配，两者是镜像设计，作用是防止基台与种植体之间发生旋转。

2. 分类

（1）根据在口腔内使用时间长短与功能分类　可分为临时基台和永久基台。临时基台包括愈合基台、牙龈成型基台、临时修复体基台、印模基台等。永久基台是指最终修复时连接种植体上部结构和种植体的基台。

（2）根据结构不同分类　可分为一段式基台和分段式基台。一段式基台的固定螺丝和穿龈结构是一个整体（图16-4）。分段式基台的固定螺丝和基台穿龈结构是分开的，有两段式基台和三段式基台，如中央螺丝固定基台（图16-5）。

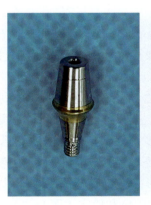
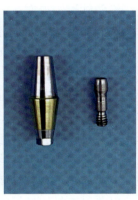
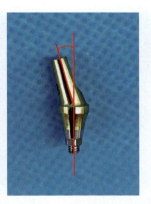

图16-4　一段式基台　　　图16-5　分段式基台　　　图16-6　种植体长轴与基台长轴的夹角

（3）按种植体长轴与基台长轴之间的角度分类（图16-6）　可分为直基台与角度基台。角度指的是基台与种植体长轴不平行，一般在15°～35°之间。

角度基台目前最常用的为两段式结构，也有的为三段式。角度基台适用于无法获得理想种植体位点，又需要恢复患者理想的美学、形态、功能的病例。角度基台参考种植系统设定的几种固有角度，根据修复体的倾斜角度、方向综合考虑选择。

（4）按加工方法分类　可分为预成基台（标准基台）、半预成基台、个性化基台。

（5）按使用功能分类　可分为单冠基台、连冠或固定桥基台、附着体基台。

（三）上部结构

上部结构（implant superstructure）即种植修复体，用于恢复缺牙的美学、形态及功能，多数通过粘接或者螺丝与种植基台连接获得固位力，也有的直接连接在种植体上。上部结构分为可摘上部结构和固定上部结构，后者分为种植单冠、种植连冠和种植固定桥三种修复体。

上部结构的构成如下。

1. 人造冠及人工牙　通过粘接或螺丝与基台连接固定。

2. 支架　与基台和（或）天然牙相连，起到增加上部结构强度、固位及分散殆力的作用。

3. 基托　边缘伸展范围比全口义齿和可摘局部义齿更小。

4. 固定螺丝（fixation screw）　连接上部结构与种植体的螺丝，可拆换。

5. 附着体　包括杆卡式、栓道式、套筒冠式、球帽附着体和磁性附着体等。

（四）其他部件

1. 覆盖螺丝（cover screw）　是在潜入式种植的二期手术之前，封闭种植体平台，其作用是在种植体愈合过程中防止骨和软组织进入基台连接区。

2. 愈合帽（healing cap）　也称为愈合基台、愈合螺丝。在戴入最终修复体之前引导种植体周围软组织愈合。愈合帽上方穿出黏膜进入口腔内，防止食物残渣和异物碎片等进入基台连接区，有利于软组织愈合、成型和形成种植体颈部周围软组织封闭。

3. 印模帽（impression coping）　也称为转移杆、印模柱和转移帽，用于取印模时将种植体平台或基台在牙列中的位置与方向转移到工作模型上，为种植体或基台替代体定位，以便在工作模型的替代体上完成上部结构的制作。

4. 基台保护帽（abutment protective cap）　也称为卫生帽，在粘接固位基台就位后、制作最终修复体期间，用于保护基台，防止食物残渣和钙盐进入并沉积在基台上，也可以防止周围软组织向内塌陷，维持软组织形态。

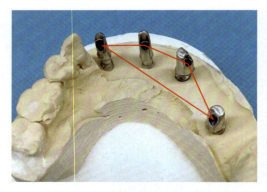

5. 替代体（analog，analogue）　用于在石膏模型中复制种植体平台，又称种植体替代体；或用于复制种植体基台，又称基台替代体。

牙列缺损中最适合行种植修复的是牙列的远中游离缺失，通过种植修复，把只能行可摘修复的病例设计为固定修复；其他情况的多个牙及单个牙缺失，若条件允许也可设计为种植固定修复。牙列缺损种植固定修复的种植体排列成三角形或四边形，避免多个种植体排列在一条直线上，以获得修复体良好的固位和稳定（图16-7）。

图16-7 避免多个种植体排列在一条直线上

（五）种植体的连接与固位

1. 基台与种植体的连接方式　基台与种植体的连接方式称为基台连接（abutment connection）。种植体平台中心存在向冠方凸起或凹陷到种植体内部的结构设计，分别称为种植体外连接和种植体内连接。理想的基台连接应该具备基台和（或）修复体的固位、抗旋转、定位和应力分散等功能设计，以维持种植体周围骨和软组织结合的长期稳定。

（1）种植体平台外连接　种植体平台冠方凸起的外六角或外八角结构嵌入基台尾部凹陷的内六角或内八角结构中，并通过中央螺丝将基台固定在种植体内部（图16-8A）。

（2）种植体平台内连接　基台尾部凸起部分嵌入种植体平台向内凹陷的结构中（如锥形、内三角形、内六角形、内八角形等），并通过固定螺丝将基台固定在种植体上（图16-8B）。

2. 基台与种植体的固位方式　基台和种植体一体化的称为一段式种植体，它们之间不需要固定。基台和种植体分体的称为两段式种植体，它们之间的固位方式有：螺丝固位、摩擦力固位、螺丝和摩擦力共同固位。

（1）螺丝固位 一段式基台（实心基台），螺丝和基台为一体结构，通过螺丝与种植体旋紧直接固位。分体式基台（空心基台），螺丝和基台为分体结构，需要基台螺丝固定，有殆向螺丝和水平螺丝等。

（2）摩擦力固位 没有螺丝，单纯依靠莫氏锥度产生的界面机械摩擦力固定。

（3）螺丝和摩擦力共同固位 既有螺丝又依靠莫氏锥度产生的界面摩擦力来固定。

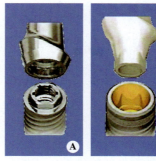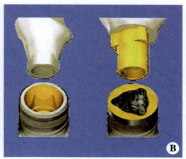

图16-8　基台连接方式

A. 种植体平台外连接；B. 种植体平台内连接

3. 基台与上部结构之间的固位 一般有粘接固位、螺丝固位和摩擦力固位等。

（1）粘接固位 将上部结构粘接固定于基台上，基台要有一定的固位形，并有一定的粘接面积以利于固位（图16-9）。其优点是：结构简单、操作方便，可以补偿精密度加工的误差；既可封闭基台、修复体之间的微间隙，又可减少因螺丝孔位置不佳导致修复体破损的风险。缺点是粘接剂容易残留在基台的根方，可导致种植体周围软硬组织炎症；维护不如螺丝固位的修复体方便；当修复空间不足时，不易获得良好的粘接固位力。

（2）螺丝固位 利用中央螺丝或水平螺丝将修复体固定在基台上（图16-10）。容易就位，拆卸方便。适用于在需要定期取下修复体或殆龈距离过小、粘接固位力不够时（表16-1）。

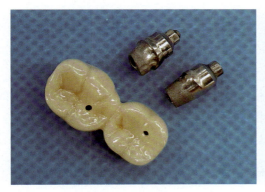

图16-9　粘接固位

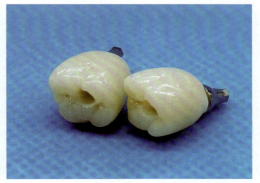

图16-10　螺丝固位

表16-1　粘接固位与螺丝固位的优缺点

固位方式	优点	缺点
粘接固位	①美观度好 ②操作方便，较易实现被动就位 ③殆面形态完好，作用力传导均匀	①殆龈距离低，不能提供足够的固位力 ②剩余粘接剂不易清除干净 ③不易拆卸护理
螺丝固位	①适用于咬合间距较小的患者 ②无粘接剂残留 ③可拆卸，方便清理	①制作工艺复杂 ②咬合面需留有螺孔，影响美观 ③易发生螺丝松动、折断等并发症

（3）摩擦力固位 修复体和基台之间依靠莫氏锥度产生的界面机械摩擦力固定。

（六）种植体上部修复方式分类

1. 根据患者能否自己摘戴分类 种植义齿可分为固定式种植义齿与可摘式种植义齿。

2. 根据种植体数目和修复体种类分类 种植义齿可分为单颗牙种植义齿、多颗牙种植义齿和全口种植义齿。

三、制取印模和模型

种植义齿由于其制作的特殊性，印模要求也有所不同。

（一）种植修复的印模配件

1. 印模帽（impression cap） 又称转移杆或转移帽，用于制取印模时将口腔内种植体或基台在牙列中的三维空间位置与方向准确转移到工作模型上，在口腔外模型上为种植体或基台替代体定位，以便完成上部结构的制作，因此，也分别称为种植体印模帽或基台印模帽。

2. 替代体（replica） 是与种植体有相同的连接方式（如种植体内连接），或与基台结构一致，用于在石膏模型、3D树脂模型中模拟种植体头端的平台或基台，分别称为种植体替代体或基台替代体。

3. 基台保护帽 在粘接固位基台就位后至最终修复体戴入口腔内的时间段使用，保护基台，防止食物残渣和钙盐进入种植体连接处并沉积在基台上，也可以维持软组织形态，防止周围软组织向内塌陷变形。

（二）种植修复的印模方法

1. 常规印模（使用加成硅橡胶或聚醚材料）

（1）基台水平印模 是将基台在口腔内的位置、方向转移到工作模型上的印模方法。

（2）种植体水平印模 是将种植体转移杆与种植体直接连接，准确复制种植体的三维空间位置和方向的印模，如种植体头端与牙龈的位置关系，种植体颊舌向、近远中向位置和倾斜角度等。根据取模方式不同，可将种植体水平印模分为以下两大类（表16-2）。

表16-2 闭口式和开窗式种植体水平印模制取的步骤

类型	步骤					
	第一步	第二步	第三步	第四步	第五步	第六步
闭口式	选择转移杆	转移杆口腔内就位，如有必要拍X线片确认	采用封闭式托盘制取硅橡胶印模	材料完全凝固后直接取下印模，可见转移杆在口腔内	将口腔内转移杆卸下后连接种植体替代体，然后将其置入印模中	制作人工龈
开窗式	选择转移杆	转移杆口腔内就位，如有必要拍X线片确认	采用开窗式托盘制取硅橡胶印模，材料硬固前暴露出转移杆固定螺丝的螺丝孔	旋松固定螺丝后取下印模，可见转移杆留在印模内	选择种植体替代体，将其连接在印模中的转移杆上，拧紧螺丝	制作人工龈

1）闭口式种植体水平印模：取模时使用封闭式印模帽，不同系统设计存在差异，首先旋下口内愈合基台，就位转移杆，拍X线片确认转移杆准确就位，再使用硅胶或聚醚材料制取印模。印模脱位后，在口腔内旋下转移杆，连接对应种植体替代体，将两者一起按照抗旋转设计的方向插回印模，在后续模型灌制后，种植体在牙列中的位置和方向就转移至工作模型上了（图16-11）。

2）开窗式种植体水平印模：取模时使用开窗式转移杆，固定螺丝穿过印模帽中央与种植体头端相连，当转移杆在口腔内就位后须用X线片确认，硅橡胶或聚醚印模取出时先将开窗式转移杆的螺丝旋松，让转移杆脱离种植体接触，脱模时将印模帽和印模一起取出，在口腔外将替代体与印模帽旋紧后灌制模型。这种方法制取的印模和模型比较准确，常用于作复杂种植义齿修复的终印模。注意如果是多个种植体制取印模，应该在口腔内将多个相连的转移杆做刚性连接以提高种植体位置及方向在印模中的准确性（图16-12）。

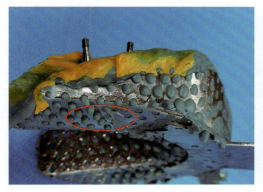
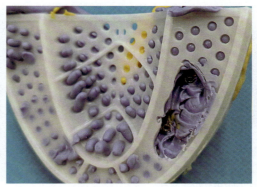

图16-11　闭口式种植体水平印模　　　　　图16-12　开窗式种植体水平印模

2. 个性化印模　种植体支持的临时修复体完成软组织成型后，需要通过个性化印模帽把塑型完成的穿龈轮廓和软组织外形复制到最终工作模型上。应用临时修复体可将形成的种植体周围过渡带形态复制到工作模型上。个性化印模的方法可以分为直接法和间接法两种，现常用间接法印模。

（1）直接法　拆除种植体上方的临时修复体后，可见种植体周围形成的穿龈轮廓，医师在患者口内种植体上部安放带有中央螺丝的种植体转移杆，然后在转移杆与周围牙龈组织间隙内注入流动树脂等材料，占满临时修复体的龈下空间，制作完成个性化转移杆，然后用硅橡胶或聚醚橡胶制取印模，待印模材料硬固后，旋松螺丝，取出印模托盘，完成种植体周围穿龈轮廓的个性化复制。这种方法操作简便，适用于修复体位于龈下较浅、穿龈形态相对简单的病例。

（2）间接法　将患者口内的临时修复体取下后，将临时修复体安装固定在种植体替代体上，在口外利用硅橡胶印模材料，制取临时修复体的阴模，将种植体替代体-临时牙复合体插入硅橡胶印模材料中，在印模材料凝固前，修整牙冠边缘的印模材料，使印膜材料包裹至临时修复体的外形高点水平，注意硅橡胶至少包绕临时修复体颈部1/3。拆除临时修复体，在硅橡胶内的种植体替代体上安放带有中央螺丝的种植体转移杆，然后在转移杆与硅橡胶之间的缝隙中注入流动树脂材料，占据剩余空间，制作完成个性化转移杆，再将个性化转移杆安放至患者口腔内的种植体上制取个性化印模（图16-13）。

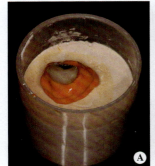
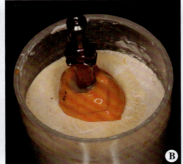
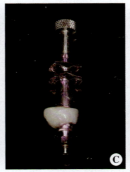
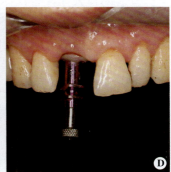

图16-13　间接法印模（谢晨医生提供）

A. 复制临时修复体；B. 插入转移杆并注入流动树脂；C. 个性化转移杆完成；D. 安装个性化转移杆

3. 种植数字化印模　使用口内扫描技术制取口腔内软硬组织数字化表面数据模型的过程，将牙列、种植体的空间位置和方向及牙列、种植体周围牙龈组织的形态准确形成三维数据输出。

（1）种植数字化印模准备与扫描　①扫描前先确认患者口内种植系统及型号，提前准备好对应型号扫描杆。②先取下口内种植体愈合基台，扫描袖口及完整牙列。③给口内种植体安装上对应的扫描杆且旋紧螺丝，然后进行扫描取像。扫描杆在种植体上必须就位密合，最好拍X线片检查确认好再扫描。④扫描对颌完整牙列及扫描咬合记录（如果扫描杆较高，干扰咬合，需取下再进行咬合扫描）。

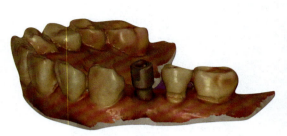

图16-14　准确的种植口腔扫描

（2）种植口扫注意事项　①口扫前充分吸唾/清血（避免口扫光源直射时，因液体反光而无法成像或形成气泡）；②修复区近远中邻牙邻面吹干再扫描；③口扫时移开牙椅探照灯（避免其他光源对口扫成像造成干扰及误差影响）；④患者的安抚与沟通（使其放松，提醒患者使用鼻腔呼吸，避免口腔呼吸造成扫描仪镜头出现雾气，影响取像精确度）；⑤扫描头镜片保持清洁，无阴影、水渍、刮花等情况（图16-14）。

（三）印模检查

1. 检查印模是否清晰准确，有无分层或者脱模现象，有无气泡。

2. 检查转移杆有无松动、偏移。转移杆在印模内转动、摆动或者转移杆周围未充满印模材料，均会使转移杆在印模内固位的不稳定而导致印模失败，必须重新制取印模。

3. 若转移杆接口内有硅橡胶印模材料，说明转移杆和种植体没有完全就位，为了防止这一现象的发生，应在取印模之前拍X线片确认连接位置。转移杆除连接部分和穿龈部分以外都应该包入印模材料内，如果在与邻牙接触的部位发现转移杆存在外露，也有可能存在转移杆与种植体连接不紧密的情况。不排除转移杆没有在种植体内完全就位。上述两者情况如若发生均视为印模失败。

4. 根据托盘底部是否开窗，种植印模可分为开窗式印模和闭口式印模。

（四）印模灌注石膏前的处理

1. **安装替代体**　替代体是在工作模型上使用的代替种植体的成品构件。其平台结构与相应的种植体完全一致，体部均具有抗旋转功能。

安装开窗式印模替代体时，一只手用夹持器固定住替代体末端，另一只手用对应螺丝刀旋紧中央螺丝（图16-15），加力时应注意不能使转移杆转动。在放大镜下观察接口对位情况，并防止微小异物进入接口吻合面。

安装闭口式印模替代体时，先将转移杆与种植替代体对位连接且旋紧螺丝，在放大镜下，检查接口必须吻合；再根据转移杆固位抗旋转设计的棱角或者沟槽和硅橡胶阴模口相应固位棱角或者沟槽方向使用标记笔画出对应标记线（图16-16、图16-17）。然后将种植体转移杆与硅橡胶对应画线及定位面复位，轻轻按下，听到"咔嗒"一声，并且无旋转说明已经完全就位。此时，再使用放大镜检查接口吻合面是否有微小异物，以及转移杆是否有松动（图16-18）。

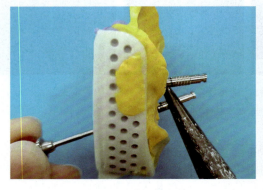

图16-15　安装替代体

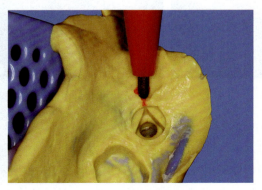

图16-16　种植印模复位前的画线

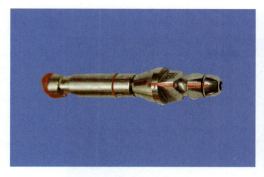
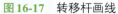

图16-17　转移杆画线

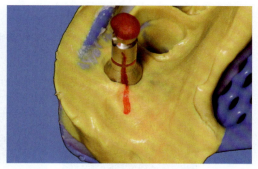

图16-18　转移杆与印模密贴

2. 成型人工牙龈　人工牙龈（artificial gingiva）是一种硅橡胶类口腔修复材料，弹性模量较好，颜色近似牙龈。用于在工作模型上复制与模拟种植体周围的牙龈组织。

（1）人工牙龈的作用　人工牙龈能准确地反映种植体颈部周围牙龈组织的形态和位置，模拟口内牙龈情况。人工牙龈取戴方便，有助于技师检查修复体与替代体或基台的就位情况，以保证修复体边缘位置的准确性。

（2）人工牙龈的制作

1）在将要填充人工牙龈的印模材料部位涂布分离剂，便于人工牙龈材料与硅橡胶分离；选用合适长短的薄刀片，用止血钳夹住薄刀片非锋利面，将刀片安插入邻牙近远中边缘硅胶上，但不超过邻牙部分，以确保在灌注人工牙龈材料时不会流到邻牙上，形成平行的外形，以利于人工牙龈的取戴与稳定（图16-19）。

2）将人工牙龈材料用混配枪或手工调匀后，用注射器注射到替代体周围，注射的高度需高出转移杆与替代体连接线约2mm，人工牙龈的厚度要适当，若太厚，石膏包裹替代体时高度不足，易松动形变；若太薄，则易破裂。人工牙龈注射范围的近远中向以薄刀片为界，唇舌向覆盖牙槽嵴顶区，注意边缘应形成一定的厚度。

3）人工牙龈材料凝固后用止血钳取下薄刀片，然后在人工牙龈上直接灌注石膏模型（图16-20）。

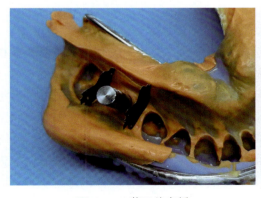

图16-19　薄刀片安插

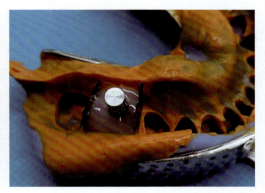

图16-20　人工牙龈完成

（五）石膏模型灌注操作

1. 模型灌注　为了保证获得精确的种植修复模型，得到最终的精准种植义齿，种植模型灌注使用的石膏膨胀系数应低于0.09%的超硬石膏。在操作时，必须遵照石膏说明书对水粉比例、搅拌速率、搅拌时间及石膏凝固环境的温度、时间等影响因素加以控制（图16-21）。石膏在真空状态下搅拌完成，得到石膏搅拌的均匀度和细腻性，以确保模型的清晰度和准确性。灌注模型前应再次确认转移杆与基台代型间无松动。石膏灌注时，石膏振动机振动频率要调整到最小挡，以避免在灌注过程中种植配件松脱移位，并减少石膏气泡的形成（图16-22）。

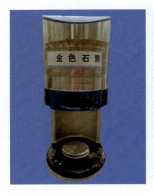

图16-21　水粉配比机

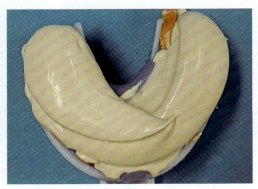

图16-22　石膏模型完成

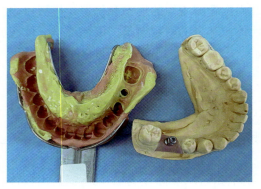

图16-23　闭口式印模脱模

2. 种植印模脱模

（1）开窗式印模脱模　开窗式印模在石膏凝固后，先将固定转移杆与种植体代型的长螺丝旋松，再分离印模与石膏模型，此时转移杆多会留在印模中。

（2）闭口式印模脱模　当印模为闭口式印模时，直接将石膏模型从印模中取出，此时转移杆留在石膏模型上，即与种植体替代体相连的转移杆被转移到模型上，将转移杆内螺丝旋松取下（图16-23）。

3. 种植模型修整　印模分离后的模型首先需要进行修整，磨除锐边，模型底面应尽量与𬌗平面平行，但不可磨损到种植体替代体底部。刮除牙列𬌗面窝沟处的多余石膏瘤。修整后的模型应干净整洁，能清楚反映应有的口腔软硬组织情况。

（六）种植模型上𬌗架

1. 种植模型咬合关系的确定方法

（1）在模型上利用余留牙确定颌位关系　此法适用于缺牙少，上下颌咬合关系正常者。根据上下颌模型咬合面磨损的轨迹相互对应，即可找出上下颌牙的正确位置关系，定位上𬌗架。

（2）利用咬合记录来确定颌位关系　用于缺牙较多者。先用锐利的手术刀小心去除咬合记录材料的间隙位、窝沟位尖锐部分，让其咬合记录材料的双面在模型上都可以顺利复位密贴，再将上下颌模型根据咬合记录相互对应，即可获得相对准确的颌位关系，定位上𬌗架。

（3）利用缺失区种植愈合基台、余留牙及咬合记录来确定多牙缺失、单侧或双侧游离缺失的颌位关系　种植部位组织面存在人工牙龈，如果直接使用咬合记录在此区定位颌位关系，咬合会因存在弹性因素而不准确，所以要结合医生提供的相对应种植愈合基台及口内余留牙密贴复位咬合记录，以获得相对准确的种植模型颌位关系上𬌗架。

2. 上𬌗架　𬌗架也称咬合架，是一种固定上下颌模型颌位关系的器械。

（1）上𬌗架前先检查𬌗架的状况　确认各项数值均在原始位置，所有调节螺丝功能正常，𬌗架关节锁锁闭，髁球轨道无障碍物。根据面弓、模型固有的咬合关系、咬合记录，将上下颌模型固定在𬌗架上（图16-24）。

（2）上𬌗架要点　使用零膨胀石膏上𬌗架，𬌗架底板与模型之间石膏厚度不能大于10mm，过大容易产生误差。

（3）𬌗架及模型的检查 𬌗架切导针归零及切导针与切导平面要接触，𬌗架上的模型使用8μm细条的咬合纸检查上下颌牙列中每颗天然牙咬合紧密情况，保证均匀接触。如有不均匀的情况说明模型咬合存在差异，要重新上𬌗架（图16-25）。

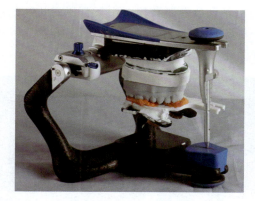

图16-24 通过面弓上𬌗架

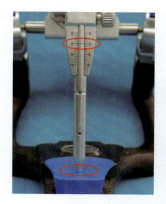

图16-25 𬌗架切导针的正确位置

（4）咬合关系检查的注意事项 ①检查𬌗架各部位是否有障碍物没有清洁干净；②检查咬合记录材料与模型是否密贴；③检查上下颌模型天然牙颌面磨损部位是否接触紧密；④𬌗架切导针归零及切导针与切导平面要接触。

四、上部结构制作

（一）基台选择与调改

1. 成品基台的选择 成品基台一般是由预成钛制造而成，技师在模型上选择成品基台时，可以使用成品模拟基台套装，根据种植体的直径、穿龈袖口的形态与高度、种植体植入的长轴方向等进行选择。

（1）基台直径的选择 由种植体颈部的直径所决定，不同直径的种植体颈部及其上部相匹配的愈合基台和（或）转移杆与基台会以相同的颜色加以标记，直径不同标记的颜色不同。

（2）基台牙龈高度的选择 由于患者存在个体差异，医师植入种植体深度及最终种植体周围牙龈的深度也有所不同。

（3）基台角度的选择 由于种植体植入时轴向不同，有可能导致在修复时标准的直基台不能满足修复效果，受颌骨解剖条件的限制，尤其是在上颌前部，种植体植入后种植体轴向多向唇侧倾斜突出牙列。此时可选择角度基台，将唇侧倾斜的轴向舌侧进行调整。

（4）异常𬌗龈距离对基台的设计选择 垂直修复距离为种植体植入至骨平面后与对颌牙的距离，包括基台粘接高度、穿龈高度及修复牙冠的𬌗面厚度（图16-26）。其中为保证足够的粘接强度，基台粘接高度至少需5mm，同时目前所采用的种植系统，其基台至少有1mm的穿龈高度，牙冠的𬌗面厚度则取决于其材质，通常烤瓷冠需要1.5~2.0mm厚度，氧化锆全瓷冠至少需要0.8mm厚度，因此一般建议垂直修复距离至少为7mm。

2. 成品基台的调改

（1）基台牙冠部高度的调改 根据上下牙的咬合关系，用标记笔在基台上画出需调磨高度，对基台龈𬌗向的高度进行调改，以便留出种植体上部修复体的修复空间。

（2）基台牙冠部凸度的调改 对于前牙区缺失的种植修复而言，由于前牙唇舌向牙冠较薄，所以此时需要对基台唇侧凸度进行磨改，磨除唇侧多余部分，并对腭舌侧妨碍咬合的部分进行调改，预留修复体唇舌侧间隙。

（3）基台牙龈高度的调改 由于患者袖口牙龈形态的不同，需对基台牙龈高度进行调磨，前牙修复体边缘多设计在龈下 0.5～1.0mm 处，后牙区颊侧设计在龈下 0.5mm 或位于龈上，如果不需要增加固位，一般将舌侧边缘放置在龈上，以便在保证美观的同时，方便医师在临床粘接后将多余的粘接剂清除干净。

（4）共同就位道调改　确定共同就位道调改后的基台要在研磨仪上用 2° 研磨钻进行研磨，以完全去除倒凹区，以确保修复体的顺利就位，同时便于基台拥有良好的固位角度（图 16-27）。

（5）基台抛光　对基台磨改过的部分进行高度抛光（图 16-28）。

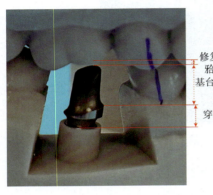
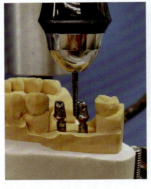
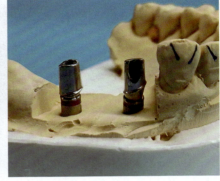

图 16-26　骀龈距离过低　　　图 16-27　确定共同就位道　　　图 16-28　基台调改完成

3. 个性化基台的制作　当预成基台产品无法满足特殊条件患者的需求时，个性化基台的设计、制作就显得尤为重要。个性化基台是根据种植体植入的位置、缺牙间隙、穿龈形态设计制作符合临床特殊需求的基台。它包括可铸造基台、CAD/CAM 基台。制作流程如下。

（1）利用 UCLA 基台手工制作蜡型，通过铸造方法制作个性化基台（图 16-29）。

（2）通过 CAD/CAM 系统制作个性化基台（图 16-30）。

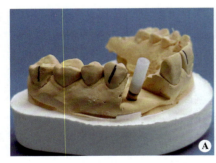
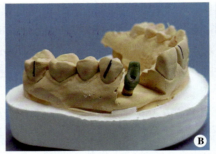
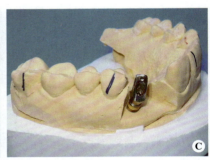

图 16-29　UCLA 基台手工制作过程
A. 未制作时；B. 蜡型完成；C. 基台完成

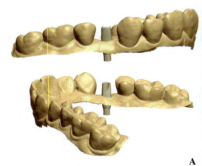
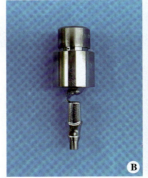
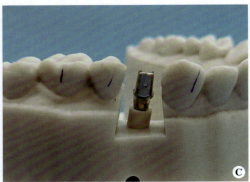

图 16-30　CAD/CAM 系统制作基台过程
A. 软件设计；B. 切削完成；C. 基台完成

（二）上部修复体制作

种植基台制作研磨完成后，开始制作种植义齿上部修复体。种植义齿上部修复体制作分为基底部制作和瓷饰面两部分。目前制作种植义齿基底部的工艺方法主要有三种：传统铸造法、SLM激光烧结成型法、CAD/CAM切削成型法。下面主要以CAD/CAM切削成型法的工艺技术进行制作。

1. 种植体上部基底冠桥制作　制作基底部时，为保证基底材料对饰面瓷有足够支持，减少烤瓷修复体在行使咀嚼功能等运动中发生的崩瓷，应采用先设计好全冠形态再回切的方法制作基底部内冠。单冠要求在咬合面、近远中面、颊舌面预留0.8～1.5mm的瓷层间隙，全瓷内冠最薄厚度不低于0.3mm（图16-31）；桥体为了加强受力，全瓷桥舌面可以不回切上瓷，连接体部分保留≥12mm^{2}的横切面积，在咬合面、颊面预留相应的瓷层间隙（图16-32）。

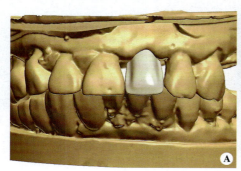
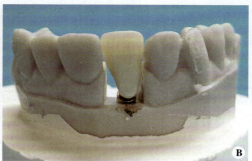

图16-31　前牙种植制作

A. 基底冠设计；B. 内冠完成

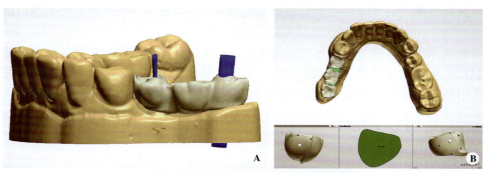

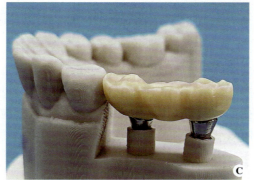

图16-32　后牙三单位种植桥制作

A. 基底部设计；B. 桥体连接位设计；C. 桥体完成

2. 种植体上部支架制作

（1）基台外固位支架的制作

1）单个牙缺失的种植义齿：采用基台外固位时，基台与预备后的基牙类似，基台体积足够大时，可直接制作底层冠（或者全冠），然后制作烤瓷或者硬质树脂外层冠；如果基台体积偏小，可以先制作内层冠加大基台，再按常规制作外层冠。

2）局部固定式种植义齿：采用基台外固位设计时，其底层冠的设计和制作与常规固定义齿修复制作相似。种植基台与修复体接触部分的固位体是全冠固位形，支架由固位体、桥体和连接体组成，支架要为烤瓷制作留出1.0～1.5mm的瓷层空间。支架根据不同材料要求铸造、SLM激光烧结成形或者CAD/CAM切削成形后，在模型上试戴，检查固位情况、共同就位道、预备的咬合空间等，必要时可以在口内试戴（图16-33）。

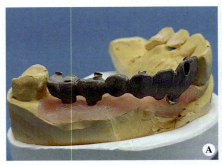 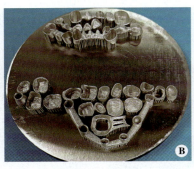 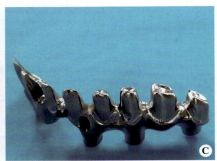

图16-33　局部固定式种植义齿支架
A. 铸造支架；B. SLM激光烧结成形支架；C. CAD/CAM切削成形支架

（2）可拆卸式金属支架的制作　该类义齿是局部固定式种植义齿的特殊类型。种植基台上留有固位螺孔，金属支架的固位体上设计有固位孔，支架被动地放置在种植基台上，用固位螺丝固位。前牙固位孔的位置应在舌侧，后牙固位孔的位置则在骀面中央或者舌面，底层冠或支架预留修复体类材料的修复空间。

（3）可拆卸式和半固定联合的金属支架的制作　该类设计支架的种植基台与修复体接触端按可拆卸式设计、制作，支架的天然基牙端为附着体，在天然基牙上的全冠或嵌体上，设计附着体的阴性部件，供支架的阳性部件插入，主要用于种植基牙和天然牙联合支持式固定桥。

3. 上部修复体的完成　基底冠桥和支架经过试戴后，将其放回工作模型上。根据咬合记录调整瓷层或树脂材料空间，然后按常规完成烤瓷或金塑上部结构。

第 2 节　牙列缺失种植固定修复

牙列缺失种植固定修复即全颌固定式种植义齿，其上部结构由人工牙与桥架组成。上部结构与基台的连接方式为螺丝固定式连接。全颌固定式种植义齿的上部结构通过基底冠粘接于基台上，或者通过固位螺丝固定于基台的固位孔上，前者为基台粘接固位型，后者为螺丝固位型，其中螺丝固位型又称可拆卸式种植义齿。上部结构龈端不与黏膜组织接触或轻微接触。种植义齿的支持和固位完全由种植体承担。

一、牙列缺失种植固定修复的设计

1. 种植体的设计　种植体数目一般为6个（图16-34），若颌骨宽大，可以增加至7～8个。特殊情况下种植体数目也不能少于4个，此时，还应做缩短桥体、减数、减径处理，以减少种植体的受力。当然，种植体与骨间的骨性结合率越高，种植体周围骨质越好，承担的骀力也就越大。并且要求种植体/基台之间有共同的就位道，保证支架能够顺利就位。

2. 上部结构中支架的设计 主要内容是材料的选择、悬臂设计和支架的适合殆型设计。

（1）材料的选择 殆力在多个种植体上是否均匀分布，取决于支架的材料与形态设计，就短桥或单冠设计的种植体而言，材料刚性小，支架及种植体骨界面的应力分布均匀。但长的固定桥要求支架材料有较大的刚性，这样支架抵抗变形的能力越强，应力传递越有效、可靠。

（2）悬臂设计 按有无悬臂，将全颌固定式种植义齿分为带悬臂和不带悬臂两种。

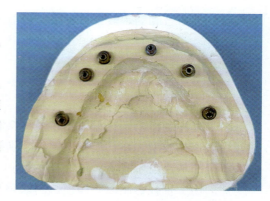

图16-34 全颌固定式种植义齿种植体的数目

（3）支架的适合殆型设计 现多从改进整体工艺，个性条件、设计、选择材料的匹配性，选用性能良好的材料来改进支架的适合性，使其达到被动就位吻合。

3. 人工牙的材质选择及制作方式选择

（1）人工牙的高度 与种植义齿上部结构的高度有关，其设计应参照正中殆垂直距离及对颌牙列的情况来进行。

（2）人工牙材料的选择 为了达到适宜的应力保护目的，最好选用应力吸收型材料，如弹性模量低的树脂材料，以减小关节负荷。

（3）人工牙排列遵循的原则 除遵循传统全口义齿排牙的基本原则，兼顾发音、咀嚼功能及美观要求外，还应充分考虑咬合力的传导方向和应力的分布情况，尽量使殆力沿种植体轴向传导。人工前牙排列与种植体轴向的水平距离应短；其中央窝受力点应位于种植体轴向正上方，并尽可能保证力量的轴向传递，以尽量减少种植体承受侧向力和扭转力的可能（图16-35）。

（4）咬合设计原则 是既要减轻咬合力，又要提高咀嚼效率。后牙的咬合宽度约为同名天然牙的2/3或1/2，殆面形态协调，有稳定的尖窝接触关系，且无殆运动障碍，无早接触。若对颌牙为天然牙，全颌固定式种植义齿应采用尖牙保护殆或组牙功能殆（图16-36），若对颌牙为全口义齿，应采用平衡殆，以达到在固位、稳定的基础上保证殆力分散的目的。

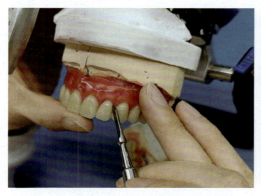

图16-35 种植桥修复体排牙

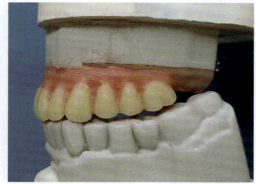

图16-36 尖牙保护殆

（5）悬臂区的咬合 应尽量优化设计，减少悬臂区的咬合接触，以保证人工牙的殆面与对颌牙之间有足够的自由接触。当对颌牙列为天然牙固定义齿时，可形成低殆状态，或采取减小咬合面，减少咬合接触点，或减径、减数等措施。

（6）上部结构龈部外形 固定式种植义齿的龈端应离开牙龈组织一定距离，其外形既要满足保护种植体周围组织的要求，又要便于上部结构组织面自洁，并对牙龈组织有生理性刺激作用。为了获得良好的语言和美观效果，种植义齿前牙区的龈端唇侧应与牙龈组织有少许接触，以起到美学封闭作用。

二、制取印模和模型

（1）首先制作个别托盘，用印模材料制取初印模，印模轮廓完整，边缘伸展适度，然后用石膏灌注印模获得初模型，在初模型上制作个别托盘。要求托盘的𬌗方与种植体对应部分呈开放状态，托盘应覆盖全部基台及牙槽嵴，向后盖过磨牙后垫或上颌结节。

然后用个别托盘制取终印模，制取时为将种植体的状况从口内准确地转移到模型上，在每个种植体上都用螺丝固定一个配套的转移杆。

（2）用常规闭口式制取种植体水平的初印模，灌注石膏后获得初模型。然后在初模型上安装中央螺丝固位的转移杆，并在石膏模型上用成型树脂将转移杆连为一体，用阿拉伯数字分别标记以区分，而后在转移杆𬌗面周围铺2mm左右的蜡片，以留出印模材料的空间，然后制作开窗式个性化托盘（图16-37）。个性化托盘完成后，从模型上取下连成整体的转移杆，片切截断成型树脂，得到独立的个性化转移杆。

制取终印模时，按照所标记的顺序，将转移杆戴入患者口内，按次序将螺丝固定于种植体上方，然后用成型树脂在口内重新连接成一个整体，准备制取开窗式夹板式终印模。先将印模材料用注射器注射在连接转移杆的成型树脂下方，而后包绕整个转移杆，然后将盛有印模材料的开窗式托盘在患者口腔内就位，就位时保证所有转移杆的固位螺丝从托盘的开孔处穿出，待印模材料凝固后拧松全部螺丝，将托盘从口内取出（图16-38）。检查确认转移杆在印模内稳固无移位后安装替代体，灌注石膏获取最终的工作模型。

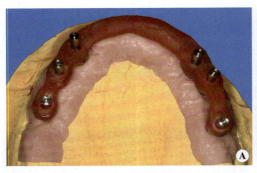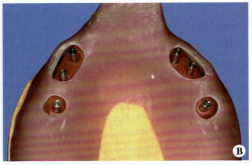

图16-37 全颌种植义齿初印模

A.转移杆连为一体；B.开窗式个性化托盘制作

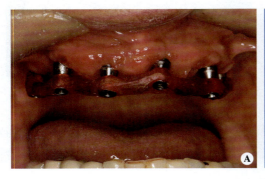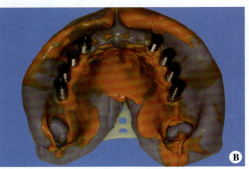

图16-38 全颌种植义齿终印模

A.重新连为整体；B.取模完成

全颌种植取模方法和局部种植取模方法基本相同，不同之处：①用于全颌固定式种植义齿取模托盘的𬌗方开窗较长，使所有转移杆在开窗部位；②用自凝塑料或用细钢丝自凝塑料，将每个转移杆固定在一起。另外，全颌固定式种植义齿的基托较小，且不与牙龈组织接触，可以避开需要缓冲的硬区、隆突等解剖结构，不作基托延伸。

三、上部结构制作

1. 记录颌间关系　先在工作模型上选择两个末端基台代型和一个前牙区基台代型，用固位螺丝将三个桥接圈固定在上面，然后用自凝塑料制作暂时基托，并使暂时基台代型连接为一整体，还要在基台上方预留出固位螺丝孔。拆下固定基托的螺丝，从工作模型上取下塑料基托，放入口内试戴，紧固螺丝，检查塑料基托在口内的就位情况。口内试戴合适后，在工作模型上制作蜡𬌗堤，蜡𬌗堤在固位螺丝处留出缺口和空间，以便拆卸。按常规方法记录颌间关系和垂直距离，最后转移到可调节𬌗架上。

2. 排牙　遵循全口义齿的排牙原则，在不影响美观的前提下，要求上下牙列大致平分颌间距离，后牙尽量排列在种植基台上，前牙的排列尽量靠近种植基台的唇侧。所排牙列的牙弓形态与颌弓形态及种植体的排列曲度应基本一致（图16-39）。

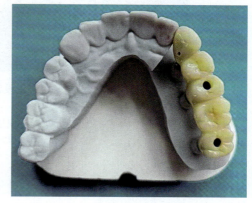

图16-39　种植短桥

3. 制作金属支架

（1）基台粘接固位型种植义齿的金属支架　此类种植义齿的支架蜡型由全冠固位体、桥体及连接体组成。在工作模型上按设计要求，用铸造蜡或自凝塑料在基台上制作金属基底冠及连接体的桥架蜡型。桥架蜡型的唇颊侧与𬌗向可供烤瓷或塑料人工牙附着，在制作蜡型的过程中随时用排牙后的唇颊侧形态记录来检查，以满足在人工牙和桥体之间留有2mm以上的足够空间。如果间隙不够，可适当修改熔模铸型或调整支架的位置，直到符合要求为止。

（2）可拆卸式种植义齿的金属支架　在工作模型上，将金属成品桥接圈放置在所有种植基台代型上，用固定螺丝固定。然后使用铸造蜡或自凝塑料连接桥接圈形成支架熔模。蜡型在最后一个种植体基台代型的远中牙槽嵴区可延长不超过15mm，形成支架蜡型的悬臂，根据患者颌弓形态及相关因素决定悬臂合适的长度，最后经过细调完成金属支架的熔模。

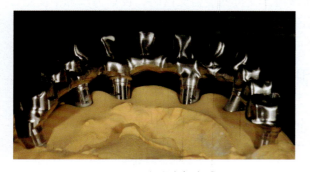

图16-40　金属支架完成

按常规方法将熔模包埋，完成支架的铸造，磨光，然后分别在模型上和口内试戴，检查其就位情况。金属支架的舌腭侧无塑料基托覆盖处，要具备合适的凸度，并高度磨光。支架龈方离开黏膜2mm以上，也应高度磨光（图16-40）。

4. 通过CAD/CAM工艺技术完成金属支架　通过排牙完成全颌种植最终形态效果，或者直接使用数字化手段能更好地以修复为导向设计制作支架（图16-41）。现有数字化技术手段已经能采集患者口内情况、唇面部形态以及个性化下颌功能运动轨迹并相互匹配。使用CAD软件可进行模拟排牙，模拟患者最终口内修复情况。再根据修复体位置形态，通过CAD软件设计更符合生物力学要求的金属支架形态。最终通过CAM设备将所设计的金属支架加工制作成型。CAM设备主要包含铣削机床和激光金熔机两大类。

5. 完成上部结构（图 16-42） 将经口内试戴后的金属支架放回工作模型上，在殆架上利用导模将人工牙复位，并用蜡将人工牙及金属支架连接成一个整体，按组牙功能殆设计，然后作进一步调磨及外形雕刻。试排牙时，将上部结构从殆架上取下安放固定在口内的基台上，然后进行检查。

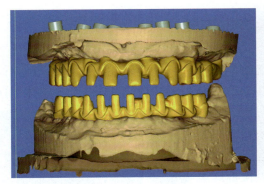
图 16-41　种植桥数字化设计

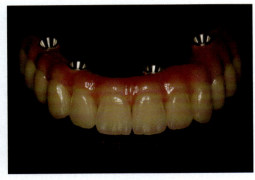
图 16-42　上部结构完成

6. 初戴上部结构　制作完成的全颌固定式种植义齿的上部结构，在口内初戴应达到与排牙后试戴一样的要求。

7. 种植修复咬合设计原则

（1）种植修复体的咬合接触应尽量位于中央窝，且在种植体的长轴上。种植修复体的咬合面积不能以天然牙为参照，需要减小牙冠的颊舌径，降低牙尖的高度和斜度，以减少侧向运动时种植体受到的非轴向力。

（2）前磨牙与磨牙区种植体最佳的咬合接触是轻咬不接触、重咬轻接触。

（3）咬合关系的建立须遵循以下原则。牙尖交错殆时与对颌牙形成 0.03mm 间隙；牙尖能在牙尖交错位和后退接触位之间做无障碍的滑动，后退接触位和牙尖交错位之间运动时无殆干扰；遵循正中自由域的原则，即创造一个大约 $1mm^2$ 的区域，使牙尖交错能够做约 1.0mm 的自由运动；侧方殆运动时没有工作侧和非工作侧的殆干扰，前伸运动无殆干扰。

（4）为了在牙尖交错位时将咬合力均匀地分散到后牙区，当用力咬合时，上颌前部种植体支持式固定修复体应同下颌牙列轻接触，而轻咬时不能有任何咬合接触。

咬合设计还与对颌牙有关，对颌牙为传统总义齿或种植体支持的覆盖义齿时，设计为双侧平衡殆；对颌牙为天然牙或种植体支持的固定全颌义齿时，采用尖牙保护殆或组牙功能殆。

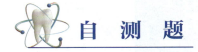
自 测 题

一、选择题

1. 种植体类似于口腔哪个部位的组织（　　）
A. 牙冠　　　　　　　　B. 牙龈
C. 牙槽骨　　　　　　　D. 牙根
E. 牙周膜

2. 角度基台中，角度指的是基台与种植体长轴不平行，一般在（　　）
A. 15°～20°　　　　　　B. 20°～25°
C. 15°～35°　　　　　　D. 20°～35°

E. 25°～35°

3. 种植义齿是由（　　）及其支持的上部结构组成的修复体。
A. 种植体　　　　　　　B. 转移杆
C. 基台　　　　　　　　D. 辅助装置
E. 螺丝

4. 用于在石膏模型中复制种植体平台或基台的部件叫（　　）
A. 愈合帽　　　　　　　B. 印模帽

C. 替代体 　　　　　　D. 覆盖螺丝

E. 转移杆

5. 基台按加工方法可分为半预成基台、预成基台和
（　　　）

A. 附着体基台 　　　　B. 单冠基台

C. 个性化基台 　　　　D. 固定桥基台

E. 金属基台

6. 基台与上部结构之间的连接方式包括（　　　）

A. 粘接固位 　　　　　B. 直接固位

C. 螺丝固位 　　　　　D. 摩擦力固位

E. A+C+D

7. 根据患者能否自己摘戴，种植义齿可分为（　　　）

A. 种植义齿与可摘式种植义齿

B. 种植义齿与单颗牙种植义齿

C. 单颗牙种植义齿和多颗牙种植义齿

D. 多颗牙种植义齿和全口种植义齿

E. 以上都对

8. 全口覆盖式种植义齿包括（　　　）

A. 杆卡固位式种植义齿

B. 联合固位式种植义齿

C. 套筒冠固位式种植义齿

D. 球帽固位式种植义齿

E. A+C+D

9. 制取印模的相关部件配件包括印模帽、替代体和
（　　　）

A. 转移杆 　　　　　　B. 基台保护帽

C. 愈合帽 　　　　　　D. 覆盖螺丝

E. 以上都是

10. 种植修复的印模方法不包括（　　　）

A. 基台水平印模

B. 闭口式种植体水平印模

C. 开窗式种植体水平印模

D. 间接式水平印模

E. 种植数字化印模

11. 检查印模的过程中，以下说法错误的是（　　　）

A. 应在取印模之前拍X线片确认连接位置

B. 确定转移杆有无松动、偏移

C. 若出现印模内的固位不稳定，可直接修整模型

D. 检查印模是否清晰准确、有无分层或者脱模现象、
有无气泡

E. 转移杆接口内有硅橡胶印模材料，说明转移杆和种
植体没有完全就位

12. 悬臂的全颌固定式种植义齿的悬臂越短越好，最好不
超过（　　　）

A. 5～8mm 　　　　　　B. 5～10mm

C. 10～14mm 　　　　　D. 10～18mm

E. 14～18mm

13. 灌注模型时，为了保证种植义齿的制作精准度，以下
相关因素中错误的是（　　　）

A. 石膏膨胀系数应低于0.19%的超硬石膏

B. 必须按照石膏说明书配制水粉比例

C. 应从高处流向四周并振荡使模型灌注完全

D. 采用真空搅拌机调拌石膏，以减少石膏内部产生的
气泡

E. 石膏振动机振动频率要调整到最小挡

14. 以下对咬合检查注意事项的描述不恰当的是（　　　）

A. 检查𬌗架各部位是否有障碍物没有清洁干净

B. 检查咬合记录材料与模型不用很密贴

C. 检查上下颌模型天然牙的𬌗面磨损位是否接触紧密

D. 𬌗架切导针归零

E. 切导针与切导平面要接触

15. 调磨基台时，随时测量基台体部壁的厚度，钛合金材
料基台与氧化锆基台最薄处分别不小于（　　　）

A. 0.2mm；0.5mm 　　　B. 0.3mm；0.6mm

C. 0.3mm；0.8mm 　　　D. 0.5mm；0.8mm

E. 0.6mm；0.8mm

二、简答题

1. 简述种植义齿的组成与结构。

2. 简述种植义齿中印模检查的注意事项。

3. 简述种植义齿基台的调整和研磨注意事项。

（钟妃列）

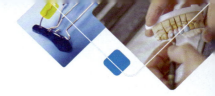

实　训

实训 1　可卸式模型的制作

【目的与要求】
1. 掌握工作模型打孔加钉技术制作可卸式模型的方法、步骤和要求。
2. 熟悉模型修整机、舌侧修整机、激光打孔机等设备的使用。

【实训内容】　使用工作模型打孔加钉技术制作可卸式模型（以单钉技术为例）。

【实训器材】
1. 实训器械　模型修整机、舌侧修整机、激光打孔机、技工微型电机、模型振荡器、𬌗架、"U"形石膏分离锯、橡皮碗、成品橡胶底座、石膏调拌刀、蜡刀、手术刀柄、气枪、红色铅笔、小毛刷、长柄球钻、0.2mm超薄"U"形锯条、11#手术刀片等。
2. 实训材料　实验牙列模型、代型钉、502胶、红蜡片、分离剂、超硬石膏、间隙涂料等。

【学时】　12学时。

【方法与步骤】
1. 检查模型　要求实验牙列模型底面厚度至少10mm；模型清晰、完整、光滑；基牙或患牙肩台连续完整、宽度合适，龈缘清晰，龈沟底暴露充分；邻牙没有较大倒凹区。

2. 模型修整　用模型修整机修整实验牙列模型的四周及底部，将底部修成一个平坦的平面，并与𬌗平面平行。用舌侧修整机磨除模型内侧多余部分，形成马蹄状（图5-10）。

3. 形成钉孔　在修整好的模型上，用红色铅笔在需制作可卸部分的基牙或患牙的颊、舌面各画出一条牙体长轴线，延伸到模型基底面，确定两条线的中点部位，该部位为安放代型钉的位置。打开激光打孔机电源开关，将模型置于打孔机的平台上，将复位钉所在的位置对准定位灯（或定位钉），两手握紧工作模型，将工作平台向下按，模型在随工作台面下按时，接触快速转动的打孔钻，形成所需的孔（图5-12）。

4. 制作防旋沟槽　用技工微型电机夹持长柄球钻在模型底面以钉孔为中心，四周做"十"字形防旋沟槽，沟槽与钉之间留有间隙，不能贯通（图5-13）。

5. 粘接代型钉　所有钉孔完成后，用气枪吹净孔内的粉末，用502胶将钉固定在孔内，注意钉不能偏斜（见图5-14）。在代型钉尾端粘接直径2～3mm的蜡球或蜡条，作为钉的标志。

6. 涂布分离剂　在模型底面涂布分离剂，以便于代型与模型底座的分离。

7. 加模型底座　在橡皮碗中用石膏调拌刀调拌适量与模型不同颜色的超硬石膏，在模型振荡器上将其注入成品橡胶底座中，再取少许调好的石膏糊剂，加到模型底部，确保两者之间无间隙或气泡存在，然后将模型压入底座中，使代型钉接触到底座最底部（图5-15）。

8. 分割模型　待模型底座石膏完全凝固后，取出模型，用红色铅笔在锯缝处画好标记线，用0.2mm薄的"U"形锯条沿标记线锯开，锯至两层石膏的交界线，不可切开底座部分石膏（图5-16）。

9. 分离代型　用蜡刀去除模型底部代型钉上附着的蜡球，使代型钉末端清晰暴露，将各分段部分连同代型钉一起从模型上分离取下（图5-17）。用气枪吹净各分段部分附着的石膏粉，然后按原位复回。

10. 修整代型　先用削尖的红色铅笔画出颈缘线，然后在离颈缘线0.5mm以下、宽为3mm的范围内，用技工微型电机夹持长柄球钻进行修整，修磨成凹面。再用11#手术刀片将预备牙游离龈部位的石膏修去，暴露龈沟底，形成清晰的牙颈缘（图5-18～图5-20）。

11. 涂布间隙涂料　用小毛刷蘸少许间隙涂料，从代型颈部开始向𬌗面方向均匀涂布，颈缘线0.5～1.0mm以内不涂布间隙涂料，轴面涂布完，再按一个方向涂布𬌗面，使得整个牙冠表面光滑、完整、均匀（图5-21）。

12. 上𬌗架　将上下颌模型按照蜡𬌗记录所确定的位置关系固定在𬌗架上，但应注意不可妨碍可卸式模型的拆卸。

【注意事项】

1. 代型钉孔必须位于牙近远中径和颊舌径的中心点上。

2. 模型应完全干燥后，才可进行打孔，用力要一致，平稳下压。

3. 加模型底座时，需确保可卸部分的底部与橡胶底座石膏之间无间隙和气泡存在，同时不要使新石膏粘在预备体上。

4. 分割模型时，模型不可太湿，以免粘锯片。锯条要薄，操作时不得伤及基牙或邻牙。

5. 代型修整时，不得破坏代型牙冠原有的解剖形态，不可损伤颈部肩台。

6. 涂布间隙涂料过程中，切不可反复涂擦。

实训 2　后牙铸造金属全冠蜡型的制作

【目的与要求】　掌握用滴蜡法制作铸造金属全冠熔模的方法和步骤。

【实训内容】　制作后牙铸造金属全冠熔模（以左上第一磨牙为例）。

【实训器材】

1. 实训器械　酒精灯、浸蜡器、加蜡器、探针、雕刻刀、小毛刷等。

2. 实训材料　牙体预备后的后牙铸造金属全冠可卸式模型、封闭硬化剂、间隙涂料、液体石蜡、干棉球、嵌体蜡、颈缘蜡、咬合纸、丝绸布条、铸造蜡线条等。

【学时】　16学时。

【方法与步骤】

1. 代型处理

（1）在代型表面用小毛刷涂布封闭硬化剂（图6-1），以保护石膏代型在操作过程中不被损坏。

（2）待封闭硬化剂干燥后，涂布间隙涂料（图6-2）。间隙涂料理想厚度为20～30μm，在代型颈缘线0.5～1.0mm以内不涂布间隙涂料。

（3）用干棉球涂布液体石蜡分离剂（图6-3和图6-4），以便制作完成的蜡型能顺利从代型上取下，注意相邻牙及对颌牙表面也要涂布。

2. 浸蜡　将代型冠部在浸蜡器蜡液中快速旋转浸渍，直到颈部解剖边缘线浸入其中，然后以旋转方式缓慢而均匀地取出，在代型尖端退出蜡池之前稍作停顿，让多余的蜡滴走，使代型表面形成一层厚度约0.35mm的薄而均匀的蜡膜（图6-5和图6-6）。

3. 形成牙尖、堆筑边缘嵴　将加蜡器、探针加热后，取蜡液滴加在代型的牙尖区域，形成牙尖蜡核，并通过咬合调整至适宜高度。堆尖的顺序：近中颊尖、远中颊尖、近中舌尖、远中舌尖。再从近中颊尖的近中牙尖嵴开始加蜡形成边缘嵴，然后依次形成近中舌尖和远中舌尖蜡核、远中舌侧边缘，最终与起点会合，并修整完成其外形（图6-7～图6-12）。

4. 邻面加蜡　在邻面加蜡建立良好的邻接关系，远中邻接点为凸状，近中接触点为凹状，并用咬合纸来检查接触点（图6-13和图6-14）。

5. **颊舌面加蜡** 先加蜡形成颊舌面的轴嵴，再加蜡恢复牙冠的外形高点、凸度和牙冠轴面长度，注意控制好牙冠外形的大小，仔细形成颊舌沟及颊舌外展隙，避免蜡型局部过薄（图6-15~图6-21）。

6. **殆面三角嵴、斜嵴及窝沟点隙的形成** 一边加蜡形成三角嵴、斜嵴，一边通过咬合纸检查咬合，去除嵴面的早接触，使殆面有广泛接触，修整其外形。然后再仔细形成殆面窝沟点隙（图6-22~图6-32）。

7. **颈部加蜡** 用雕刻刀沿牙冠颈缘将已经形成的蜡切去1~2mm，再重新加专用颈缘蜡液充满代型颈部，并延长0.5~1.0mm。待蜡冷却后修去多余的部分，并修整合适（图6-33~图6-37）。

8. **轴面修饰** 再次检查咬合关系，最后用丝绸缠在拇指上，轻轻用力由殆方向颈方摩擦，使轴面更加平滑、颈缘更加密贴，完成蜡型的制作（见图6-38和图6-39）。

9. **安插铸道** 用加蜡器取一段长度10~15mm、直径2.5~3.0mm的铸造蜡线条安插在上颌第一磨牙颊尖处，铸道大致与颊面、殆面成135°角，与熔模的衔接处应较圆钝光滑。另外，可在距熔模1.0~2.0mm处的铸道上设置储金球，直径不小于4mm（实训图2-1）。

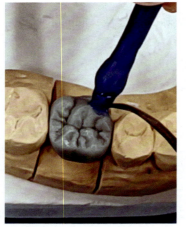

实训图2-1 安插铸道

【注意事项】

1. 不要使用锐利工具，以免损伤石膏代型。

2. 加蜡时温度不宜过高，以恰好熔融为准；修改时蜡刀等器械温度不宜过高，以免产生内应力，导致熔模的静蠕变加大。

3. 熔模应有一定的厚度，避免局部过薄或出现飞边，使熔模冷凝后收缩不一致，导致熔模变形。

4. 铸道安插合理，以利于金属的铸入，避免形成死角，造成铸造不全。

实训 3 包埋铸造技术

【目的与要求】

1. 掌握包埋及铸造的方法和步骤。

2. 熟悉真空调拌机及铸造机的使用。

【实训内容】 熔模的包埋；铸圈（铸型）烘烤焙烧；铸造。

【实训器材】 95%乙醇或专用的熔模表面张力去除剂、肥皂水、软毛笔、石棉纸、铸圈、铸圈底座、酒精灯、嵌体蜡、蜡刀、包埋材料（粉液）、石膏调拌刀、橡皮碗、真空搅拌机、振荡器、烤箱、铸造合金、坩埚、离心铸造机、长柄钳等。

【学时】 8学时。

【方法与步骤】

1. **熔模的包埋前准备**

（1）正确选择铸圈（见图7-3）

1）确定采用有圈铸型包埋还是无圈铸型包埋，采用有圈铸型包埋，应在金属铸圈内壁衬石棉纸（可浸湿），要求在铸圈上下端形成3.0~5.0mm的空白区。

2）熔模距铸圈内壁至少有3.0~5.0mm间隙，距铸圈顶要有8.0~10.0mm间隙，熔模应位于铸圈的上2/5处，避开热中心区，各熔模之间应有一定间隙（见图7-4）。

（2）固定熔模及熔模清洗

1）固定熔模：熔模固定应牢固，铸道与底座的衔接处应圆钝无锐角。

2）熔模清洗：先用软毛笔蘸肥皂水清洗熔模表面及铸道针，然后用清水冲洗肥皂沫并吹干水分，再用95%乙醇或专用的熔模表面张力去除剂清洗熔模，干燥后，立即进行包埋。

2. 熔模的包埋

（1）调拌包埋材料　严格按所选包埋材料说明的粉液比例要求，将称量好的包埋粉液放入调拌器内，先手工调拌至所有包埋粉完全被包埋液润湿，盖好密封盖，在真空调拌机上进行真空调拌，调拌时间一般为60秒。调拌完毕，打开放气阀，取下真空调拌罐，准备包埋（图7-5、图7-6）。

（2）一次包埋法　用软毛笔蘸取少量调拌好的包埋材料，均匀涂布在熔模内外及铸道表面，组织面不能形成气泡，特别注意熔模点角、线角处，如有气泡，用气枪吹除后再涂。确认熔模无未被涂布的区域后，依次涂布下一层，直至形成1.0～2.0mm厚的熔模底层包埋材料。将铸圈套在成型座上，在振荡条件下，将包埋材料顺铸圈内壁缓缓注入，直至注满（图7-7、图7-8）。

（3）两次包埋法　包埋分两次进行，先用毛笔蘸调拌好的内层包埋材料涂布整个熔模表面，并随即在表面撒一层内包埋材料干粉，加速包埋材料的凝固，如此反复几次，形成一个2.0～3.0mm厚外壳。待其凝固后置于铸圈内，再取外层包埋材料，沿铸圈内壁缓缓注满，包埋完成。

3. 铸圈（铸型）烘烤、焙烧（图7-10～图7-12）

（1）包埋材料完全凝固后，将底座从铸型上取下，去除铸造口的多余包埋材料。然后用长柄钳将铸圈（铸型）浇注口向下置于烤箱内，按包埋材料说明书的规定调整烘烤的升温速率和最高温度。一般来讲，铸型的烘烤应逐渐升温，从室温升温到350℃，升温时间不短于60分钟，到350℃后，应维持30分钟，以利于水分蒸发和热膨胀；若铸型包埋后放置时间不足2小时，则需适当延长升温时间和维持时间。

（2）烘烤完成后，将铸圈（铸型）翻转，使浇注口向上，调整烤箱升温数值。一般石膏类包埋材料要从350℃升温到700℃，时间不少于60分钟；磷酸盐包埋材料从350℃升温至800～850℃和正硅酸乙酯包埋材料从350℃升温至850～920℃，时间不少于90分钟。达到规定温度后仍需维持30分钟，方可进行铸造。

4. 铸造

（1）铸造前，先预热坩埚。

（2）打开铸造机电源预热5～10分钟（图7-14）。

（3）调整平衡砣使之平衡，拧紧固定螺丝，调整坩埚口的方向，使其对准铸圈（铸型）的铸道口，按合金摆放要求将合金放入预热的坩埚内。

（4）根据合金种类选择熔金挡位，按"熔金"按钮，开始熔金。

（5）根据所用合金选择最佳铸造时机，启动"铸造"按钮，开始铸造。

（6）铸造停止后，取出铸型，根据所用合金选择合适冷却方式。

（7）铸造机冷却后关机。

【注意事项】

1. 包埋前一定要清洗熔模，去除熔模表面的污物及脂类，提高熔模表面对包埋材料的吸附力及润滑性，降低熔模表面张力。

2. 熔模距离铸圈内壁3.0～5.0mm；距离铸圈顶端8.0～10.0mm。

3. 包埋材料的调和比例一定要严格按说明书准确量取。

4. 包埋材料应涂布熔模表面所有区域，特别注意排掉残留在熔模点角、线角处的空气。

5. 合金摆放应紧密接触，无间隙。

6. 一个坩埚不能用来熔化不同类型的合金，以防发生污染。

7. 烘烤、焙烧的温度和方法应按所用包埋材料要求进行。

8. 铸造前要调整铸造机水平杆平衡，并拧紧固定螺丝。

9. 铸造结束后一定轻取轻放铸圈，严禁磕碰及撞击。

10. 铸圈应自然冷却，不可速冷。

11. 注意安全使用铸造机。

实训 4　前牙烤瓷熔附金属基底冠的制作

【目的与要求】

1. 掌握前牙烤瓷熔附金属基底冠的熔模制作、包埋、铸造的方法和步骤。

2. 熟悉真空搅拌机、高频离心铸造机等设备的使用。

【实训内容】　制作前牙烤瓷熔附金属基底冠。

【实训器材】

1. 实训器械　酒精灯、探针、蜡型工具、真空搅拌机、微型电动打磨机、电动熔蜡器、振荡器、金属铸圈、天平、量筒、石膏调拌刀、橡皮碗、软毛笔、气枪、箱式电阻炉、高频离心铸造机、笔式喷砂机、坩埚、直机头、弯机头等。

2. 实训材料　牙体预备后的烤瓷熔附可卸式模型、分离剂、薄蜡片、嵌体蜡、铸造蜡条、石棉纸、磷酸盐包埋材料、肥皂水、蜡型表面张力去除剂、镍铬合金等。

【学时】　24学时。

【方法与步骤】

（一）前牙烤瓷熔附金属基底冠熔模的制作（以滴蜡法和浸蜡法为例）

1. 涂布分离剂　在代型表面均匀涂一层间隙涂料，待干固后再涂一薄层油性分离剂（实训图4-1）。

2. 制作熔模

（1）滴蜡法

1）在代型表面均匀地滴一层软蜡。

2）用嵌体蜡形成0.3～0.5mm厚的帽状冠熔模，要求厚薄均匀（实训图4-2）。

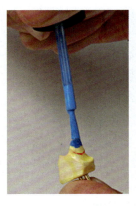
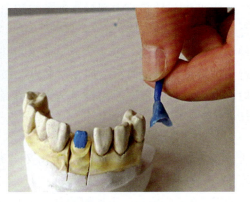

实训图4-1　涂布分离剂　　　实训图4-2　基底冠熔模

3）金-瓷交界线的成型：舌侧金-瓷交界线应为凹形，且避开咬合接触点，位于咬合接触点的龈方。

4）边缘再成型：取下熔模，若熔模边缘超过边缘线以下，会因代型颈部缩窄产生倒凹区而断裂留在代型上，用薄刀片将边缘削去1mm，在代型上复位后，再滴加软蜡，用手指充分压贴。

5）完成熔模：检查边缘密合性，精修、消除锐利的线角，表面吹光，待包埋。

（2）浸蜡法 将石膏代型冠部在电动熔蜡器（实训图4-3）熔化的蜡液中快速浸渍，然后缓慢而均匀地取出，在代型尖端退出蜡池之前稍作停顿，让多余的蜡流走，使代型表面形成一层薄而均匀的蜡膜，可重复浸蜡，直至形成0.3～0.5mm厚度的蜡层。不足之处追加铸造蜡，按要求完成熔模（实训图4-4）。

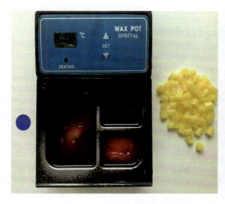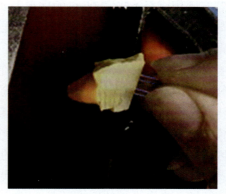

实训图4-3 浸渍蜡和熔蜡器　　　　　实训图4-4 浸蜡

3. 安插铸道 选择直径为2mm的铸道蜡条一段，一端用蜡垂直地固定于蜡冠切端偏舌侧处（即切斜面处）。其他要求同前。

（二）前牙烤瓷熔附金属基底冠熔模的包埋、铸造

实训内容、方法和步骤同实训3。

【注意事项】

1. 涂间隙涂料时不可涂在肩台上，应离开肩台1mm。

2. 加蜡时温度不可过高，修改蜡型时，蜡刀应微热。

3. 蜡型应薄厚均匀，为0.3～0.5mm，避免局部蜡型过薄，防止飞边出现。

4. 金-瓷交界处应形成圆钝的肩台，并避开咬合接触点。

实训5 打磨抛光

【目的与要求】

1. 熟练掌握笔式喷砂机和技工微型电机的使用。

2. 掌握铸造金属全冠的打磨抛光方法。

【实训内容】 打磨抛光铸造金属全冠。

【实训器材】 笔式喷砂机、微型电机、锤子、砂片、各种磨头、薄咬合纸、抛光膏、抛光轮、小毛刷、酒精棉球等。

【学时】 4学时

【方法与步骤】

1. 铸件清理 铸圈冷却至室温，先用锤子等工具敲击包埋圈，使铸件从包埋材料中分离，然后反复振荡铸件，使黏附的包埋材料大部分脱落。

2. 喷砂 利用笔式喷砂机喷砂清除铸件表面的包埋材料和氧化层，注意喷砂时转动铸件，使铸件

各部位冲刷均匀（图9-10）。

3. 切割铸道　用切割砂片在距离铸件0.5～1.0mm处切断铸道（图9-11）。

4. 粗磨金属全冠　用轮状磨头将金属全冠表面的金属小瘤、毛刺、飞边及铸道末端等磨除，再用粒度较粗的柱状或轮状磨头将铸件的各个轴面磨平，使金属全冠具有线条流畅协调的外形（见图9-12、图9-13）。

5. 金属全冠就位　将基牙代型取出，画颈缘线，要求清晰、连续、圆滑。仔细检查全冠组织面有无金属小瘤，若有则用直径1.5～2.0mm的球形磨头将其磨除。取下邻牙代型，将全冠轻放于代型上，检查铸件颈缘与基牙颈缘线是否密合，若全冠不能顺利就位，不可强行加压戴入，可衬垫薄咬合纸检查确认就位障碍点，再用磨头调整，直至顺利就位（图9-1）。

6. 打磨修整接触区　将一侧邻牙代型取下，在另一侧邻牙代型与其基牙邻接面放一层薄咬合纸，再将金属全冠轻轻戴入，若不能顺利就位则用柱状或轮状磨头调整邻面染色区域，直至金属全冠完全就位，且能够将咬合纸有阻力地从基牙和邻牙代型中拉出。试戴调磨完成后调磨另一邻接面，直至金属全冠于牙列模型上完全就位。修整完成后金属全冠与邻牙接触关系应偏紧，为抛光留有余量。金属冠与邻牙接触区应在正确的位置上呈直径约2mm的椭圆形接触区。

7. 修整冠边缘　金属全冠边缘长度应与基牙代型颈缘标记线位置一致，将金属全冠边缘调磨成无飞边毛刺、形态圆钝、光滑平整的边缘形态，以减小对牙龈的刺激。

8. 调𬌗　将金属全冠完全就位于牙列模型中，用咬合纸检查正中咬合时有无咬合高点，若有则用金刚砂磨头调磨，解除咬合高点，使功能牙尖呈三点或多点接触。

（1）正中𬌗检查　用咬合纸进行咬合关系的检查。正常咬合时各接触点染色应均匀一致，如有局部咬合印迹颜色过深或咬合纸穿孔则显示有咬合高点，需用磨头调磨直至各咬合接触点均匀一致。调𬌗时应注意保留𬌗面正常的解剖形态。

（2）侧方𬌗以及前伸𬌗检查　将𬌗架进行侧方运动（下颌偏向一侧至工作侧同名牙尖相对，非工作侧异名牙尖相对）和前伸运动（下颌前伸至上下切牙切缘相对），用咬合纸标记出𬌗干扰点，处理方法同正中𬌗检查。

9. 表面细磨　用细粒度的金刚砂磨头进一步平整金属全冠的表面（图9-14），再用各种形态的金刚砂橡皮轮磨光，完全消除金属全冠表面的划痕（图9-15）。

10. 抛光　用抛光轮蘸氧化铬抛光膏对金属全冠除组织面外的表面进行抛光，抛光的顺序是先轴面后𬌗面，轴面抛光时采取由𬌗面向颈缘运动，𬌗面窝沟处可用小毛刷蘸氧化铬抛光膏进行抛光（图9-16）。抛光后的铸件再用蒸汽喷洗或酒精棉球擦拭，去除表面黏附的抛光膏。

【注意事项】

1. 喷砂时要不停转动铸件，使各部分冲刷均匀，避免铸件受损。

2. 根据金属种类选择合适的抛光器具，打磨时应由粗到细选用磨头。

3. 切割铸道时应动作轻柔，垂直用力，切忌使用扭力而使砂片碎裂，操作者做好安全防护措施。

4. 打磨过程中勿将微型电机速度调得太快，以免损伤手机或造成操作者自身伤害。

5. 打磨过程中不要使用过大压力，以免铸件变形。

6. 打磨修整过程中不得损伤铸件固有外形，尤其是边缘和邻接区部位。

实训 6　铸造金属嵌体的制作

【目的与要求】

1. 掌握间接法制作嵌体蜡型的方法和步骤。

2. 学会真空搅拌机、中频离心铸造机、技工微型电机和笔式喷砂机的使用。

【实训内容】 在标准牙列模型上进行⌐6 近中邻𬌗铸造金属嵌体的制作（图11-5）。

【实训器材】

1. 实训器械 气枪、酒精灯、蜡刀、毛刷、铸圈、铸造座、石膏调拌刀、毛笔、真空搅拌机、技工振荡器、箱式电阻炉、中频离心铸造机、技工微型电机、义齿打磨机、笔式喷砂机、长柄钳、坩埚等。

2. 实训材料 人造石牙列模型、液体石蜡、火柴、酒精、干棉球、嵌体蜡、铸造蜡条、肥皂水、熔模表面张力去除剂、镍铬合金、中熔合金铸造包埋材料、不锈钢丝、砂片、各型长柄砂石钻、纸砂片、抛光橡皮轮、绒轮、抛光材料（氧化铬）、显示液、咬合纸等。

【学时】 12学时。

【方法与步骤】

1. 制作可卸式模型 见实训1可卸式模型的制作。

2. 制作嵌体熔模（以间接法为例）

（1）代型准备 先将⌐6 石膏代型从整体牙列模型中取出，将需恢复邻接关系的⌐5 远中邻面用蜡刀刮除约0.2mm。再将⌐6 石膏代型用气枪吹净窝洞，浸透液体石蜡，再用干棉球吸干表面多余的液体石蜡，把代型放回到模型中。

（2）加蜡 将滴蜡器加热到适当温度取适量的嵌体蜡，滴入窝洞内，使之充满整个洞形。应先邻面后𬌗面；先点角、线角处再中央部分。在蜡尚软时，做正中咬合，并将代型从模型中取出。

3. 试取熔模 用不锈钢丝弯制一个"U"形针，在酒精灯上微热后，插入熔模𬌗面处，待钢针冷却后，用镊子夹住"U"形针沿就位道反方向取出（见图11-16）。检查熔模边缘是否完整、密合，组织面是否完整，有无皱褶、缺陷，点角、线角是否清晰。如有不足，即在代型窝洞重新涂一薄层液体石蜡，使熔模就位，将探针加热，插入窝洞内，使蜡充满整个洞形。如试取熔模失败，则洞形可能存在倒凹区，需重新进行牙体预备。

4. 雕刻成型 将"U"形针加热取出。根据对颌牙的咬合关系印迹，用微热的蜡刀去除多余的蜡，雕刻出𬌗面外形，然后取出代型，修整邻面外形，恢复正确的邻接关系，邻间隙及颊、舌、𬌗外展隙。注意雕刻的方向是从熔模向𬌗面，以形成完好的边缘。最后用毛刷清洁熔模。

5. 安插铸道 取一直径2mm、长15mm的铸道蜡条，固定于熔模近中𬌗边缘嵴最厚处，注意不要破坏咬合关系，铸道平分𬌗面与轴面的夹角。手持铸道蜡条，将熔模顺着就位道反方向轻轻取出。在离熔模1.5～2.0mm处制作储金球，浸入冷水中，以防变形。或马上固定于成型座上进行清洗、包埋（见图6-40）。

6. 固定熔模 选择合适的铸圈，可以内衬湿的石棉纸，熔模应位于铸圈的上2/5处，避开热中心区，各熔模之间应有一定间隙。铸道与底座的衔接处也应该圆钝无锐角。熔模距离铸圈内壁至少应有3～5mm，距离铸圈顶至少应有8～10mm（见图6-42）。

7. 清洗 将蜡型用柔软的毛笔蘸肥皂水清洗，清水冲净后吹干，用熔模表面张力去除剂擦洗表面，以降低其表面张力。

8. 包埋（见第7章包埋技术和铸造技术）

（1）一次包埋法 严格按照粉液的比例，量取适量包埋粉和包埋液，加粉入液，先用石膏调拌刀手调15秒，然后用真空搅拌机调拌60秒。用毛笔蘸调和好的包埋材料，轻轻涂布在熔模的内外表面上以及点角、线角等处，避免产生气泡。然后将铸圈套在成型座上，放在技工振荡器上，在振荡条件下将剩余的包埋材料顺铸圈内壁缓缓注入，直至注满。

（2）两次包埋法 包埋分2次进行，调和少量的内层包埋材料，用毛笔蘸取适量涂布于熔模表面，将内包埋材料干粉撒于糊剂表面，加速包埋材料的凝固，反复数次，使之达到3mm厚度。内包埋完成

15～30分钟凝固后，置于铸圈内，再调和较粗的外层包埋材料，沿铸圈内壁注满完成包埋。

9. 烘烤、焙烧　包埋约1小时后，取下成型座，根据包埋材料的要求放在箱式电阻炉内烘烤、焙烧铸圈。

10. 铸造　打开铸造机电源预热5～10分钟，根据铸圈的大小，调整平衡砣使之平衡，拧紧固定螺丝。调整坩埚口的方向，使其对准铸圈的铸道口。取适量的镍铬合金放入坩埚内，选择最佳的铸造时机进行离心铸造。

11. 铸件的清理　铸造完成后，取出铸圈自然冷却，去除铸圈和包埋材料，喷砂清除铸件表面的包埋材料和氧化层。

12. 打磨、试戴

（1）试戴前的磨改　用直径3cm、厚度为0.5mm的切割砂片从距嵌体3～5mm处切除铸道，预留一部分以利于试戴时取放嵌体。清除金属瘤，检查嵌体组织面有无小结节，边缘有无飞边，若有则可用小球钻或小裂钻小心将其磨除。再用各种砂石、纸砂片等，顺牙的解剖外形，按照由粗到细的原则，磨改嵌体的边缘及𬌗面。

（2）试戴　小心地将粗磨后的嵌体戴到制备牙上试合。仔细寻找障碍点，如有障碍点可在代型上涂显示液，吹干代型将嵌体戴入，显示液会在嵌体组织面或邻面接触点的障碍点着色。调磨，直至嵌体完全就位。然后检查嵌体的邻接关系是否正常，邻面龈缘是否有悬突，固位是否良好，有无翘动，边缘是否密合，各项均符合要求后再进行调𬌗。

（3）调𬌗　将预留的铸道磨除。嵌体戴入模型内，取单层咬合纸放于 ⌐6̲ 与对颌牙之间，检查咬合关系，若嵌体上有蓝点，牙尖交错时为早接触，非牙尖交错时为干扰点。用直径为2.5mm的球形金刚砂磨头将蓝点磨除。再用咬合纸测试，直至所有牙咬合均匀。

（4）打磨、抛光　调𬌗合适后，用纸砂片和橡皮轮将表面磨光，最后用绒轮蘸氧化铬抛光膏将表面抛光。

【注意事项】

1. 熔模一定要与洞形密合，无缺陷。

2. 如初次试取出时失败，可能存在倒凹区，必要时重新行牙体预备。

3. 熔模应恢复患牙正确的解剖外形，良好的邻接关系及咬合关系，正确的邻间隙及颊、舌、𬌗外展隙。

4. 铸道应安插在熔模最厚的光滑处，不要安插在发育沟或点隙上，其方向应与熔模重心方向一致。

5. 制作熔模时严禁损坏模型。

实训 7　前牙铸造 3/4 冠的制作

【目的与要求】

1. 掌握直接法制作3/4冠蜡型的方法和步骤。

2. 学会真空搅拌机、中频离心铸造机、技工微型电机和笔式喷砂机的使用。

【实训内容】　前牙铸造3/4冠的制作。

【实训器材】

1. 实训器械　酒精灯、蜡刀、探针、毛刷、铸圈、铸造座、石膏调拌刀、橡皮碗、毛笔、真空搅拌机、技工振荡器、笔式喷砂机、箱式电阻炉、离心铸造机、技工微型电机、义齿打磨机、长柄钳、坩埚等。

2. 实训材料　液体石蜡、火柴、酒精、干棉球、嵌体蜡、铸道蜡条、肥皂水、熔模表面张力去除剂、镍铬合金、中熔合金铸造包埋材料、不锈钢丝、砂片、各型长柄砂石钻、纸砂片、抛光橡皮轮、绒轮、抛光材料（氧化铬）、咬合纸等。

【学时】　6学时。

【方法与步骤】

1.制作前牙3/4冠熔模（以直接法为例）

（1）牙体准备　将患牙按要求预备好，并将牙体吹干，隔湿，用液体石蜡涂布所有预备过的牙面，否则蜡型难以脱位。

（2）加蜡　将两层铸造蜡片烤软熔合在一起，剪成一定形态，然后压贴于预备好的患牙表面使蜡片覆盖其整个舌面（实训图7-1）、切缘及部分邻面。待蜡型冷却后需轻轻取下，用蜡刀或剪刀修去多余的蜡边缘，再将蜡型复位于预备牙体舌侧，检查是否密贴、合适。用蜡刀烫取少量蜡，将邻轴沟充满，或用烤软的细蜡条压向轴沟，并用探针加热使之密合，并恢复其邻面外形，再将其与舌侧蜡型烫在一起，用蜡刀修整切缘及邻唇轴面角处的蜡型边缘，去除进入邻间隙倒凹区的蜡（实训图7-2）。

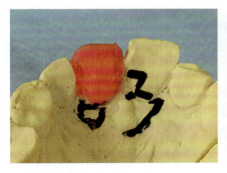 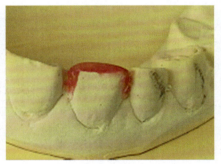

实训图7-1　蜡型舌面观　　　　　　实训图7-2　蜡型唇面观

（3）试取熔模　待蜡冷却后，将其取出仔细检查其组织面、轴沟、切缘及龈边缘处是否完整、清晰。如有缺损或存在气泡，可将熔模复位后，烫取少许蜡滴入或用热探针烫熔不密合处，直到蜡型达到密合、厚薄合适、完整为止。

（4）雕刻成型　根据咬合关系，用雕刻刀修整舌面形态，并修整出舌外展隙、唇外展隙、切外展隙，最后用毛刷清洁熔模（实训图7-3）。

2.安插铸道

取一直径2mm、长15mm的铸道蜡条，固定于熔模切端中央偏舌侧处，注意不要破坏咬合关系（实训图7-4）。具体方法详见实训6铸造金属嵌体的制作。

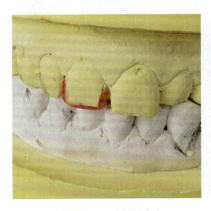 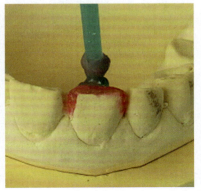

实训图7-3　蜡型试合　　　　　　实训图7-4　安插铸道

3.包埋、铸造、打磨、试戴

详见实训6铸造金属嵌体的制作。

【注意事项】

1. 熔模一定要与洞形密合，无缺陷。
2. 取出熔模时，动作要轻、慢，切忌转动或摆动，以免变形。
3. 熔模应恢复患牙正确的解剖外形，良好的邻接关系及咬合关系，正确的邻间隙及外展隙。
4. 制作熔模时严禁损坏模型。

实训 8 前牙烤瓷熔附金属基底冠的制作

【目的与要求】

1. 掌握前牙烤瓷熔附金属基底冠的金 - 瓷结合面的处理方法。
2. 熟悉打磨机、喷砂机的使用；熟悉前牙烤瓷熔附金属基底冠的堆瓷与熔附的方法和步骤。
3. 了解烤瓷炉的使用和保养方法。

【实训内容】

1. 对金属基底冠瓷结合面进行粗化处理、排气和预氧化。
2. 前牙烤瓷熔附金属基底冠的堆瓷与熔附。

【学时】 36学时。

【实训用品】 喷砂机、蒸气清洗机、超声波清洗机、真空烤瓷炉、氧化铝砂石（50～100μm）、各种瓷粉、堆瓷工具、吸水纸、技工打磨手机、放大镜、铅笔、石膏封闭剂、打磨车针、抛光轮、抛光膏、咬合纸、玻璃调板、烤瓷耐火盘、止血钳、毛笔等。

【方法与步骤】

（一）对金属基底冠瓷结合面的处理

1. 粗化处理

（1）金属基底冠在模型上试戴合适后，用水洗净、吹干（实训图8-1）。

（2）用喷砂机在0.4～0.6MPa压力下，以石英砂对金属基底冠表面进行喷砂，清除表面附着物和氧化物，并形成微观的粗化面（实训图8-2）。

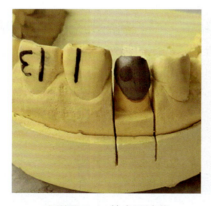 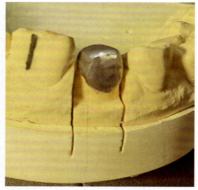

实训图8-1　基底冠试戴　　　　实训图8-2　基底冠粗化后

（3）金属基底冠喷砂后用高压蒸气冲洗，然后放入超声波清洗机内用蒸馏水超声清洁5分钟。

2. 排气和预氧化

（1）用止血钳将金属基底冠放在真空烤瓷炉的烘烤盘支架上，然后一起移至真空烤瓷炉门前充分干燥。

（2）把金属基底冠送入炉内，根据所用材料的操作说明来调节温度和时间，一般是升温至高于烤瓷熔点30℃左右的温度，并保持3～5分钟，然后再升温至1000℃，抽真空10.1kPa后放气。

（3）在空气中预氧化10分钟后，取出冷却。

（二）堆瓷及熔附

1.涂遮色瓷（不透明瓷）

（1）堆瓷前，用石膏封闭剂将瓷粉与模型接触的区域封闭。

（2）根据牙色选择遮色瓷，遮色瓷分为粉剂和膏剂两种。膏剂可以直接使用，粉剂要用专用液于洁净的玻璃板上调成瓷浆。

（3）用止血钳夹住金属基底冠舌面的夹持柄，然后用毛笔笔尖将瓷浆均匀地涂布在金属基底冠表面。厚度根据使用材料类型制订，糊剂型约为0.15mm，粉剂型为0.2～0.3mm（实训图8-3）。

（4）利用器械柄的刻纹，在夹持金属基底冠的止血钳上轻挫，产生轻度振动，水分从瓷浆中溢出，用吸水纸吸去水分，反复操作几次后用毛笔将表面刷平滑。

（5）将涂有遮色瓷的金属基底冠放在烘烤盘支架上（实训图8-4），然后一起移至烤瓷炉门口充分干燥。

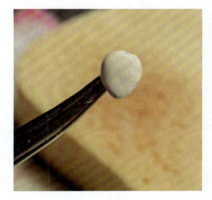 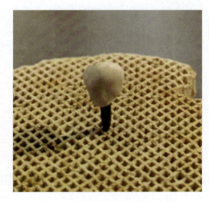

实训图8-3　涂布遮色剂　　　实训图8-4　基底冠放置于烘烤盘支架上

（6）放入真空烤瓷炉内烧结（根据烤瓷炉及瓷粉的操作说明来调节程序），完成后立即取出，在室温下冷却。

（7）检查遮色效果，如欠佳，可重复一次上述操作步骤，但不能过厚。如正常厚度内遮色瓷遮盖效果不佳，可以考虑更换更有遮盖力的遮色瓷。

2.堆颈瓷

（1）将熔附有遮色瓷层的金属基底冠戴入石膏代型的预备体上。

（2）取适量颜色相应的颈部瓷粉置于玻璃板上，用专用液调成糊状。

（3）用毛笔将基底部润湿，再用毛笔挑起少量瓷粉由牙体中1/3向龈1/3堆塑，使颈缘稍厚，为0.5～1.0mm，向切端方向逐渐变薄，一般不越过牙体中部，呈水滴状，注意应过渡自然。

（4）将石膏代型连同涂有颈瓷等瓷粉的金属基底冠一起从模型上取下，轻轻振动、吸水，用软毛刷将表面刷平整。

（5）从石膏代型上取下金属基底冠，用湿毛笔清洁金属基底冠内部，并小心地放在烘烤盘支架上。

（6）移至真空烤瓷炉炉膛旁边充分干燥。

（7）放入真空烤瓷炉内烧结（依烤瓷炉及瓷粉的操作说明来调节程序），完成后立即取出，并在室温下冷却。

3. 堆体瓷、釉瓷和透明瓷

（1）将附有遮色瓷颈瓷的金属基底冠戴入石膏代型的预备体上，取适量颜色相应的体瓷瓷粉置于玻璃板上，用专用液调成能用毛笔团状挑起并能大量堆放到金属基底冠表面的稠度。

（2）用毛笔在上述的金属基底冠上铺体瓷瓷浆，先从颈部开始，逐层进行，操作中随时用振动法使水分溢出，并用吸水纸吸去。铺体瓷后，切端厚度应控制在2mm左右。

（3）根据同名牙的解剖形态，雕刻其外形。

1）在体瓷切端唇舌径唇侧1mm处画一条回切线，用手术刀片从此线唇面切1/3至唇面中1/3分两步回切，注意唇面的弯曲弧度，回切后体瓷厚度至少应为0.7mm（实训图8-5）。

2）用手术刀片在唇面体瓷切1/3～1/2处，切向切端形成一个斜面（切除厚度从龈端向切端逐渐增厚）；在唇侧相当于发育沟的部位形成2～3个纵行凹槽，使切端形成指状突（由切端向龈端逐渐变窄，终止于牙冠近颈部2/3处）（实训图8-6）；在唇面近远中1/3处切向邻面也形成斜面，同样回切舌面及舌面邻轴面角。然后取适量合适的釉瓷瓷粉调成瓷浆，铺在上述斜面上，并轻轻振动、吸水，最后用毛笔刷出唇面解剖外形。

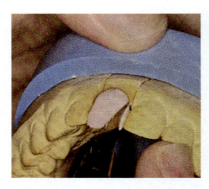 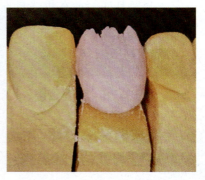

实训图8-5　唇面回切　　　　实训图8-6　唇面指状突形成

3）用手术刀在体瓷切端舌侧切出一小斜面（切除厚度自切端向龈端逐渐变薄），将适量合适的透明瓷瓷粉调和成瓷浆，铺在斜面上，并轻轻振动、吸水，然后用毛笔刷出解剖外形。

4）在唇面、舌面上铺透明瓷，堆塑透明瓷后牙冠长度长出1.0～1.5mm，厚度也要增加一些。

（4）将石膏代型连同涂有体瓷、釉瓷和透明瓷等瓷粉的金属基底冠一起从模型上取下，在邻面再加适量的瓷浆以补偿烧结时的收缩。

（5）轻轻振动、吸水，从石膏代型上取下涂好瓷的金属基底冠，用湿毛笔清洁金属基底冠内部，然后小心放在烘烤盘支架上移至真空烤瓷炉的炉膛旁边充分烘干后放入真空烤瓷炉内烧结。

（三）形态和咬合修整

1. 就位调整　金属基底冠在室温下冷却后用显微镜检查冠内有无杂质，用小球状或小柱状金刚砂石无压力、慢速调磨，使准确无阻力地就位到模型上，边缘密合，无翘动。

2. 邻面接触区调磨

（1）用铅笔笔芯平面描画出邻牙邻面接触位置，再根据画线形态制作修复体的邻接面。

（2）检查邻面接触区时，只保留修复体一侧的邻牙，分别调整近中和远中。

（3）调整时，用厚度为20μm的咬合纸标记阻挡点，用金刚砂石仔细调磨。

（4）咬合纸拉出时稍有阻力但不会撕破，即表明邻面接触松紧度合适。注意两侧的松紧度要保持一致。

3. 咬合调整

（1）牙尖交错𬌗的调整　用咬合纸检查牙尖交错𬌗接触点。根据咬合设计用小球状金刚砂石磨除多余的咬合接触点，只保留所需要的。使对颌牙尖之间运行顺畅，避免殆干扰。

（2）前伸殆的调整　将咬合纸置于牙列之间，模拟下颌前伸运动，如果后牙区有殆干扰或前牙区接触不均匀，用小球状砂石进行调磨。

（3）侧方殆的调整　将咬合纸置于平衡侧上下牙列之间，检查有无殆干扰，用小球状砂石磨去干扰点。再将咬合纸置于工作侧，调磨工作侧的干扰点。

4. 最终外形修整

（1）外展隙修整　用薄片调整修复体的外展隙，使外展隙的形态、深度与对颌牙相协调。

（2）轴面修整　参照天然牙标记出轴面，用砂石修整出外形轮廓和轴面凸度，使牙体倾斜度与同名牙对称，并与邻牙相协调。

（3）表面细微结构修整　从各种不同角度仔细观察修复体与天然牙的细微差异。根据天然牙的形态特点仔细进行修整，形成修复体表面的细微纹理结构，使每个细节特征都与天然牙一致。

（四）染色、上釉、烧结

1. 根据邻牙同名牙色泽特征可用烤瓷颜料进行染色，然后在冠的表面均匀地涂一层透明的釉层瓷浆。

2. 干燥后烧结（依烤瓷炉及瓷粉的操作说明来调节程序）并于室温下冷却，即完成了烤瓷的全过程。

（五）打磨抛光

磨除舌面夹持柄，按常规进行抛光。

【注意事项】

1. 经过清洗后的金属基底冠不能直接用手拿或放在不清洁桌面上，以防受污染。

2. 在涂瓷时，要防止瓷粉以及涂瓷用品等受污染。另外还需随时振动，以排出气泡和水分。

3. 堆好体瓷后，在涂釉瓷和透明瓷时，振动幅度不能过大，以免瓷粉互相混杂，造成层次不清甚至影响色泽。

4. 烧结前应充分干燥瓷层，另外注意清洁金属基底冠组织面内的杂质。

5. 烧结次数不宜过多，否则不仅会影响色泽，还有可能增加瓷裂。

实训 9　桩核冠的熔模制作

【目的与要求】　掌握前牙桩核冠牙体预备及熔模的制作方法和步骤。

【实训内容】　在石膏模型上进行前牙桩核冠牙体预备及熔模的制作。

【实训器材】

1. 实训器械　酒精灯、充填器、根管扩大针、探针、钻针、微型打磨机、蜡刀、雕刻刀、球钻和麻花钻等。

2. 实训材料　液体石蜡、酒精、干棉球、嵌体蜡、铸造蜡条、不锈钢丝等。

【学时】　14学时。

【方法与步骤】　制作前牙桩核冠熔模（以间接法为例）。

1. 牙体制备及根管制备　参见第14章桩冠与桩核冠第2节铸造桩核冠，用雕刻刀、球钻和麻花钻在石膏模型上完成制备。

2. 涂布分离剂　石膏牙体吹干，隔湿，在根管内与根面上涂一层液体石蜡，吹薄（实训图9-1）。

3. 制作桩核冠熔模根内段　选择粗细合适的嵌体蜡烤软并插入根管内，尽量充满，用烧热的探针插入根管以熔化根管内的蜡，使之与根管壁贴合。不锈钢丝表面磨几条横行的凹道，以增加固位，在酒精灯上烤热后插到蜡的中央直达根管最底部，凝固后，将熔模连同不锈钢丝一起取出，检查根桩蜡型的完整性、密合性（实训图9-2）。

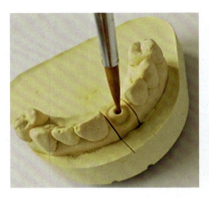
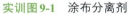
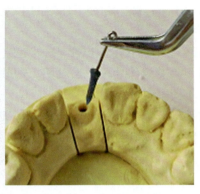

实训图 9-1　涂布分离剂　　　　实训图 9-2　完成的根内段熔模

4. 制作桩核冠熔模根外段　将熔模根内段重新放回根管内，用蜡刀熔蜡，逐渐堆出冠核熔模（实训图9-3）。

5. 安插铸道　取一直径2mm、长15mm的铸道蜡条，固定于熔模切端中央偏舌侧处，即最终完成熔模（实训图9-4）。

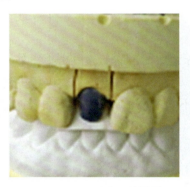
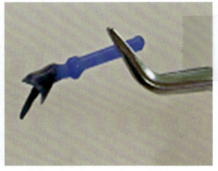

实训图 9-3　形成冠核熔模　　　　实训图 9-4　最终完成的熔模

【注意事项】

1. 制作熔模时严禁损坏模型。

2. 取出熔模时，动作要轻、慢，切忌转动或摆动，以免变形。

3. 不锈钢丝在桩核冠熔模根外段不影响咬合。

4. 核的唇面应留出1.5mm、切缘应留出2.0mm、舌面应留出0.8～1.5mm、上前牙邻面应留出1.8～2.0mm、下前牙邻面应留出1.0～1.6mm的间隙，即留出烤瓷熔附金属冠的间隙。

主要参考文献

宫苹，2020.口腔种植学.北京：人民卫生出版社.

李长义，李水根，2021.口腔固定修复工艺技术.3版.北京：人民卫生出版社.

米新峰，毛珍娥，2014.固定义齿修复工艺技术.2版.北京：科学出版社.

秦永生，2019.固定修复工艺技术.北京：人民卫生出版社.

王菲，米新峰，2016.口腔固定修复工艺技术.3版.北京：人民卫生出版社.

于海洋，2016.口腔固定修复学.北京：人民卫生出版社.

赵信义，2020.口腔材料学.6版.北京：人民卫生出版社.

赵铱民，2021.口腔修复学.8版.北京：人民卫生出版社.

自测题选择题参考答案

第1章

1. D 2. D 3. C 4. C 5. D

第3章

1. A 2. C 3. E 4. D 5. E 6. A 7. B 8. C 9. B 10. E

第4章

1. B 2. C 3. A 4. D 5. D 6. A 7. A 8. B 9. C 10. D

第5章

1. D 2. D 3. D 4. C 5. B 6. E 7. B 8. E 9. E 10. A 11. D 12. E 13. E 14. C 15. E

第6章

1. A 2. E 3. E 4. B 5. D 6. C 7. C 8. B 9. B 10. D 11. B 12. B 13. E 14. B 15. A

第7章

1. D 2. B 3. D 4. B 5. C 6. D 7. C 8. C 9. C 10. D 11. D 12. C 13. C 14. A 15. C
16. D 17. B 18. C 19. D 20. E

第8章

1. A 2. D 3. E 4. B 5. C 6. C 7. E 8. C 9. B 10. A

第9章

1. D 2. E 3. A 4. A 5. B 6. D 7. E 8. A 9. C 10. D

第10章

1. E 2. E 3. E 4. A 5. A 6. A 7. E 8. C 9. B 10. C

第11章

1. D 2. C 3. C 4. B 5. E 6. A 7. E 8. A 9. C 10. A 11. C 12. A 13. E 14. D 15. A

第12章

1. E 2. B 3. A 4. C 5. C 6. D 7. D 8. D 9. A 10. A 11. C 12. D 13. D 14. E 15. E

第13章

1. B 2. E 3. E 4. E 5. A 6. B 7. C 8. E 9. D 10. E 11. E 12. E 13. E 14. D 15. B
16. E 17. D 18. B 19. D 20. E

第14章

1. B 2. D 3. C 4. E 5. C 6. E 7. C 8. D 9. C 10. E 11. E 12. C 13. C 14. C 15. B

第15章

1. D 2. B 3. D 4. E 5. A 6. C 7. C 8. C 9. A 10. E 11. D 12. D 13. B 14. E 15. B
16. D 17. C 18. D 19. E 20. B

第16章

1. D 2. C 3. A 4. C 5. C 6. E 7. A 8. E 9. B 10. D 11. C 12. C 13. A 14. B 15. C